Bartrow
Faszientraining für Sportler

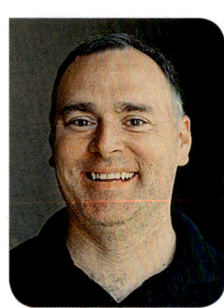

Kay Bartrow – Physiotherapeut und Heilpraktiker für Physiotherapie – arbeitet in einer großen Praxis in Balingen. Seit 2002 ist er Lehrbeauftragter für Physiotherapie an der Plettenbergschule Balingen und gibt seit 2006 Fortbildungskurse für examinierte Physiotherapeuten. Seine Erfolgstitel »Übeltäter Kiefergelenk«, »Blackroll« und »Schwachstelle Knie«, die alle bei TRIAS erschienen sind, helfen vielen Menschen, körper- und gesundheitsbewusster zu trainieren. In diesem Buch finden Sportler und Trainer viele Übungen zur selbstbestimmten Trainingsgestaltung – mit Fokus auf dem Fasziensystem und seinem Einfluss auf das Training. Kay Bartrow beschreibt bildhaft: »Sie müssen sich die bindegewebigen Faszien wie einen Teig vorstellen. Wenn Sie sie ordentlich kneten, werden sie warm und geschmeidig. Dadurch wird der gesamte Körper beweglicher, flexibler und gewinnt an Stabilität. Jede Sportart fordert den Körper auf eine andere Weise. Mit gezieltem Faszientraining können Sie bestmögliche Ergebnisse erzielen und Ihre Leistung steigern.«

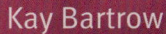

Kay Bartrow

Faszientraining für Sportler

Blackroll & Co: Für mehr Beweglichkeit,
Koordination und Stabilität

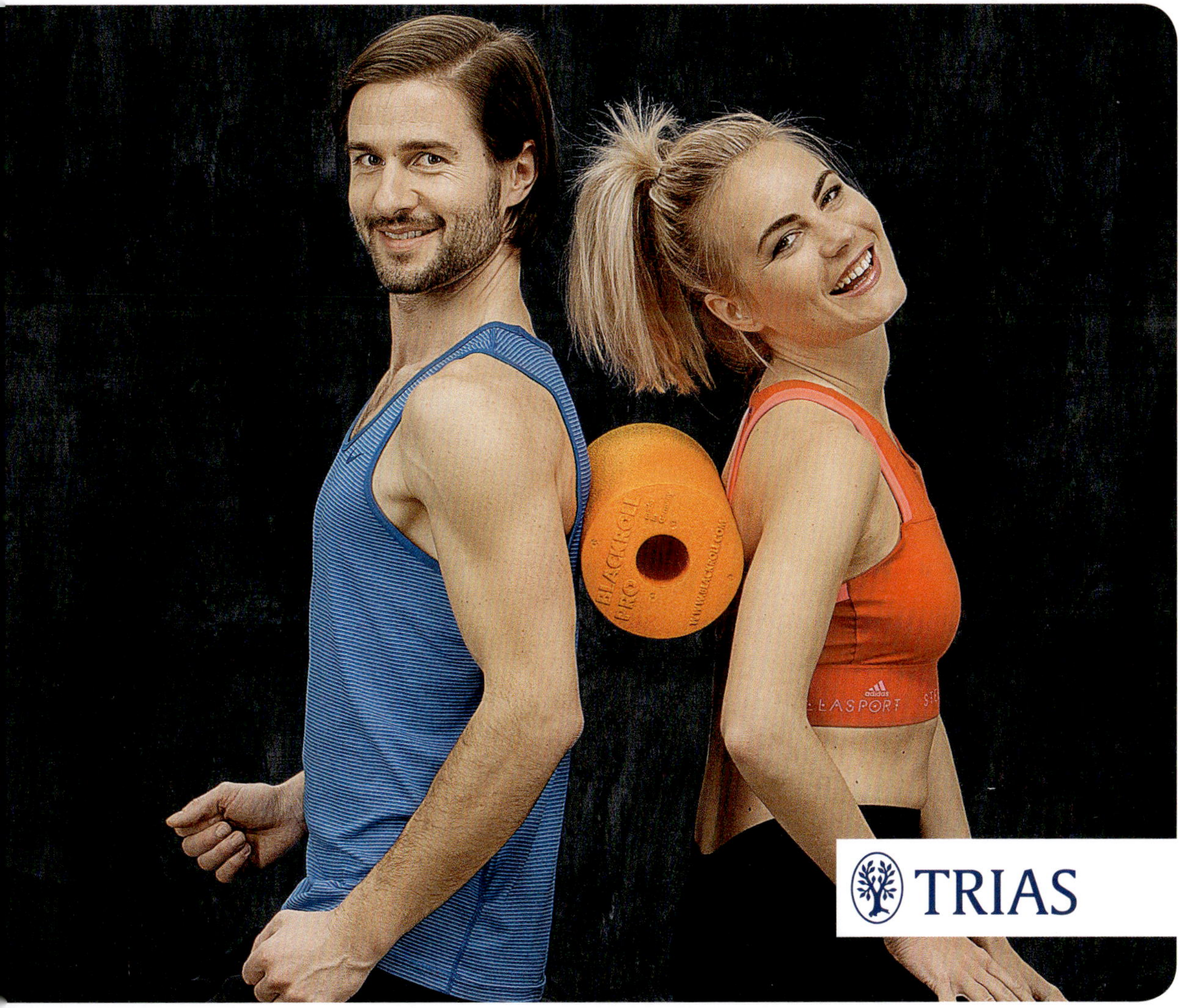

TRIAS

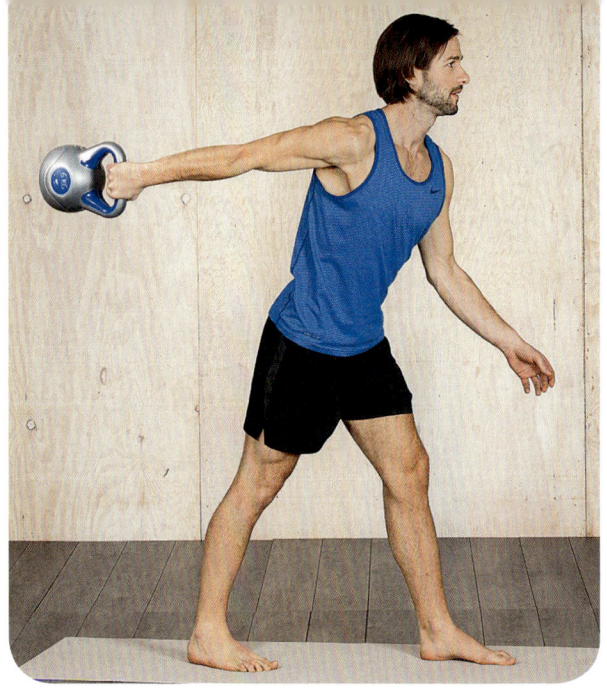

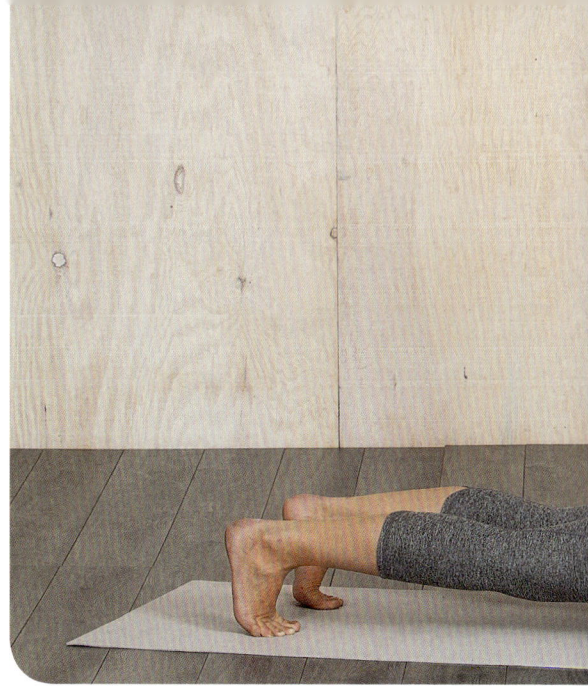

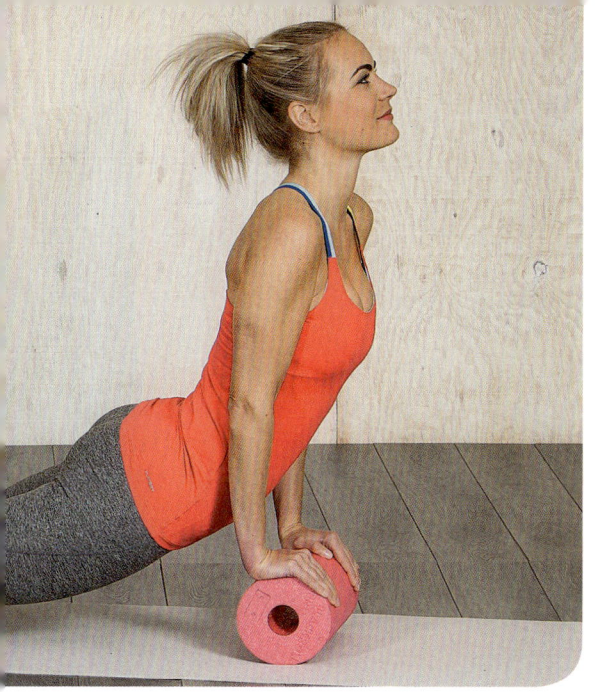
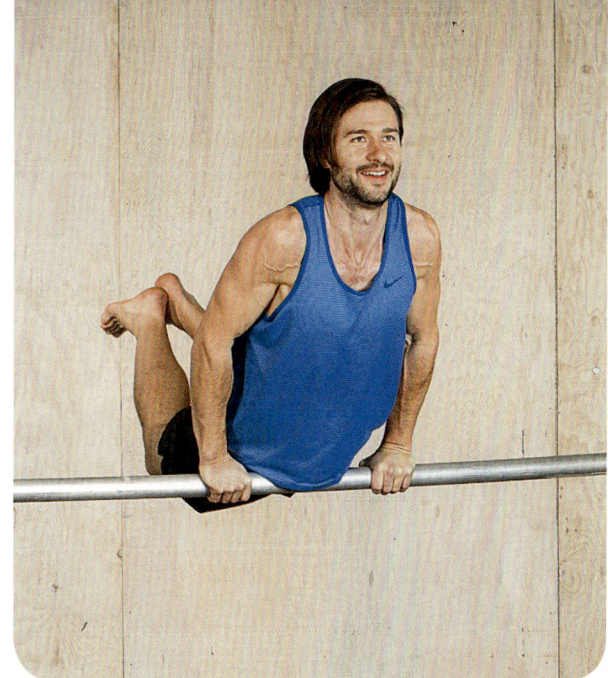

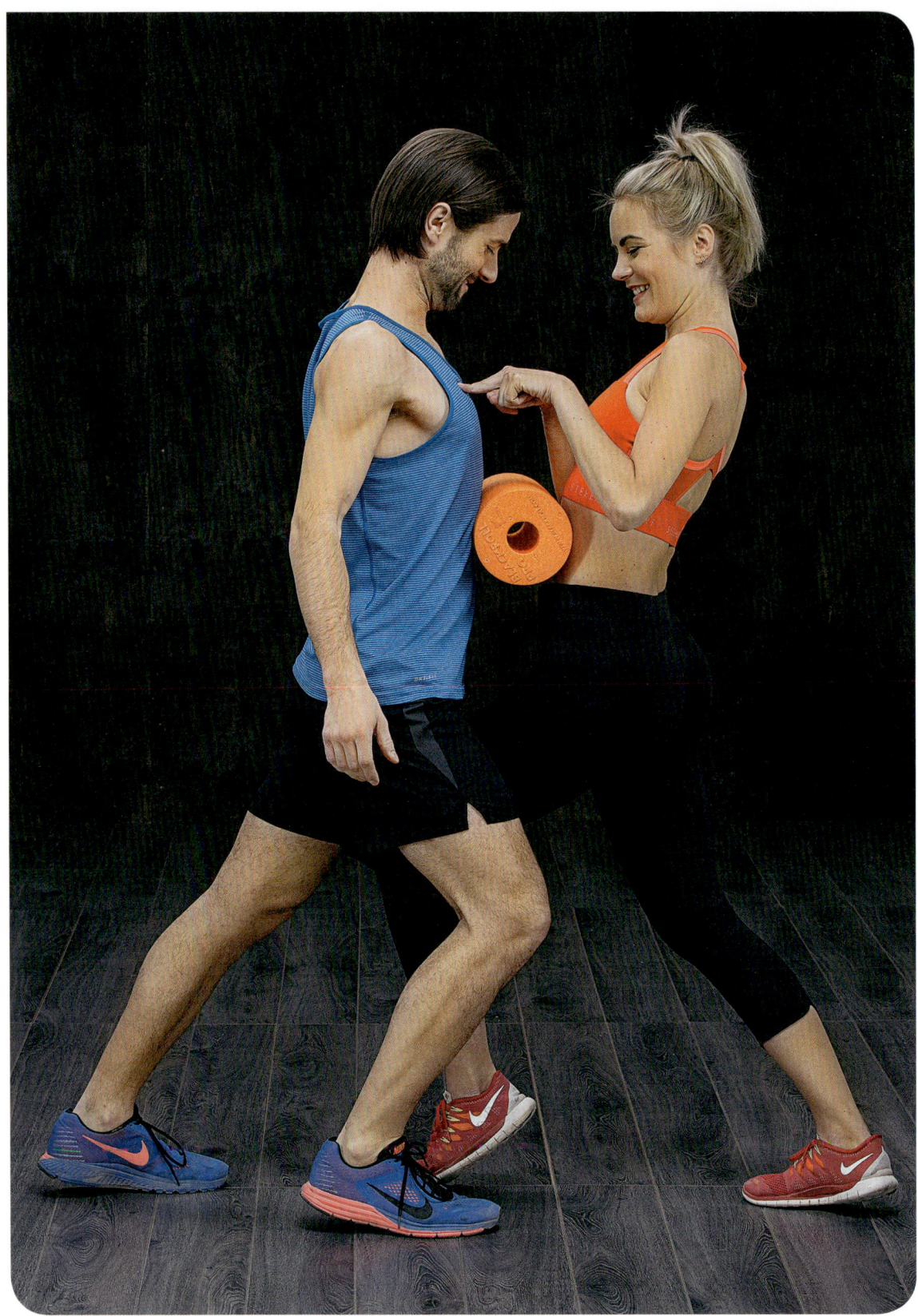

Liebe Leserinnen, liebe Leser

Faszientraining hat in den vergangenen Jahren einen unglaublichen Aufschwung erlebt – im Leistungs-, Breiten- und Freizeitsport. Zu betonen ist dabei: Faszientraining kann jeder betreiben, vollkommen unabhängig von der Sportart. Gleichzeitig ist Faszientraining keine eigenständige Sportart – mit Faszientraining machen Sie Ihrem Körper ein ergänzendes Angebot. Der »Profit« kann liegen in einer besseren Mobilität, einer gesteigerten Elastizität oder in einer verbesserten Kraftentwicklung.

Dieses Buch möchte Ihnen dafür Ideen liefern: Bauen Sie Faszientraining in Ihre individuelle Sportart ein! Sie erhalten wichtige theoretische Hintergrundinformationen, etwa: Was sind Faszien? Wie sind sie trainierbar? Welche Trainingsmethoden existieren?

Alle Übungen sind durchlaufend nummeriert und haben einen Hinweis, der Ihnen die hauptsächliche Trainingsmethode (aus der Sicht eines Faszientrainings) zeigt. Dadurch können Sie die Übungen hinsichtlich der Trainingsmethode effektiver vornehmen, und Sie können das für Ihre Sportart spezifische Ziel klar im Blick halten. Diese Struktur erleichtert Ihnen auch, eigene Programme zu erstellen.

Im Buch finden Sie Trainingsprogramme für verschiedene Sportarten. Sehen Sie die als Vorschläge. Natürlich können Sie die Übungen individuell mischen und nach Ihren Bedürfnissen oder Ihren Zielen neu sortieren.

Faszientraining wird Sie in Ihrer Leistungsfähigkeit weit voranbringen. Umgekehrt: Die meisten Sportverletzungen entstehen schlicht durch anfällige oder schlecht trainierte Faszien. So gesehen schützt das Training Sie auch vor Schaden! Haben Sie viel Spaß beim Training!

Mit sportlichen Grüßen

Kay Bartrow
Balingen, September 2016

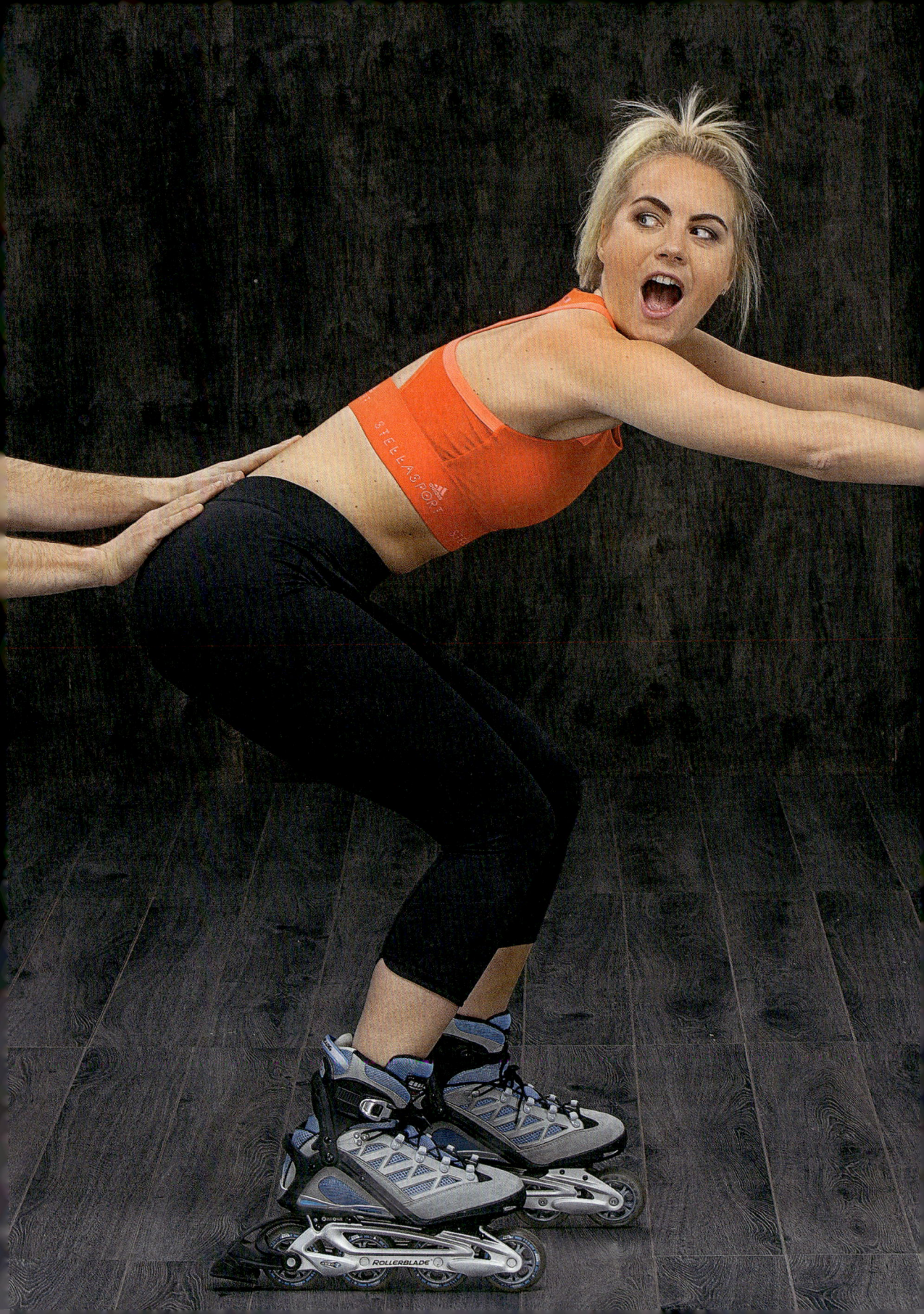

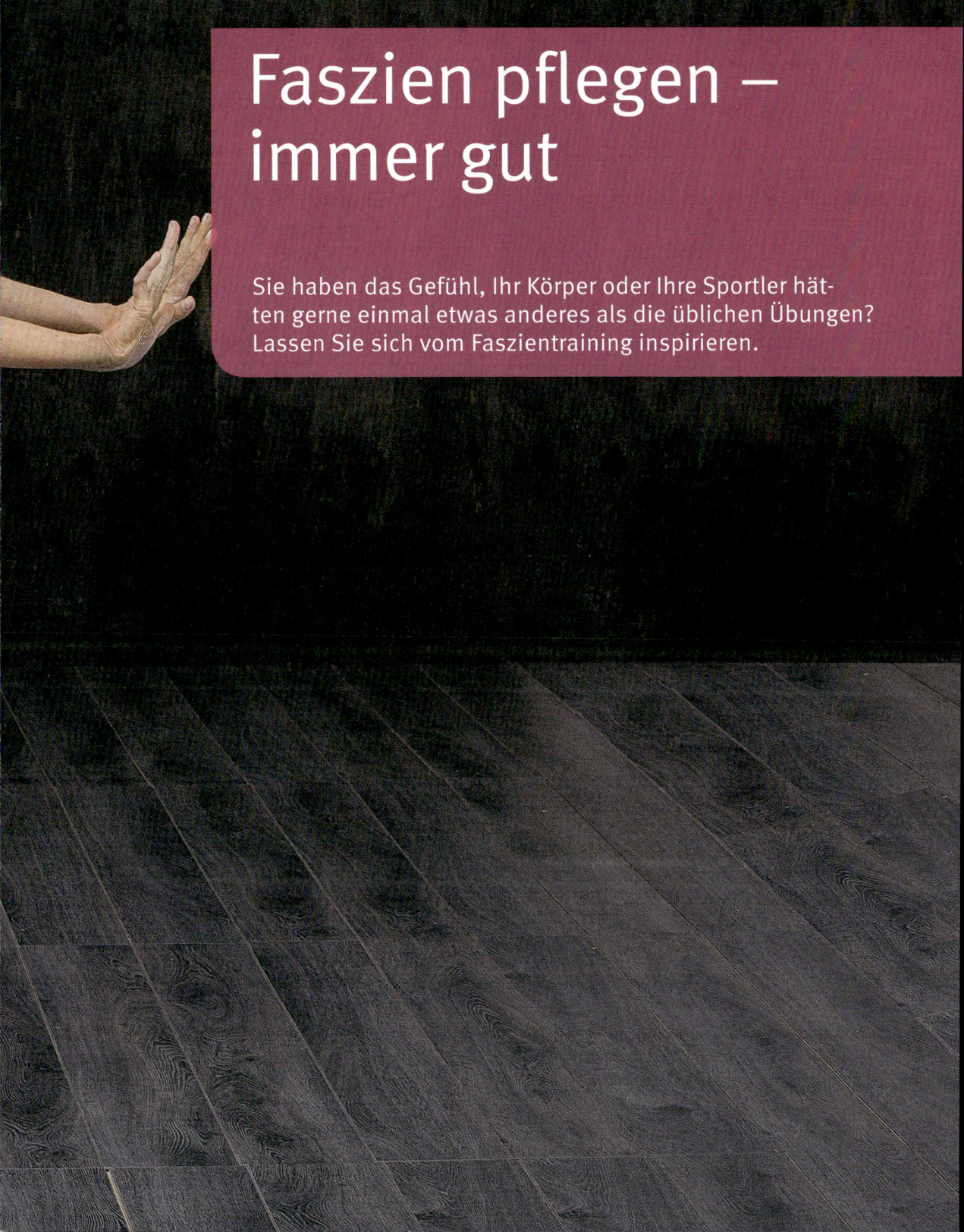

Faszien pflegen – immer gut

Sie haben das Gefühl, Ihr Körper oder Ihre Sportler hätten gerne einmal etwas anderes als die üblichen Übungen? Lassen Sie sich vom Faszientraining inspirieren.

Vor dem Training: Bewegen und stabilisieren

Am besten fackeln Sie gar nicht lange. Probieren Sie aus, wie sich Faszientraining anfühlt. Bestimmt bekommen Sie sofort die ersten Ideen für Ihr Training.

Was heißt eigentlich Training? Das ist trocken betrachtet die Summe aller geplanten und gezielten Maßnahmen, um die körperliche und psychische Leistungsfähigkeit zu verbessern. Es lohnt sich klarzumachen: Die Muskulatur ist das antreibende und bewegende Element. Neue Forschung der vergangenen Jahre hat zudem gezeigt: Bewegen, ohne das Fasziensystem miteinzubeziehen, ist nicht möglich. Denn Faszien, als Hüllorgan aller Bauteile des menschlichen Körpers, verbinden gleichzeitig sämtliche anderen Strukturen.

Die Erkenntnis, dass spezifische Reize den Körper dazu veranlassen, sich an neue Herausforderungen anzupassen, damit arbeiteten Sportler schon immer: Wer kräftiger werden möchte, trainiert die Muskeln auf Kraft und wer ausdauernder werden möchte, verlegt seine Reize in Richtung Ausdauer usw. So weit, so klar.

Mit einem Training möchten wir uns verbessern, z. B. die motorischen Grundbeanspruchungsformen und damit die einzelnen Faktoren wie Ausdauer, Kraft, Beweglichkeit, Koordination, Schnelligkeit und Regenerationsfähigkeit. Für sportlichen Erfolg wichtig ist dabei gleichzeitig die Balance: Alle diese Faktoren sollten ausgeglichen und gut aufeinander abgestimmt sein.

Auch Faszien haben Ziele ...

Hier kommen die Faszien in das Spiel: Mit ihnen können wir zusätzlich auf viele Trainingsziele einwirken und unsere Trainingsmaßnahmen und -inhalte optimieren. Sie gestalten Ihr Training vermutlich nach den allgemeinen Trainingsprinzipien, die Ihnen ein weiteres Kapitel (Seite 186) ausführlich beschreibt. Wenn sportliches Training immer auch Faszientraining ist, unterliegen demnach die Faszien den allgemein gültigen Trainingsprinzipien. Es geht nur darum, diese Trainingsprinzipien auf die Faszienstrukturen anzuwenden. Welche Ziele ein Sportler verfolgt, hängt ab von der indivi-

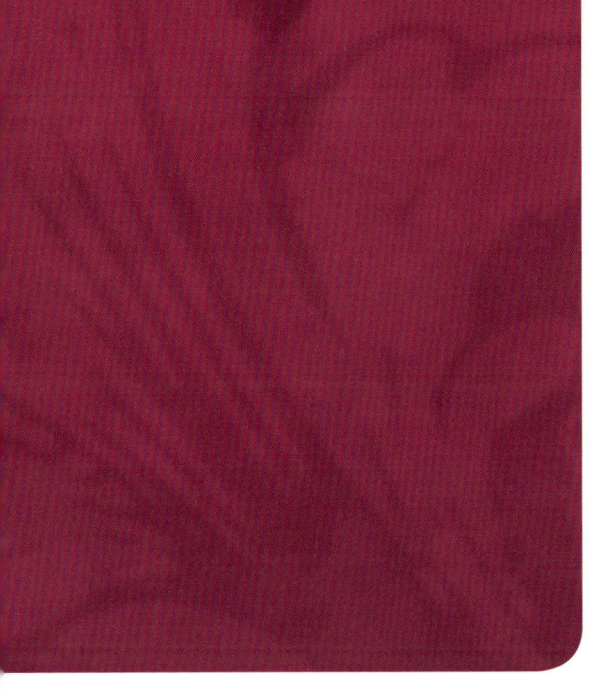

den folgenden Seiten finden Sie zwei kleine Trainingsprogramme, die das Ziel Mobilität und Stabilität verfolgen. Der dritte wichtige Punkt (Übungsprogramm) ist: Nach dem Training/Wettkampf ist vor dem Training/Wettkampf. Das bedeutet: Direkt danach beginnen die Vorbereitungen für die nächste Belastung. Deshalb ist es wichtig, die Regeneration sofort und aktiv einzuleiten.

Gerade Übungen für die Mobilisation können Sie unabhängig von der Sportart in das Warm-up integrieren. Oder Sie gestalten den Teil als eigenständigen Trainingsblock.

duellen Situation und von der momentanen Motivation.

Drei große Kategorien lassen sich hauptsächlich beschreiben:

1. In der Sportart besser werden – Leistungssteigerungen erzielen.
2. Verletzungen vorbeugen – Prävention betreiben.
3. Bestehende Verletzungen auskurieren – Rehabilitation forcieren.

Faszientraining kann Sie in allen drei Bereichen unterstützen.

Faszienübungen zum Einstieg für alle

Vor und während eines Trainings oder auch während eines Wettkampfs sind meistens Mobilität und Stabilität des Körpers entscheidende Faktoren, damit Sie Ihre Leistungsfähigkeit voll ausschöpfen können. Auf

Allgemeine Hinweise für Ihr Faszientraining

Jede Übung trägt Kürzel. So können Sie schnell erkennen, welche Trainingsmethode Sie bei dieser Übung bevorzugt anwenden können. Häufig können Sie zudem, durch kleinere Veränderungen der Bewegungen, mehrere methodische Ansätze anwenden.

Die Kürzel bedeuten:
1. Fascial Release (Seite 10)
   – Rollout: (Seite 56) (R)
   – Triggertechnik: (Seite 58) (Tr)
2. Fascial Elasticity (Seite 75): (FE)
3. Fascial Refinement (Seite 80): (FR)
4. Fascial Stretch (Seite 86): (FS)

Wiederholungsanzahl:
- Einsteiger: 3 × 8–12 Wiederholungen
- Fortgeschrittene: 5 × 15–18 Wiederholungen
- Topfit: 5 × 25–50 Wiederholungen

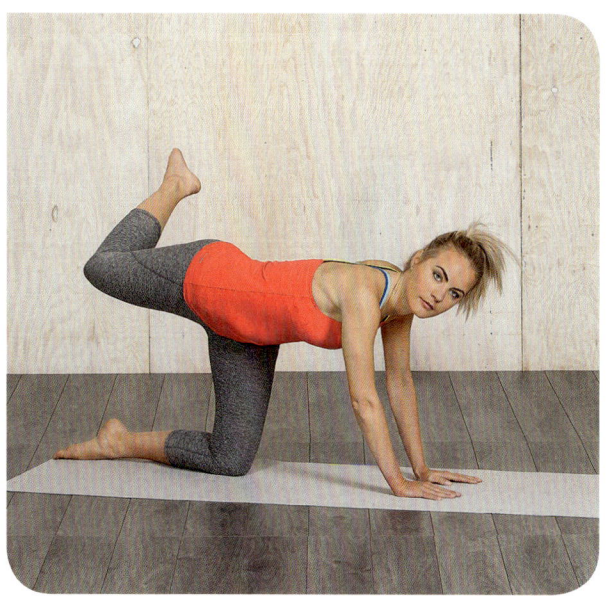

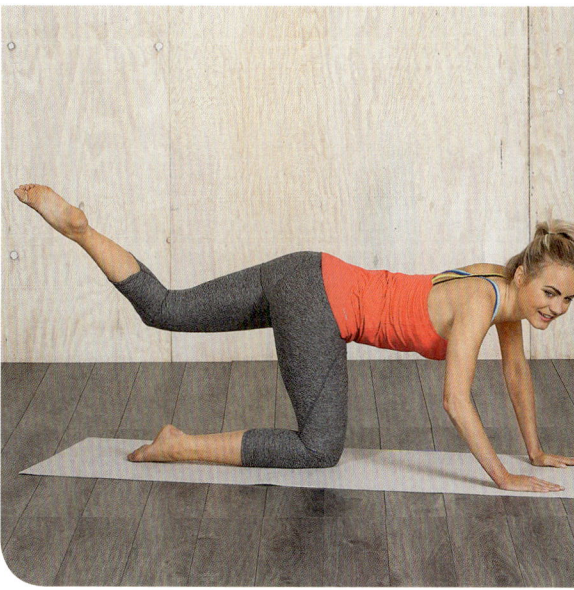

⌃ In der Streckung können Sie in den Gelenken kleine, elastische Bewegungen starten.

⌃ Die Bewegung sollte immer angenehme sein. Setzt z. B. Steifigkeit ein – Reichweite der Bewegung reduzieren.

Brezel-Twist (FE + FR + FS)

Ausgangsposition: Vierfüßlerstand. Heben Sie ein Bein vom Boden ab, bis es auf der Höhe des Oberkörpers ist. Strecken Sie es nach hinten lang aus.

Durchführung: Das angehobene Bein bewegen Sie nun über die Körpermitte auf die andere Körperseite. Wirbelgelenke und die Hüfte stecken sich, während sich das Knie etwas beugt. Das erlaubt eine weite Bewegung nach hinten. Der Oberkörper wölbt sich mit der Beinbewegung nach hinten und wird dabei etwas nach außen gedreht. Versuchen Sie, die Fußgelenke einzubeziehen: Fuß ebenfalls lang machen (Zehen und Fußrücken strecken). In Wirbelsäule, Hüfte, Knie und Fuß können Sie in dieser Position zu-

sätzlich kleine, angenehm elastische Bewegungen starten. Beispiel: Knie beugen und strecken, Hüfte nach innen oder außen drehen oder Fuß im Wechsel strecken und beugen. Dann bringen Sie das Bein wieder auf den Boden und starten die gleiche Bewegung auf der anderen Seite.

Endposition: Sie haben alle Bewegungsreserven von Wirbelsäule, Hüfte, Knie und Fuß ausgeschöpft haben. Sie haben das Gefühl, Sie kommen nicht mehr weiter.

Zu beachten: Die Bewegung soll stets angenehm sein und sich elastisch anfühlen. Stellt sich ein steifes Bewegungsgefühl ein, reduzieren Sie die Bewegungsreichweite etwas.

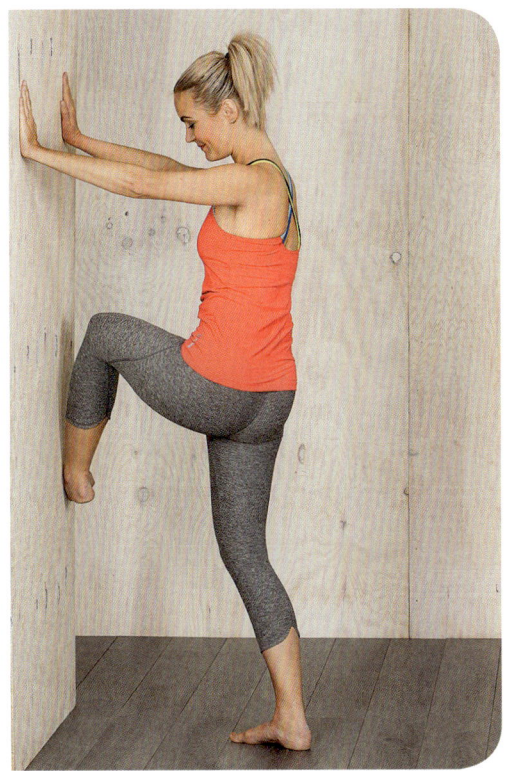

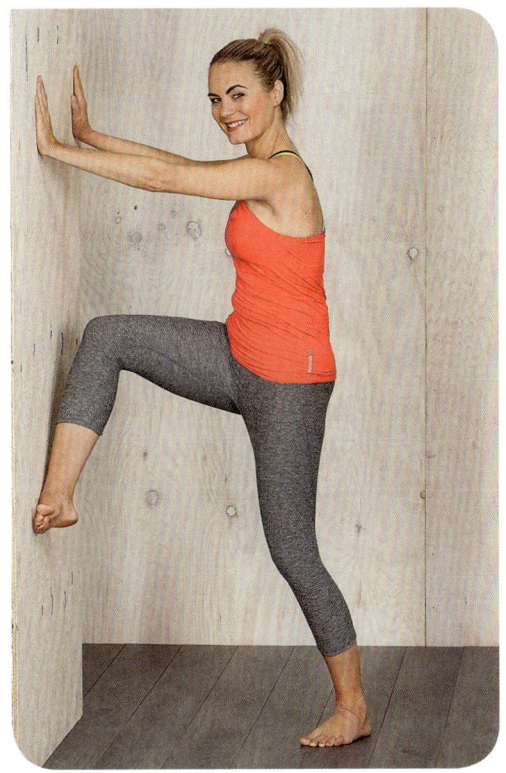

⬥ Bringen Sie die Fußaußenkante, Außenseite des Knies oder Unterschenkel an die Wand.

⬥ Sorgen Sie für rutschfesten Stand. Verkrampfen Sie nicht. Wenn doch, pausieren Sie kurz.

Sidekick (FE + FR + FS)

Ausgangsposition: Stellen Sie sich vor eine Wand. Stützen Sie die Hände etwa auf Schulterhöhe an der Wand ab. Achten Sie auf einen rutschfesten Untergrund (evtl. mit einer Gymnastikmatte oder festen Turnschuhen).

Durchführung: Heben Sie ein Bein vom Boden ab und bringen Sie die Fußaußenkante an die Wand. Lösen Sie die Hände nicht von der Wand, bleiben Sie aufrecht stehen (Wirbelsäule). Versuchen Sie nun, mit der Außenkante des Fußes in unterschiedlichen Höhen die Wand zu berühren. Sie können auch die Außenseite des Kniegelenks benutzen und damit Kontakt zur Wand herstellen – oder den gesamten Unterschenkel. Zusätzlich können Sie, während der Unterschenke-lan der Wand anliegt, im Wechsel das Knie und den Fuß von der Wand entfernen. Das sorgt für mehr Mobilität in der Rotationsfähigkeit der Hüftgelenke. Führen Sie die gleiche Bewegung mit dem anderen Bein durch.

Endposition: Immer wenn eine Außenkante (von Fuß oder Knie) an der Wand angekommen ist.

Zu beachten: Wichtig sind eine angenehme Elastizität und geschmeidige Bewegungskontrolle. Vermeiden Sie verkrampfte Bewegungen. Lässt die Kraft nach und wird die Bewegung unkoordinierter, hilft eine kurze Pause, um die Energiespeicher nachzufüllen oder die Koordination zu verbessern.

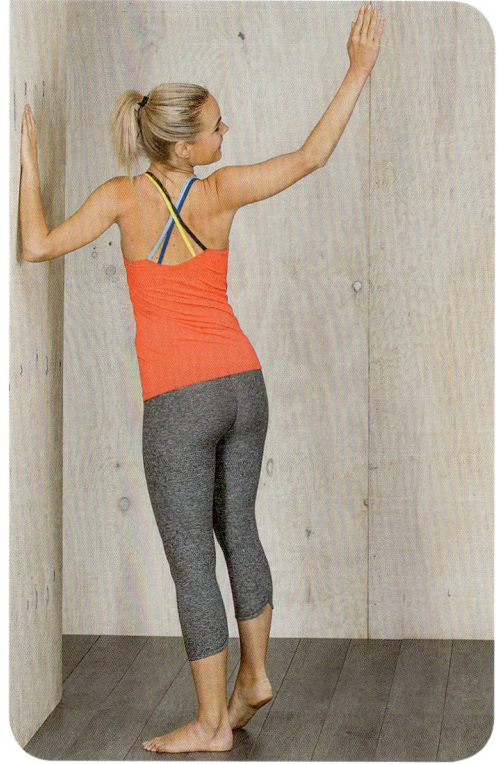

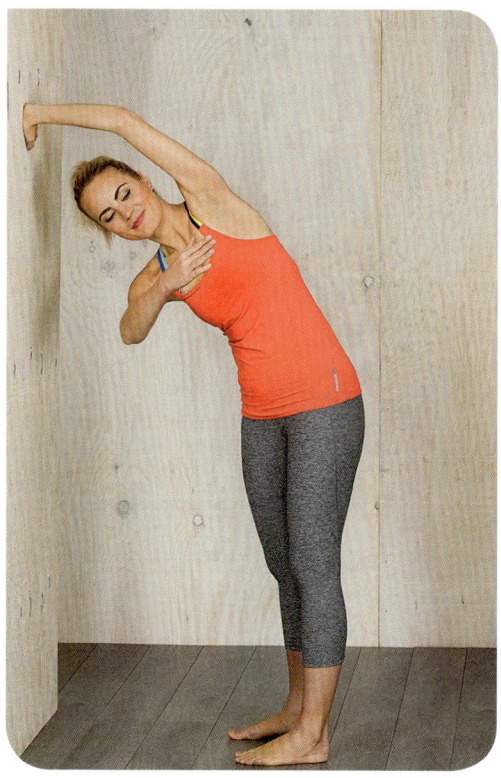

⬆ Der gesamte Oberkörper dreht mit dem Arm, während die andere Hand sich an der Wand abstützt.

⬆ Stehen Sie rutschsicher. Die Bewegung darf im Rücken nicht unangenehm werden. Nur leise ziehen.

Rückwärtsgruß (FE + FR + FS)

Ausgangsposition: Sie stehen vor einer Wand und stützen die Hände an der Wand ab. Die Füße stehen rutschsicher auf dem Boden oder auf einer Matte.

Durchführung: Drehen Sie mit einem Arm unter dem anderen hindurch. Dabei folgt der Oberkörper der Bewegung des Arms nach vorn, die Drehbewegung geht somit auch in der Wirbelsäule weiter: Ihr gesamter Oberkörper dreht mit in die Richtung des Arms, während Sie sich mit der anderen Hand weiterhin an der Wand abstützen. Der führende Arm kann dabei in verschiedene Richtungen vorangehen (z. B. mehr zur Wand nach vorn, mehr von der Wand weg, quer zum Oberkörper) – der Oberkörper folgt immer dem Arm.

Dann setzt die Drehung in die Gegenrichtung ein: Sie drehen zurück in die Ausgangsposition und derselbe Arm beginnt nun, nach hinten zu drehen. Auch dabei folgt der Oberkörper dem Arm und dreht sich auch nach hinten um die Körperlängsachse. Wieder bleibt die Stützhand an der Wand.

Endposition: Wenn Sie mit dem Oberkörper einmal nach vorn und einmal nach hinten dem Arm gefolgt sind und wieder gerade vor der Wand stehen.

Zu beachten: Ein wenig sportliches »Ziehen« darf zwar da sein, aber die Drehbewegungen dürfen im Rücken (Wirbelsäule) nicht zu unangenehm sein.

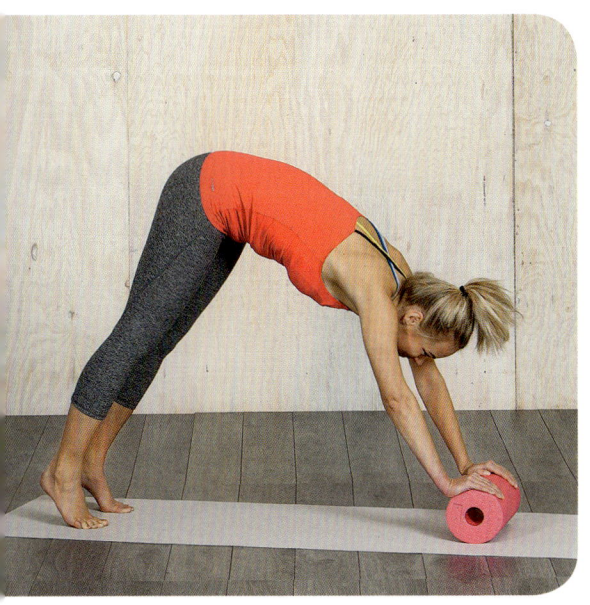

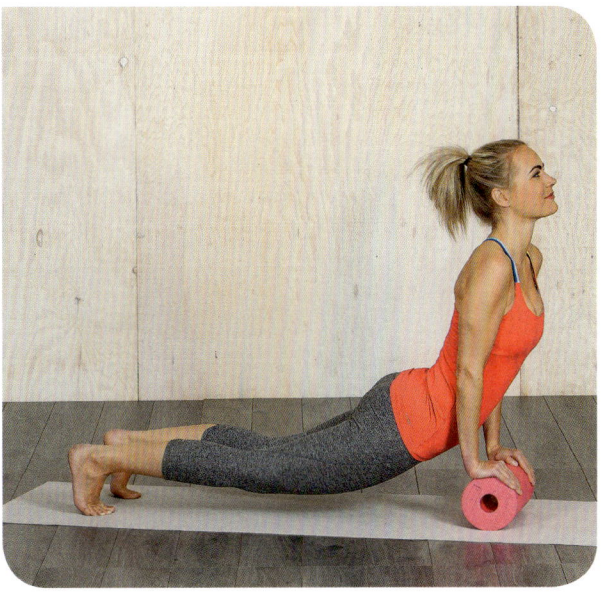

⬢ Sind Sie stabilisiert, können Sie zusätzlich die Beine bewegen oder die Knie anbeugen.

⬢ Lassen Sie die Wirbelsäule nicht ohne Spannung »durchhängen«. Stabilisieren Sie die Körpermitte.

Pumpe (FE + FR + FS)

Ausgangsposition: Bärenstand: Die Arme sind auf eine Faszienrolle gestützt. Das schafft bewegliche Unterstützung, die das koordinative und stabilisierende System fordert. Hände und Füße sind etwas mehr als eine Beinlänge auseinander. Gerne können Sie die Rolle mit den Händen gut festhalten. Greifen Sie dazu mit den Fingern in die Bohrung der Rolle.

Durchführung: Aus dieser Position heraus senken Sie das Becken nach unten ab. Füße und die Hände bleiben möglichst am selben Platz. Kurz vor der Rolle stoppen Sie die Beckenbewegung. Sie stabilisieren die Körpermitte und machen die Körpervorderseite lang. Dann können Sie zusätzlich die

Beine bewegen: Im Wechsel rechtes und linkes Knie anbeugen oder ein gestrecktes Bein weiter nach hinten hinausschieben. Das steigert die elastischen Anforderungen und fördert die Mobilität. In die Ausgangsposition geht es mit gehobenem Becken.

Endposition: Wenn sich das Becken knapp vor der Rolle befindet und sich die Körpervorderseite in die Länge gezogen hat.

Zu beachten: Schützen Sie die Wirbelsäule, lassen Sie sich nicht ohne Spannung »durchhängen«. Halten Sie während der gesamten Bewegung eine gute Spannung in der Körpermitte.

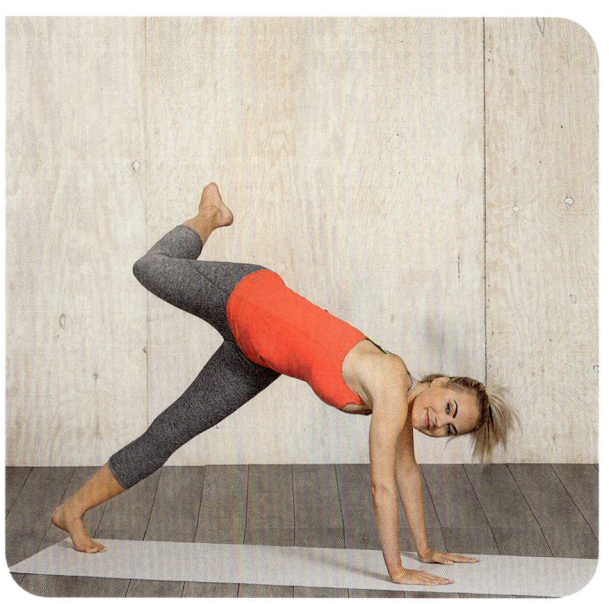

⬥ Wenn Sie Arm und Bein derselben Seite anheben, erhöhen Sie den Schwierigkeitsgrad.

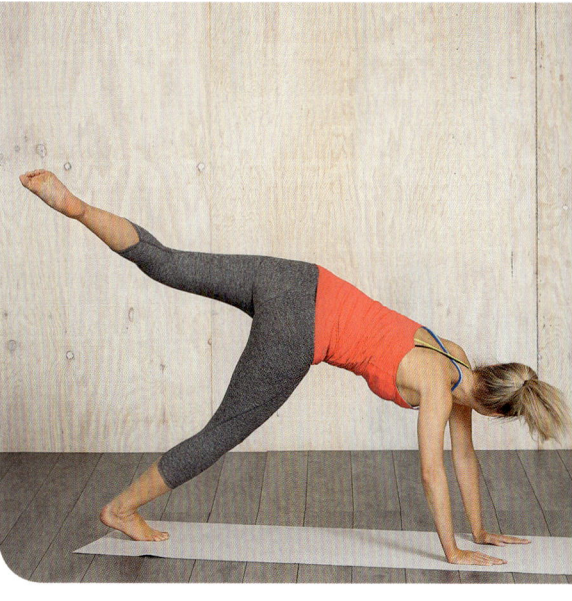

⬥ Bewegung kontrollieren, Körpermitte in Spannung halten während der Bewegung.

Backkick (FE + FR)

Ausgangsposition: Bärenstand. Sie sollten auf einen rutschfreien Untergrund achten.

Durchführung: Strecken Sie ein Bein über die Körpermitte auf die Gegenseite nach hinten. Dabei dürfen sich der Oberkörper und das Becken ebenfalls nach hinten strecken. Wieder sind alle Gelenketagen (Wirbelsäule, Hüftgelenk, Knie und Fuß) involviert und Sie können in dieser mobilen Position alle wieder einzeln bewegen. Sind Sie in der Ausgangsposition, wiederholen Sie dieselbe Bewegung mit dem anderen Bein zur anderen Seite.

Variante: Das ist eine kleine Herausforderung: Nehmen Sie den gleichseitigen Arm

ebenfalls vom Boden und bewegen Sie Ihr angehobenes Bein weiter nach hinten. Dabei folgt Ihr gesamter Körper der Bewegung des Beins und Sie drehen sich einmal um. Dann sind Sie im rückwärtigen Vierfüßler (mit dem Rücken zum Boden auf Händen und Füßen abgestützt).

Endposition: Wenn sich Ihre Körpervorderseite optimal angepasst hat und die Länge sich angenehm und elastisch anfühlt.

Zu beachten: Bewegungen stets kontrolliert und nicht zu hektisch durchführen. Gute Körperspannung halten während der Bewegung. Damit verhindern Sie Überlastungen und Verletzungen in der Folge.

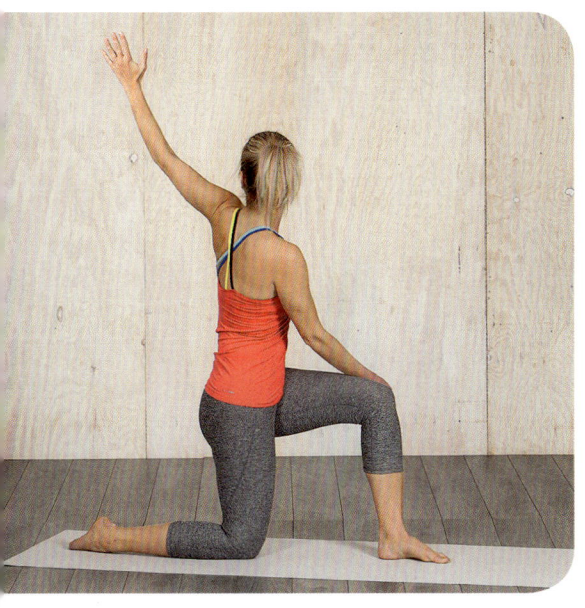

⬩ Unterstützen Sie die Drehbewegung, indem Sie gegen das aufgestellte Bein drücken.

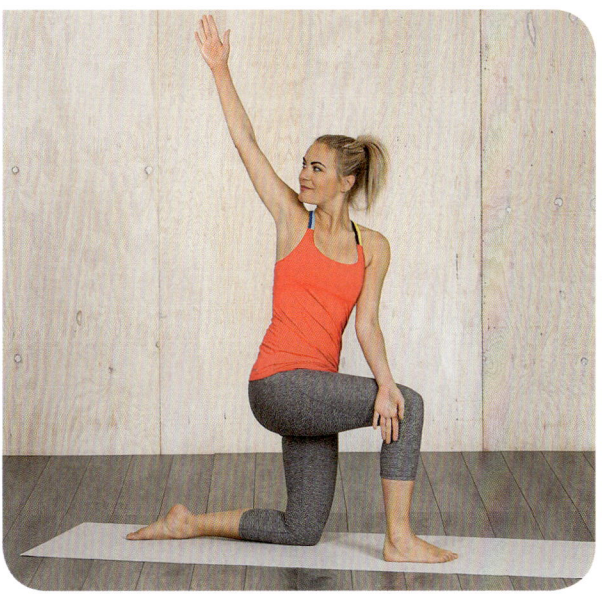

⬩ Beginnen Sie langsam und ohne Schwung. Erhöhen Sie die Intensität langsam.

Wegweiser (FE + FR + FS)

Ausgangsposition: Begeben Sie sich in den Einbeinkniestand. Zu Beginn können Sie die Beine breiter aufstellen. Ist die Unterstützungsfläche breit, liefert sie die erforderliche Stabilität für eine gute Bewegungsqualität. Haben Sie Ihre Bewegungskontrolle bereits gut trainiert, können Sie die Füße auch direkt voreinander aufsetzen.

Durchführung: Drehen Sie den Oberkörper zum nach vorn aufgestellten Bein. Der gegenüberliegende Arm greift an die Außenseite des vorn aufgestellten Beins. Diesen Arm können Sie als Hebel für die Oberkörperdrehung einsetzen. Nun drehen Sie den Oberkörper auf die Beinseite und greifen mit dem Arm bewusst weit nach oben hin- ten – in die Drehrichtung. Mit dem vorderen Arm können Sie diese Drehbewegung aktiv unterstützen, indem Sie gegen das aufgestellte Bein drücken. Halten Sie die Endposition kurz, bevor Sie wieder über die Ausgangsposition auf die andere Seite gehen.

Endposition: Das Becken ist aufgerichtet und der Oberkörper zur Seite gedreht. Ein Arm stützt die Drehbewegung durch Gegendruck am Bein und der andere Arm geht der Oberkörperdrehung voraus.

Zu beachten: Führen Sie die Drehbewegung zu Beginn langsam und vor allem ohne Schwung aus. Erhöhen Sie den Bewegungsausschlag langsam.

Faszientraining in den Alltag integrieren

Ob Warm-up, Hauptteil oder Regeneration – Druck auf die Faszien auszuüben ist immer geeignet. Sei es, um das Training zu ergänzen oder um es zu optimieren. Das gilt für alle Sportarten gleichermaßen.

Das Faszientraining mauserte sich in den vergangenen Jahren von komplett unbekannt zu unverzichtbar und multifunktionell. Denn bewegliche Faszien sind für alle Sportarten wichtig.

Warm-up

Wenn Sie Übungen eines Faszientrainings in einem Warm-up einsetzen, sollten Sie auch die für den Teil des Warm-ups typischen Trainingsziele verfolgen. Das bedeutet: Starten Sie zunächst mit großen Bewegungsreichweiten und tendenziell höherer Geschwindigkeit in der Bewegung. Richten Sie einen kleinen Fokus auf die individuell gefährdeten oder verletzungsanfälligen Körperregionen im allgemeinen Teil des Warm-ups. Das Warm-up soll den Körper auf die bevorstehende Belastung vorbereiten. Das bedeutet, er muss die Temperatur erhöhen, die Nerven müssen schneller und effektiver Reize zu den Zielorganen übertragen, die elastischen Fähigkeiten sollen verbessert und sportartspezifisch optimiert werden. Dabei liefert die erhöhte Temperatur, die der Körper größtenteils durch eine gesteigerte Durchblutung erreicht,

mehr Nähr- und Baustoffe für die Energiebereitstellung während des Trainings. Denn nur wenn die Energiebilanz ausgeglichen ist, ist Bestleistung möglich. Das heißt, der Körper muss die energiereichen Substanzen (Adenosintriphosphat: ATP, Adenosindiphosphat: ADP und Kreatinphosphat: KP) bereitstellen und während der sportlichen Belastung aufrechterhalten. Da in den Faszien etwa sechsmal so viele Rezeptoren (Nervenendigungen) sitzen wie in den Muskeln, ist eine Anregung der faszialen Nervenstrukturen vor dem sportlichen Training nicht nur sinnvoll, sondern sie verbessert die Leistungsfähigkeit erheblich. Die Rezeptoren sorgen dafür, dass sich der Körper an Spannungs-, Zug- und Kompressionsbelastungen anpasst, und sichern so eine schnellere Nervenleitung für sichere Bewegungsfähigkeit und eine geringere Verletzungsanfälligkeit. Denn: Faszien sind kleine Frostbeulen: In kaltem Zustand sind sie nicht besonders beweglich oder elastisch. Erst mit zunehmender Körpertemperatur, gesteigerter Durchblutung und mit aktivierten Rezeptoren kann das System sein komplettes elastisches Potenzial ausschöpfen. Wie schon die alten Griechen sagten: »Steif trainiert nicht gut!«

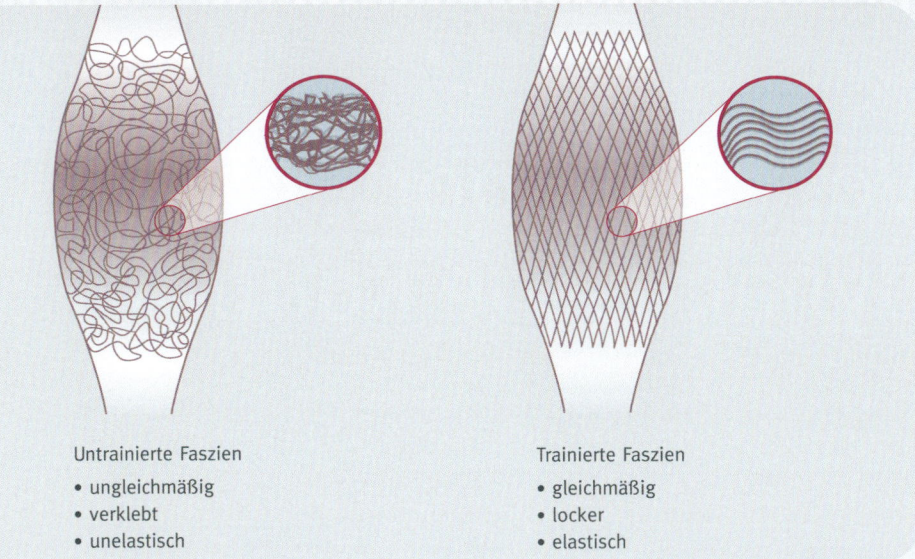

Untrainierte Faszien
- ungleichmäßig
- verklebt
- unelastisch

Trainierte Faszien
- gleichmäßig
- locker
- elastisch

◆ Das Fasziengewebe wird durch gezieltes Training entwirrt wie ein Wollknäuel.

Während des Trainings

Ein Faszientraining können Sie auch sehr gut innerhalb des eigentlichen Trainings (also mit Übungen im Hauptteil) einsetzen. Das verbessert die mechanischen Eigenschaften und Funktionen der Faszien gezielt. Zu den mechanischen Eigenschaften gehören ein hohes Maß an Elastizität und eine optimale Anpassungsfähigkeit an die einwirkenden Druck- und Zugkräfte. Hintergrund: Bei sportlichen Belastungen treten Deformationskräfte vor allem in der elastischen und plastischen Zone, das zeigt Ihnen die Belastungs-Deformationsfähigkeit (Seite 198). Ein wichtiges Ziel im Faszientraining ist, die Deformationsfähigkeit des faszialen Gewebes als Reaktion auf die einwirkenden Kräfte (Druck und Zug bei Bewegung) zu verbessern. Durch Faszientraining können Sie die elastische Zone vergrößern und den »plastischen Anteil« in der Deformationskurve reduzieren. Und: Wer gute elastische Fähigkeiten besitzt, für den ergeben sich reaktiv auch bessere Werte in der Kraftübertragung. Denn das Fasziensystem hat »muskelähnliche« Fähigkeiten – es kann sich aktiv zusammenziehen. Über diese Fähigkeit zur Kontraktion kann sich das Fasziensystem aktiv an der Kraftentwicklung und -übertragung beteiligen.

Cool-down

Langsame und sanfte Rollouts sorgen für eine erste Entspannung nach dem Training und drainieren das Bindegewebe durch einen optimierten Flüssigkeitstransport. Hintergrund: Flüssigkeit ist grundlegend für das Fasziensystem und seine Ernährung, darüber beschleunigen Sie regenerative Vorgänge. Denn das Fasziensystem gleicht einem Schwamm, den Sie über den Druck ausdrücken und wieder befüllen können. Das verhindert Ernährungsmangel und Verklebungen der Gewebeschichten nach dem Training. Nach dem Bearbeiten des Fasziengewebes mit Druck (Fascial Release) setzt sofort eine entgegengesetzt wirkende Kraft ein: Es entsteht eine Zugwirkung. Dieser Effekt sorgt für eine neue Flüssigkeitsaufnahme im Gewebe. Sie liefert sofort neue Nähr- und Baustoffe für die aktive Regeneration und die gewünschte Superkompensation (Seite 186). Auch sanfte Dehnungsübungen (Fascial Stretch) oder Übungen aus dem Fluid Refinement sind zielführend und effektiv in der Regeneration.

Vor dem Sport: Aktive, dynamische Kontrolle

Nach der Arbeit ist der Nacken verspannt, der Rücken schmerzt. Und nun soll der Körper wach werden für das Training. Wecken Sie ihn sanft.

Die Faszien vor der Belastung zu aktivieren verbessert die Muskel-Nerven-Kontakte und gestaltet damit Bewegungen und Aktivitäten ökonomischer. Leiten Sie die Nervenimpulse intensiver auf die benötigte Muskelaktivierung, sind die resultierenden Bewegungen schneller, stabiler, effektiver und weniger anfällig für Verletzungen. Damit steht Ihrer Leistungssteigerung fast nichts mehr im Weg.

Um die motorischen Kontrolleinheiten zu aktivieren, eignen sich kurze Stabilisationen, hochintensive kurze Rollouts oder kontrollierte Schwungbewegungen. Das führt in erster Linie dazu, die Rezeptoren zu aktivieren, und damit zu einer höheren Innervationsgeschwindigkeit, also steigt ihre Reaktionsgeschwindigkeit und Leitfähigkeit. Das Vorgehen optimiert auch die Elastizität der faszialen Strukturen und steigert die Stabilität und Bewegungskontrolle

Dazu eignet sich die Blackroll Groove mit der gerillten Oberfläche besonders gut.

Durch die Rillen in der Rollenoberfläche entsteht durch das Rollout eine Vibration, die in die Tiefe der Gewebeschichten, und vor allem der Faszienschichten, eindringt. Diese Vibrationen aktivieren die in den Faszien liegenden Rezeptoren, was die Fähigkeit zur Eigenwahrnehmung steigert und auch für eine aktivere und schnellere Stimulation der Muskeln in der Belastungsphase sorgt.

Ein kurzes Rollout (drei bis fünf Wiederholungen pro myofaszialem Kettenabschnitt) der entsprechenden Körperregion kann die Leistungsfähigkeit steigern und durch die verbesserte Wahrnehmung auch die Verletzungsanfälligkeit reduzieren.

Wiederholungszahl

- Einsteiger: 3 × 3–5 Wiederholungen
- Fortgeschrittene: 5 × 5–8 Wiederholungen
- Topfit: 5 × 8–12 Wiederholungen

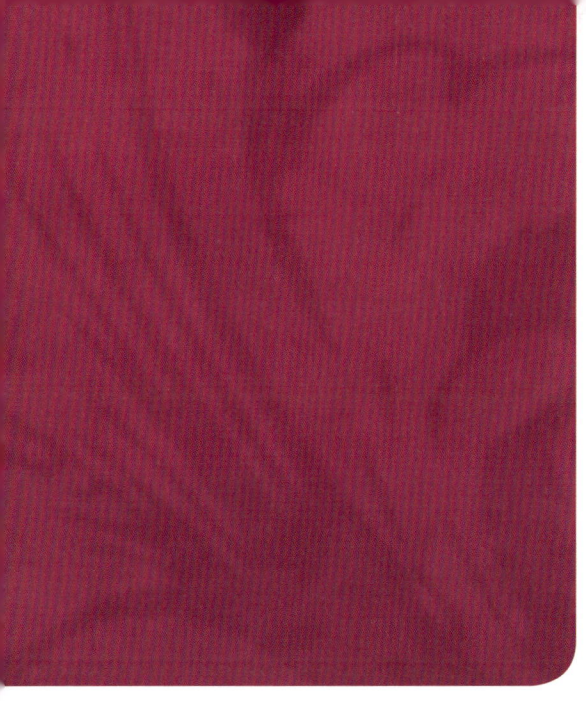

stabileren Beinachse bei. Alles zusammen kann die Anfälligkeit für typische Läuferstörungen (z. B. Reizungen der Achillessehne oder des iliotibialen Bandes am Kniegelenk) deutlich reduzieren.

Vor allem die faszialen Strukturen der Fuß-, Knie- und Hüftregion reagieren vor dem Sport besonders gut auf Schwungbewegungen. Dazu können Sie im Wechsel ein Bein nach vorne oder hinten Durchschwingen und jeweils entweder den Fuß-, Knie- oder Hüftkomplex besonders deutlich betonen. Schwungbewegungen mobilisieren gleichzeitig die Gelenke und bringen dabei auch die Gelenkkapsel und die Führungsbänder in Bewegung. Gerade diese Deformation der kapsulären Anteile sorgt für mehr Elastizität und Bewegungsreserve für das folgende Sportprogramm.

Vor allem Sportler, die in ihrer individuellen Sportart Kraft, Schnelligkeit oder Reaktionsschnelligkeit benötigen, sind mit einem aktivierenden Faszientraining gut beraten. Erforderlich sind schnelle Innervationsraten zwischen Nervensystem, Rezeptoren und Muskulatur.

Laufsport

Laufsportler, wie Jogger oder Nordic Walker, profitieren ebenfalls von einem vorbereitenden, aktivierenden Faszien-Warm-up. Sie sollten ein besonderes Augenmerk auf die koordinativen Abläufe der wiederholenden Laufmechanik von Fuß-, Knie- und Hüftgelenken legen.

Eine vorbereitende, schnelle Stabilisation dieser Gelenkkomplexe erleichtert die mechanischen Abläufe und trägt auch zu einer

Für alle gilt: Faszien vorbereiten
Grundlegend ist ein gezieltes Warm-up auch für die Faszien sinnvoll, um damit die sportartspezifischen Schwachstellen – oder vielmehr die besonders gefährdeten Körperbereiche – besonders vorzubereiten.

Bei Laufsportlern ist das, neben Fuß-, Knie- und Hüftgelenken, auch die lumbale Wirbelsäule. Fußballspieler und Handballer sollten ihrer Achillessehne und dem Kniekomplex besonders viel Aufmerksamkeit zollen. Bei Handballern kommt noch die Schulterregion mit der Rotatorenmanschette hinzu. Tennisspieler ihrerseits haben zudem noch eine deutlich hohe Belastung am Ellbogen – auch das Gelenk wird von einem vorbereitenden, aktivierenden Warm-up profitieren.

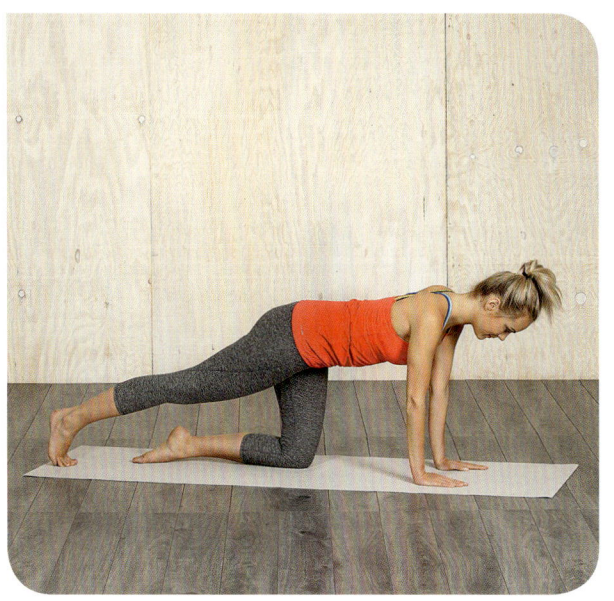

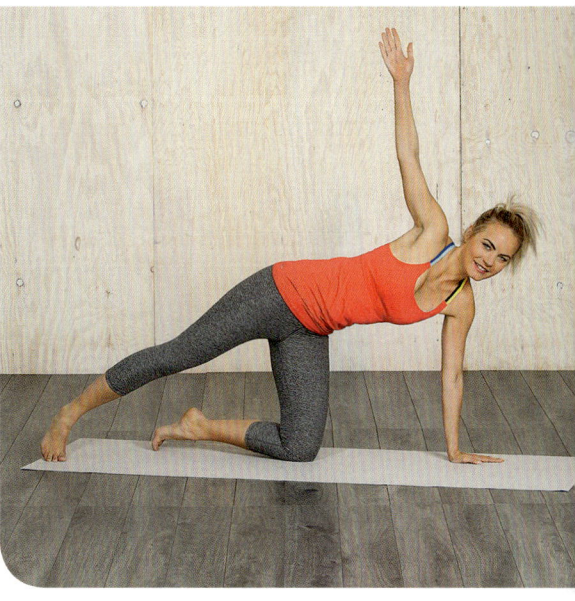

⬡ Halten Sie die Körperspannung während der Drehung, das Becken sollte nicht nach vorn oder hinten kippen.

⬡ Oberkörper und nach hinten gestrecktes Bein stehen in einer möglichst geraden Linie.

Zum Himmel zeigen (FE + FR)

Ausgangsposition: Beginn: Vierfüßlerposition. Strecken Sie ein Bein nach hinten und setzen Sie den Fuß hinter das andere Bein auf den Boden auf. Der Unterschenkel und der Fuß des gestreckten Beines stehen in einer geraden Linie.

Durchführung: Nehmen Sie den gleichseitigen Arm vom Boden und strecken Sie ihn mit einer Drehbewegung des Oberkörpers nach oben in Richtung Decke. Halten Sie die Körperspannung und verhindern Sie, dass das Becken nach vorn oder nach hinten dreht. Der Oberkörper und das nach hinten gestreckte Bein stehen in einer möglichst geraden Linie. Um die elastischen Kräfte Ihrer Faszien besser zu nutzen, lassen Sie den

Oberkörper (vor der Drehbewegung nach oben) ein klein wenig (3–5 Zentimeter) nach unten absinken. Sie starten damit die Oberkörperdrehung mit einer aktivierenden Gegenbewegung. Nun drehen Sie den Oberkörper mit dem Arm beschleunigend nach oben. Führen Sie die Übung danach auf der anderen Körperseite durch.

Endposition: Der Oberkörper ist stabil zur Seite gedreht und der Arm zeigt senkrecht nach oben zur Decke.

Zu beachten: Halten Sie Ihren Körper immer in der Linie mit dem gestreckten Bein, das gestreckte Bein steht in Verlängerung des abgelegten Unterschenkels.

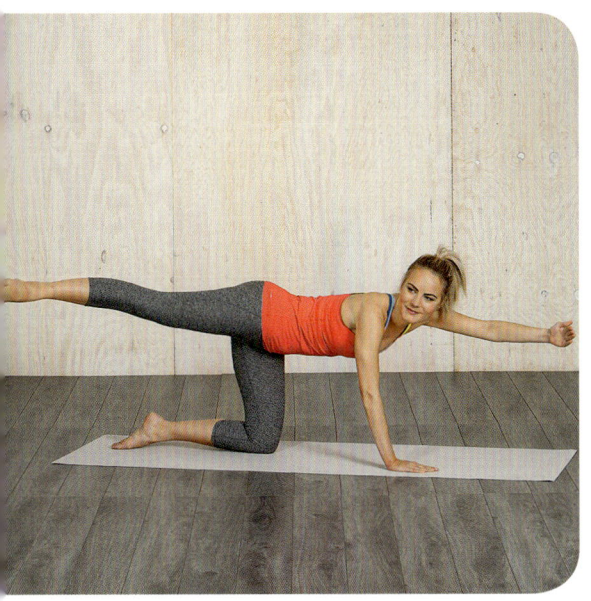

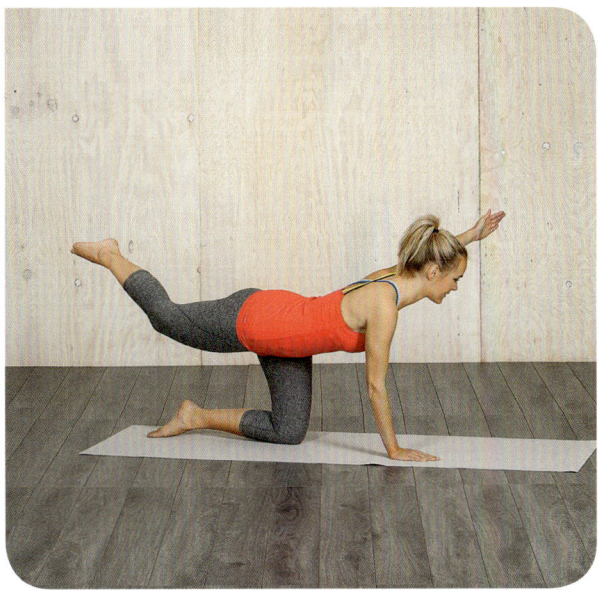

⬆ Der Oberarm bleibt dicht an Ihrem Ohr, Arm und Bein sollten stets in derselben Position gestreckt sein.

⬆ Arbeiten Sie mit einer aktiven Vorspannung, nutzen Sie eine kleine Gegenbewegung von etwa 3–5 Zentimetern.

Zur Seite zeigen (FE + FR)

Ausgangsposition: Vierfüßlerposition. Strecken Sie Arm und Bein (z. B. den linken Arm mit dem rechten Bein) diagonal aus und stabilisieren Sie sich in dieser Position.

Durchführung: Bewegen Sie Arm und Bein abwechselnd zur gleichen Seite nach rechts und links (linker Arm und rechtes Bein bewegen sich gleichzeitig zur linken Körperseite hin). Dabei bleibt der Oberarm immer dicht an Ihrem Ohr, Arm und Bein sollten stets in derselben Position gestreckt bleiben. Ihr Oberkörper neigt sich mit einer kleinen seitlichen Biegung in diese Bewegung hinein. Die Körperspannung sorgt für die Bewegungskontrolle der gestreckten Hebel (Arm und Bein). Führen Sie diese Bewe-

gung zur rechten und linken Körperseite hin durch und wechseln Sie dann die Diagonale. Beispiel: linker Arm und rechtes Bein je 3 × 3 Wiederholungen nach rechts und links, dann wechseln.

Endposition: Wenn sich der Oberkörper nicht weiter zur Seite neigen kann. Halten Sie den Arm und das diagonale Bein gestreckt.

Zu beachten: Arbeiten Sie mit Vorspannung: Beginnen Sie mit einer Gegenbewegung (drei bis fünf Zentimeter) und beschleunigen Sie dann den Oberkörper, den Arm und das diagonale Bein in die eigentlich anvisierte Bewegungsrichtung.

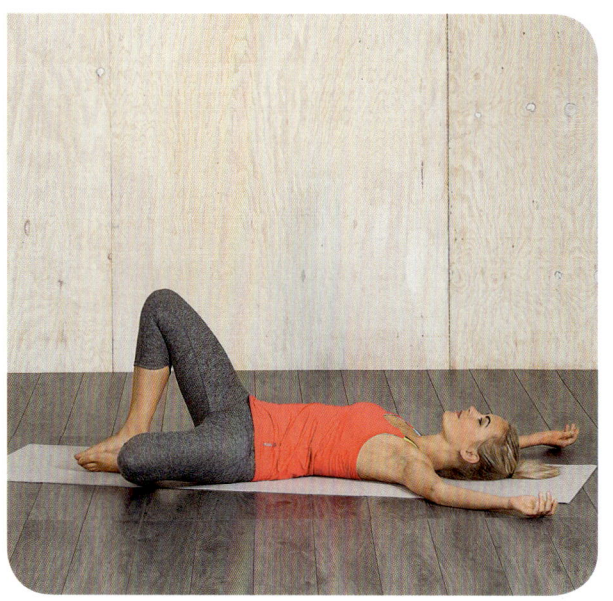

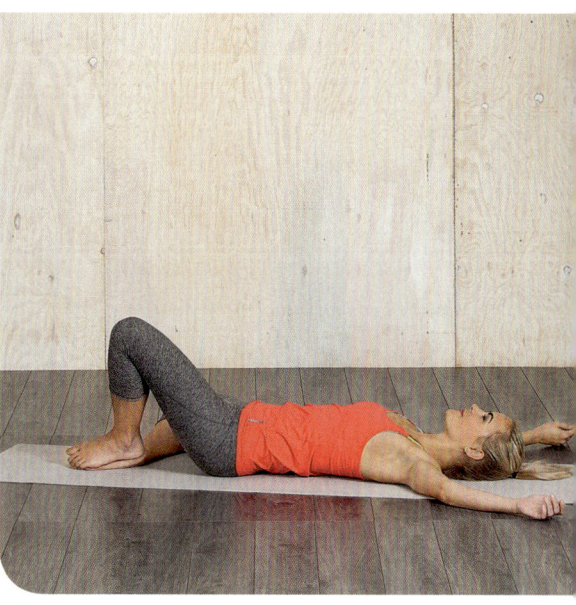

⬙ Die Fußsohlen bleiben während der Bewegung in Kontakt und die Arme stabilisieren den Oberkörper.

⬙ Treffen Sie nicht zu heftig mit den Beinen auf. Vermeiden Sie ein Hohlkreuz.

Beckenschaufel (FE + FR + FS)

Ausgangsposition: Legen Sie sich bequem auf den Rücken, stellen Sie die Fußsohlen aufeinander und legen Sie die Arme seitlich nach oben locker auf dem Boden ab.

Durchführung: Die Fußsohlen bleiben während der gesamten Bewegung in Kontakt und die Arme stabilisieren dabei den Oberkörper. Durch den Kontakt über die Fußsohlen spannen Sie die Beine nach außen auf. Nun drehen Sie Ihr Becken mitsamt den Beinen von rechts nach links, bis Sie der Bodenkontakt stoppt. Beginnen Sie mit einer langsamen und kontrollierten Drehung des Beckens. Ist Ihre Bewegungskontrolle schon besser geworden, darf die Übung schneller

werden und soll es auch. Kurze und schnelle Bewegungen sorgen für mehr Aktivität im Muskel-Nerv-Kontakt und geben Ihnen mehr Stabilität im Sport.

Endposition: Sie haben das Ende der eigentlichen Bewegung erreicht, wenn Sie mit der Außenseite eines Oberschenkels auf dem Boden angekommen sind.

Zu beachten: Vermeiden Sie zu hartes Auftreffen der Beine auf dem Boden bei der Drehbewegung. Achten Sie auch auf die Haltung der Wirbelsäule und verhindern Sie eine zu starke Hohlkreuzbildung.

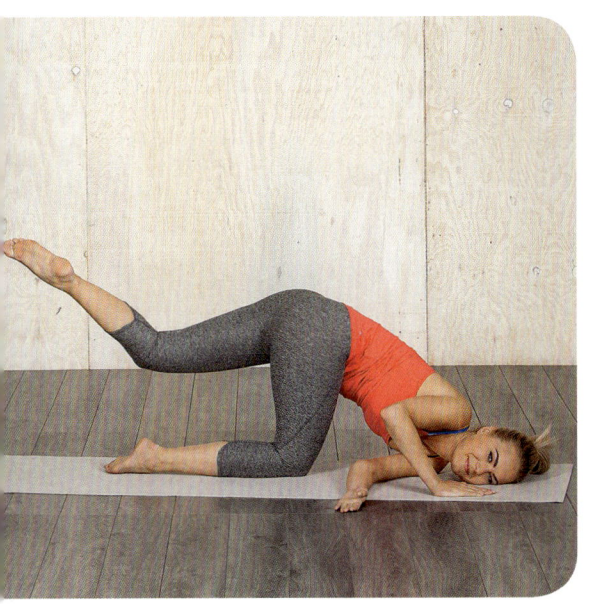

⬥ Bewegen Sie das gestreckte Bein nach links und rechts, bleiben Sie dabei parallel zum Boden.

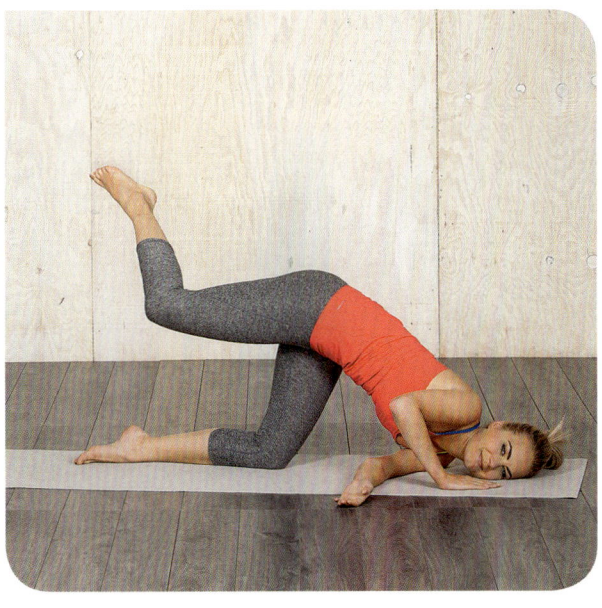

⬥ Kontrollieren Sie die Hebelwirkung des gestreckten Beins, starten Sie langsam, nicht schwungvoll.

Körperquirl (FE + FR + FS)

Ausgangsposition: Vierfüßlerstand. Nun bewegen Sie einen Arm unter dem anderen hindurch und legen Ihre Schulter (und den Arm) auf dem Boden ab. Stabilisieren Sie diese Position und strecken Sie ein Bein, vom Boden abgehoben, lang nach hinten aus.

Durchführung: Nun können Sie mit dem angehobenen und gestreckten Bein einige Bewegungsvarianten durchführen. Bewegen Sie das gestreckte Bein abwechselnd nach links und rechts. Halten Sie dabei das gestreckte Bein immer parallel zum Boden. Becken und Oberkörper dürfen der Bewegung durch eine leichte Drehung folgen. Sie kön-

nen auch das Knie abwechselnd beugen und strecken. Zurück in der Ausgangsposition, legen Sie den anderen Arm auf die andere Seite vor und beginnen zur anderen Seite.

Endposition: Wenn sich Becken und Wirbelsäule der Beinbewegung anschließen, aber Sie das Gleichgewicht halten können.

Zu beachten: Kontrollieren Sie die Hebelwirkung des gestreckten Beins, vermeiden Sie zu Beginn schwungvolle Bewegungen. Wenn das Timing stimmt, können Sie schneller werden – auch wieder mit einer vorbereitenden Gegenbewegung des Beins starten, um die Elastizitätskräfte zu steigern.

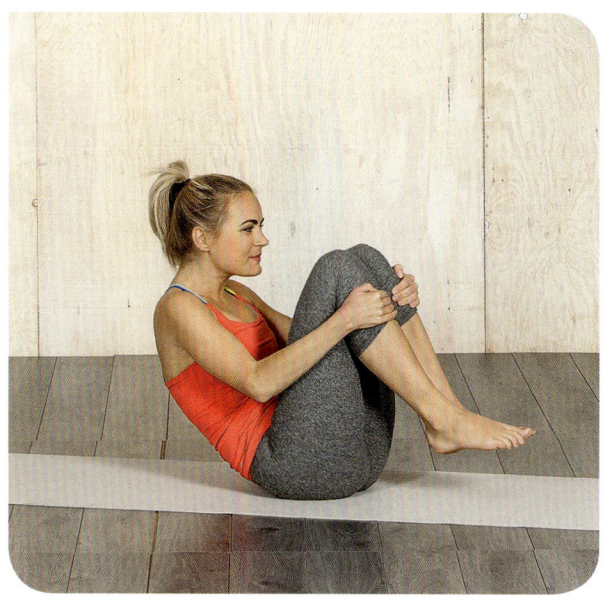

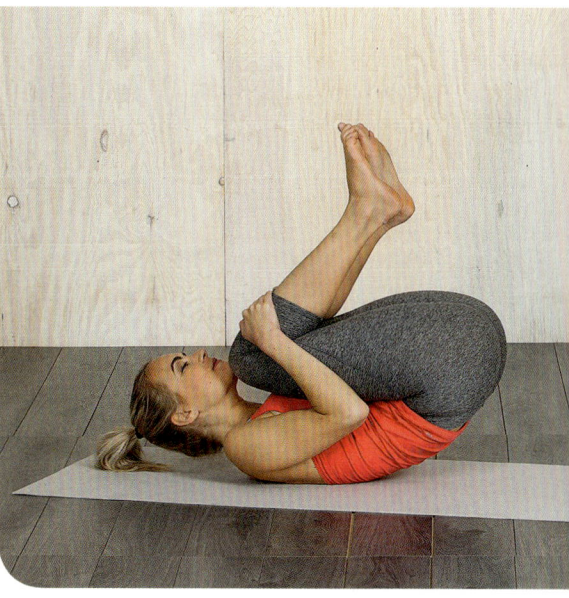

⬙ Halten Sie Ihre Unterschenkel mit beiden Händen fest und stabilisieren Sie Ihre Körpermitte.

⬙ Rollen Sie nicht zu weit in den Nacken, schützen Sie Ihre Halswirbelsäule.

Wippe (FE + FR)

Ausgangsposition: Starten Sie in der sitzenden Position. Die Füße sind angezogen und dicht am Gesäß aufgestellt. Halten Sie Ihre Unterschenkel mit beiden Händen und stabilisieren Sie Ihre Körpermitte. Zu Beginn der Übung ist eine weiche Unterlage (Matte) hilfreich.

Durchführung: Lassen Sie sich auf den Rücken rollen und kommen Sie in einem Schwung wieder zurück in den Sitz und die Startposition. Während der Rollbewegung halten Ihre Hände die Unterschenkel fest

und Sie rollen Ihren Oberkörper etwas ein, sodass sich die Rollbewegung »rund« anfühlt. Sie können sich nach hinten rollen lassen, bis Ihre Schultern Bodenkontakt haben.

Endposition: Das Ende der Übung ist erreicht, wenn Sie wieder in der Ausgangsposition angekommen sind.

Zu beachten: Vermeiden Sie zu starkes Rollen bis zum Nacken. Die Halswirbelsäule sollte anfangs bei dieser Übung etwas geschont werden.

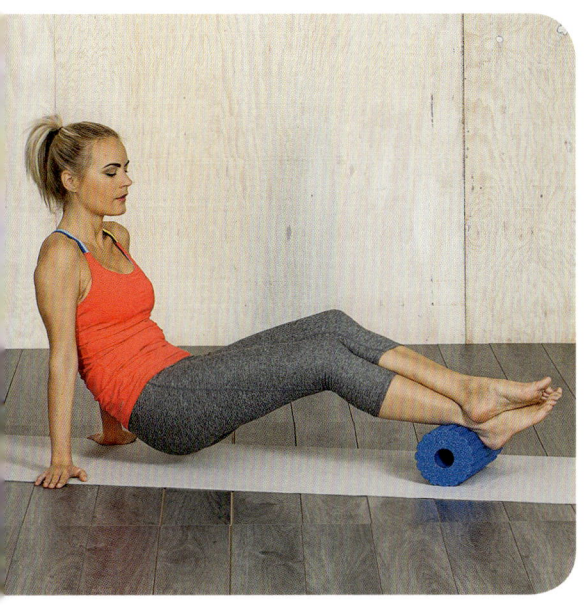

⬢ Für ein intensives Rollout können Sie einen Fuß auf das Schienbein legen.

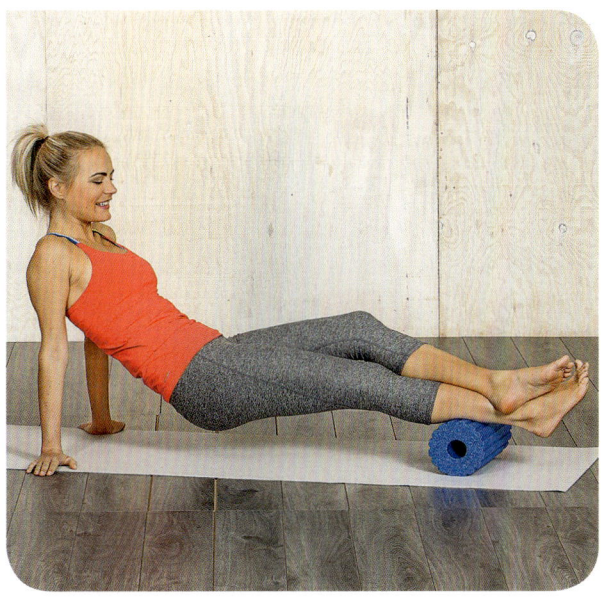

⬢ Schnelle Rolloutbewegungen aktivieren die Nerven, langsame entspannen.

Unterschenkelrolle (R)

Ausgangsposition: Sitzend – die Waden (im Übergang von Achillessehne zum Muskelbauch der Waden) liegen auf der gerillten Faszienrolle. Für ein noch intensiveres Rollout können Sie einen Fuß auf dem gegenüberliegenden Schienbein ablegen. Dadurch entsteht vermehrter Druck im Wadenbereich. Stützen Sie sich mit beiden Händen auf dem Boden ab – und heben Sie nun die Hüfte vom Boden ab.

Durchführung: Rollen Sie die Unterschenkel über die Rolle nach vorn. Dadurch rollt die Faszienrolle in Richtung Kniekehle. Kurz davor stoppen Sie die Rolloutbewegung. Wenn

Sie sich auf eine sportliche Aktivität vorbereiten, sind eher schnelle Rolloutbewegungen zweckmäßig. Das erhöht die Grundspannung und aktiviert die Nervenenden. Bei zu langsamen Rollbewegungen setzt ein tendenziell entspannender Effekt ein, der vor dem Sport eher unerwünscht wäre.

Endposition: Ist die Rolle kurz vor der Kniekehle angekommen, rollen Sie wieder in die Ausgangsposition zurück.

Zu beachten: Streben Sie eine eher schnelle Bewegungsdurchführung an, um das sensomotorische System stärker zu aktivieren.

Nach dem Sport: Regenerieren

Nach dem Sport ist vor dem Sport. Um nach einer intensiven körperlichen Belastung optimal zu regenerieren und die Erholung sogar zu verkürzen, haben Sie viele Möglichkeiten.

Ein wichtiges Element für die Regeneration ist nach wie vor, die Durchblutung zu aktivieren. Denn sie sorgt dafür, dass der Körper zum einen Stoffwechselendprodukte schneller absorbiert und abtransportiert und dass er zum anderen neue Nähr- und Baustoffe für die Auffüllung der Energiespeicher der Muskulatur und der inneren Organe schneller wieder einbaut. Dazu eignet sich z. B. ein entspanntes Rollout. Oder Sie bearbeiten die besonders beanspruchten Regionen und verspannten Muskeln mit Triggertechniken und mit einfachen Mobilisationsübungen – für ein elastischeres Bindegewebe, das nicht verklebt oder verspannt ist. So vorbereitet kann die nächste Trainingseinheit kommen.

Trotzdem darf Training nicht in Stress für den Organismus ausarten. Denn allgemein gilt noch immer: Nicht im Training baut der Körper die gewünschte Leistungsfähigkeit auf, sondern erst in der Regenerationsphase. Die Energiedepots füllen sich wieder und sind erst dann bereit für neue Anstrengungen.

Wie lang sollen Pausen sein?

Die Ruhephasen dürfen nicht zu lange, aber auch nicht zu kurz sein. Oft ist es auch sinnvoll, das Training mit den Inhalten aus Kraft, Ausdauer und Koordination im Wechsel zu gestalten – das entspannt und regeneriert. Zwischen einer Ausdauereinheit und einer Krafteinheit sollten im Freizeitsport dennoch 24 Stunden liegen.

Sie können die Regeneration nach intensiven Trainingsbelastungen vielfach beschleunigen. Dazu eignet sich vor allem Faszientraining – und ein abwechslungsreiches Training. Aber auch die Anwendung von Wärme (Sauna, Wechseldusche, Rotlicht) oder eine dosierte Kälteapplikation (Eispack, Eiswürfel, Coolpack usw.) können unterstützen.

Faszientraining zur Erholung

Im Folgenden lernen Sie ein kleines Regenerationsprogramm für den unteren Körper-

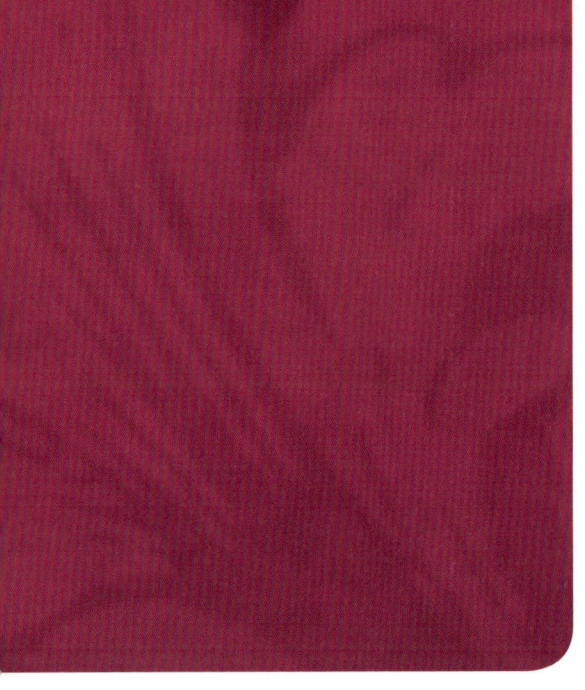

Wiederholungszahl

- Einsteiger: 3 × 8–12 Wiederholungen
- Fortgeschrittene: 5 × 12–20 Wieder-
  holungen
- Topfit: 5 × 25–50 Wiederholungen

einem Rollout in der Lendenwirbelsäule. So können Sie alle benutzten und belasteten myofaszialen Anteile auflockern, mehrdurchbluten und entspannen. Letztlich sind das die Grundbausteine einer optimalen Regeneration.

Gerade im Leistenbereich können die Verspannungen sehr hartnäckig sein und damit eine effektive und schnelle Regeneration verhindern oder zumindest verzögern. Abhilfe schaffen kann Ihnen da schon eine kleine Triggertechnik (Seite 58). Damit können Sie gezielt an den Stellen der größten Verspannung lockern, lösen und die Elastizität fördern. Triggertechniken können Sie mit einem Blackrollball oder auch mit einem herkömmlichen Tennisball durchführen.

abschnitt kennen, das sich besonders nach intensiven, beindominanten sportlichen Aktivitäten (z. B. Radfahren oder Laufen) bewährt hat. Die Regenerationsarbeit beginnt demzufolge ganz unten: In der Plantarfaszie. Sie arbeitet sich dann über den Unterschenkel, und damit über die Wadenmuskulatur und die Kniegelenke, nach oben bis zur Hüftregion vor und endet letztlich mit

Richtwerte für die Zeiten der Erholung

Trainingsart	Richtwert
Extensives Ausdauertraining (niedrige bis mittlere Belastung, keine komplette Erschöpfung)	• Untrainierte: 24 Stunden Trainierte: 12 Stunden
Intensives Ausdauertraining (hohe Belastung, nahezu völlige Auslastung):	• Untrainierte: 48 Stunden Trainierte: 24 Stunden
Kraftausdauer (15–30 Wiederholungen mit geringem Gewicht, etwa ein bis zwei Minuten Pause zwischen den Sätzen)	• Untrainierte: 72 Stunden Trainierte: 48 Stunden
Muskelaufbau (8–12 Wiederholungen mit hohen Gewichten, etwa zwei bis drei Minuten Pause zwischen den Sätzen)	• Untrainierte: 96 Stunden Trainierte: 72 Stunden

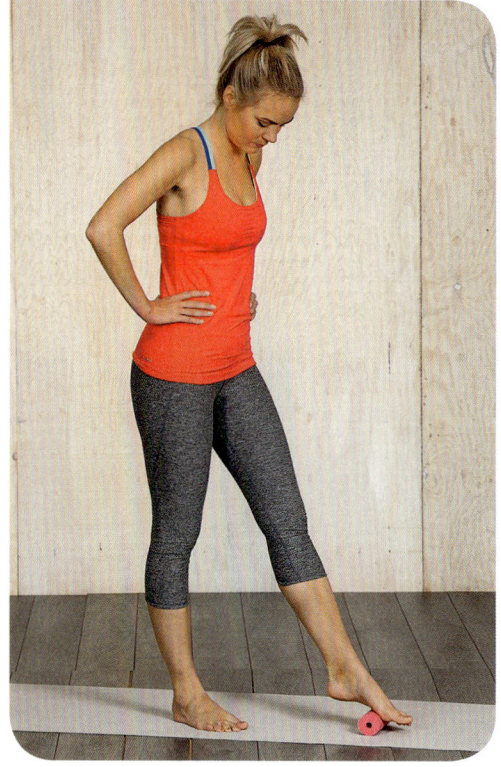 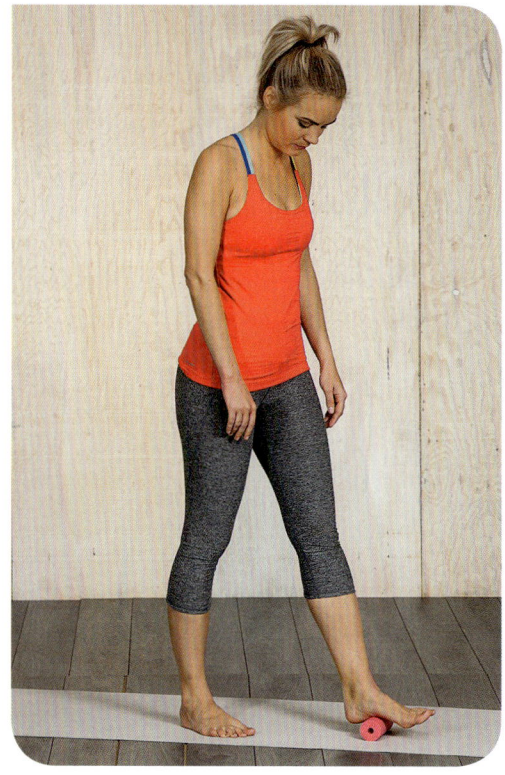

⬢ Variieren Sie dabei den Druck durch Gewichtsverlagerung des Oberkörpers nach vorn oder hinten.

⬢ Steigt der Schmerz, verringern Sie Geschwindigkeit und Bewegungsgröße, um intensiv zu arbeiten.

Rollout Plantarfaszie (R)

Ausgangsposition: Sicherer Stand – mit einem Fuß auf der Blackroll Mini (dieses Rollout funktioniert alternativ auch mit einer normalen Blackroll).

Durchführung: Rollen Sie die Fußsohle über die Blackroll Mini, von der Ferse bis zum Zehenballen. Variieren Sie den Druck durch eine Gewichtsverlagerung des Oberkörpers nach vorn (vermehrt über den Fuß und die Rolle) oder nach hinten (zur Entlastung). Denken Sie immer auch an den zweiten Fuß – und wiederholen Sie mit ihm die Übung.

Endposition: Das Ende der Rolloutbewegung haben Sie entweder am Zehenballen oder kurz vor der Ferse erreicht.

Zu beachten: An besonders schmerzhaften Stellen verringern Sie die Geschwindigkeit und die Bewegungsgröße Ihres Rollouts. Arbeiten Sie diesen Bereich besonders intensiv durch.

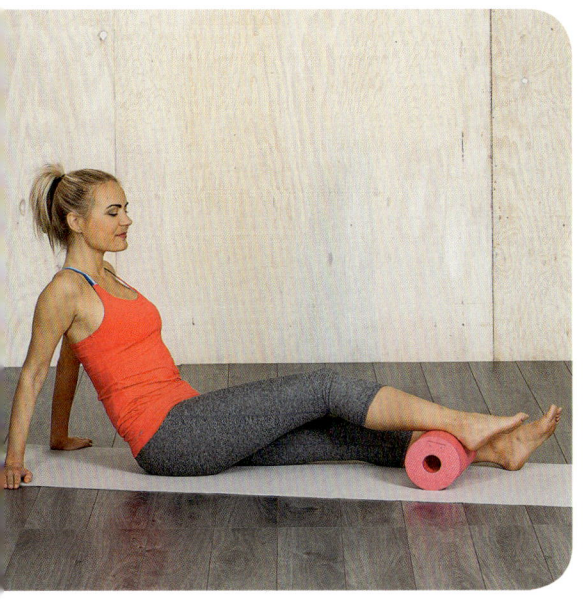

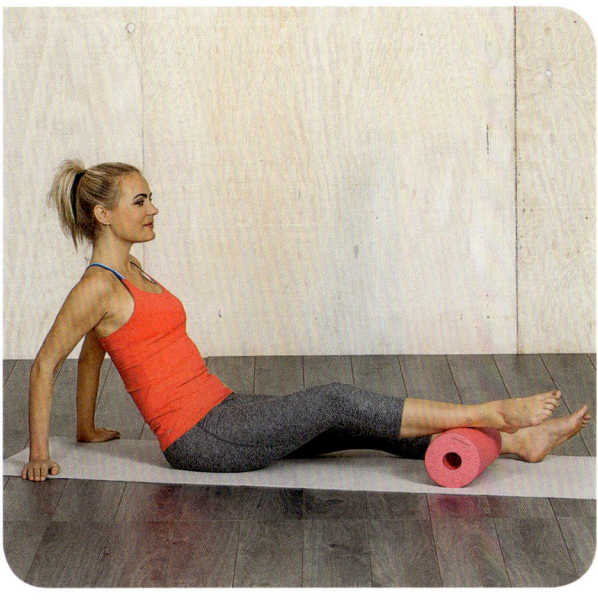

⬥ Bewegung hin: Innenseite der Wadenmuskulatur. Zurück: Außenseite der Wade.

⬥ An besonders verhärteten Bereichen können Sie das Rollout lokal durch Bewegung
intensivieren.

Rollout Ferse-Wade (R)

Ausgangsposition: Nehmen Sie eine sitzende Startposition ein. Legen Sie einen Unterschenkel so auf die Blackroll, dass Sie von
der Ferse bis zur Wadenmitte rollen können.
Testen Sie kurz, ob Sie den gesamten Bewegungsweg rollen können – später können Sie
dieses Rollout auch mit abgehobenem Becken durchführen, um die Intensität zu erhöhen. Nun gehen Sie in die Startposition:
Knie anbeugen, eine Ferse mit der Fußinnenseite auf die Rolle stellen.

Durchführung: Rollen Sie, beginnend mit
der Ferseninnenkante, über die Rolle bis in
die Mitte der Wadenmuskulatur (vermehrt
auf der Innenseite der Wadenmuskulatur).
Stoppen Sie dort kurz die Bewegung, um das

Bein langsam nach außen zu drehen. Der
Rückweg des Rollouts verläuft auf der Außenseite der Wadenmuskulatur bis zur Außenkante der Ferse. Sie können mit mehreren Wiederholungen über die Innen- oder
Außenseite rollen.

Endposition: Das Ende eines Bewegungszyk-
lus ist erreicht, wenn Sie wieder in der Ausgangsposition sind.

Zu beachten: Haben Sie besonders verhärtete Bereiche, können Sie das Rollout lokal
mit kleinen Bewegungsausschlägen vornehmen. Sobald die verhärteten Stellen gelöst
und elastisch sind, gehen Sie wieder in das
normale Rollout zurück.

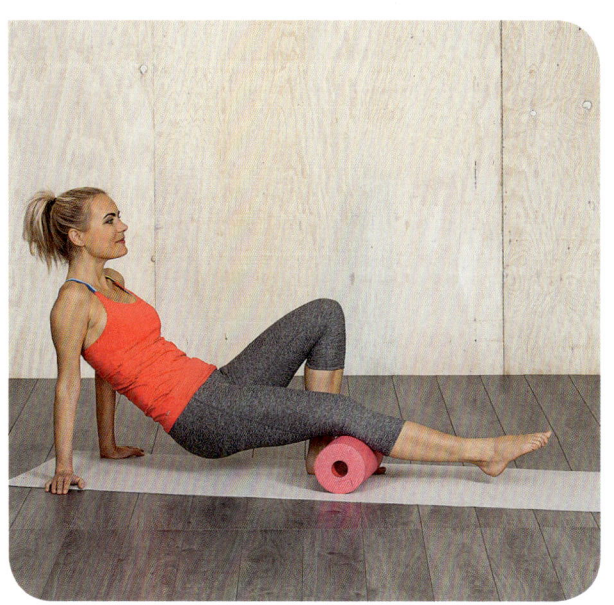

⬖ Um das Rollout zu intensivieren, können Sie ein Bein auf das Schienbein legen.

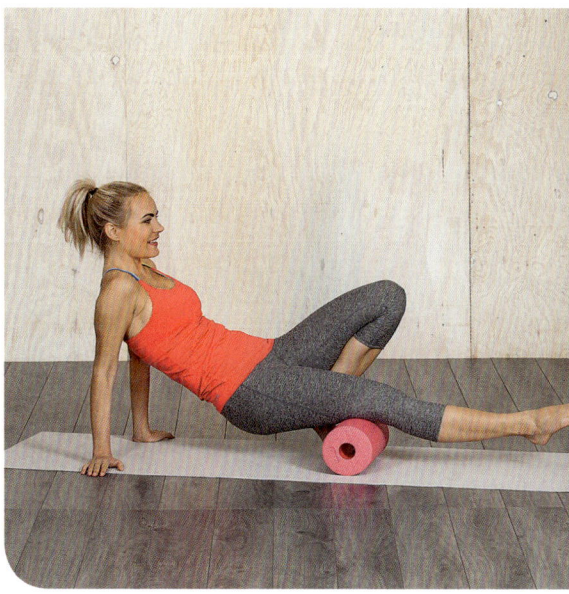

⬖ Je langsamer Sie rollen, desto intensiver greifen Sie in die Stoffwechselprozesse der Faszien ein.

Rollout Kniekehle (R)

Ausgangsposition: Sie sitzen auf dem Boden und haben die Blackroll an der oberen Wadenhälfte – so, dass Sie sie bis über die Kniekehle in den Beginn des Oberschenkels ausrollen können. Zu Beginn können Sie Ihr zweites Bein als Stütze neben der Rolle aufstellen und damit die Druckintensität auf der Rolle regulieren.

Durchführung: Stützen Sie sich mit den Händen und dem zweiten Bein ab, heben Sie das Becken vom Boden ab. Schieben Sie das auf der Rolle aufgelegte Bein über die Rolle nach unten. Dadurch bewegt sich die Rolle über die Kniekehle nach oben. In eine Richtung

des Rollouts (nach oben oder unten) können Sie auch Ihren zweiten Fuß auf das Schienbein zur Druckerhöhung ablegen.

Endposition: Am Ende der Rolloutbewegung befindet sich die Rolle oberhalb der Kniekehle.

Zu beachten: Um die Elastizität zu steigern, gilt es, wie für alle Rolloutbewegungen während der Regeneration, die Geschwindigkeit der Bewegung zu reduzieren. Je langsamer Sie rollen, desto intensiver greifen Sie in die Stoffwechselprozesse des Fasziensystems ein und optimieren den Wasserhaushalt.

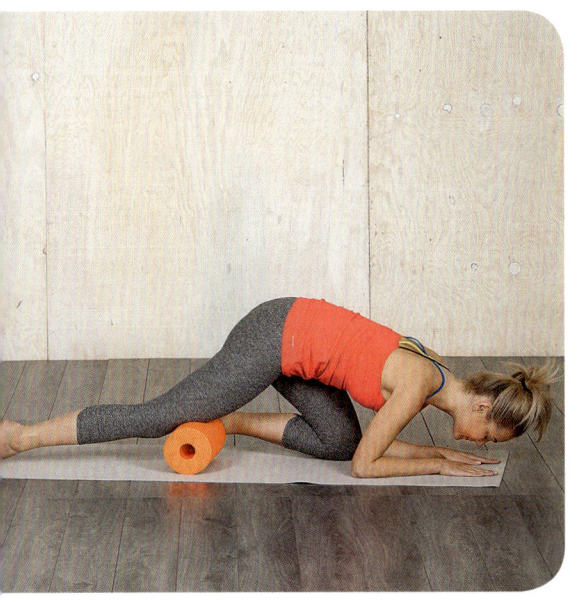

⬥ Durch kleine Bewegungen während des Rollouts erreichen Sie verschiedene Anteile der Faszien.

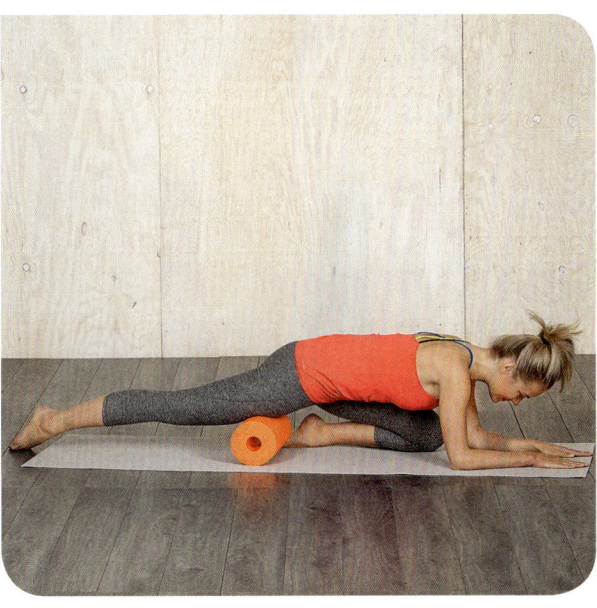

⬥ Dieses Rollout sollten Sie einmal mit beiden Beinen auf der Rolle ausprobieren.

Rollout Oberschenkel (R)

Ausgangsposition: Das Rollout für den oberen Anteil des Oberschenkels und der Leiste beginnen Sie am Besten im Vierfüßler. Strecken Sie ein Bein nach hinten aus und positionieren Sie die Blackroll etwa 15–20 Zentimeter unterhalb der Leiste am Oberschenkel (etwa in der Mitte des Oberschenkels). Sie stützen sich weiterhin mit den Armen und auf dem anderen Knie ab.

Durchführung: Schieben Sie das gestreckte Bein auf der Rolle weiter nach hinten. Dabei bewegt sich die Rolle auf die Leiste zu. Drehen Sie das Bein etwas mehr nach innen oder außen, um andere Anteile der Oberschenkelfaszie auszurollen. Zudem können Sie Ihr Knie mit der Rollbewegung beugen

und strecken. Die Bewegungen des Knies können das fasziale System unter eine vermehrte Zugspannung bringen und darüber das Rollout intensivieren.

Endposition: Das Ende der Rolloutbewegung für die Vorderseite des Oberschenkels ist erreicht, wenn die Faszienrolle knapp oberhalb der Leiste angekommen ist – also knapp oberhalb des Beckenknochens.

Zu beachten: Dieses Rollout können Sie einseitig oder mit beiden Beinen gleichzeitig auf der Blackroll (beidbeinig) durchführen. Testen Sie beide Versionen für Ihren Trainingsplan und entscheiden Sie sich für die Version, die für Sie effektiver funktioniert.

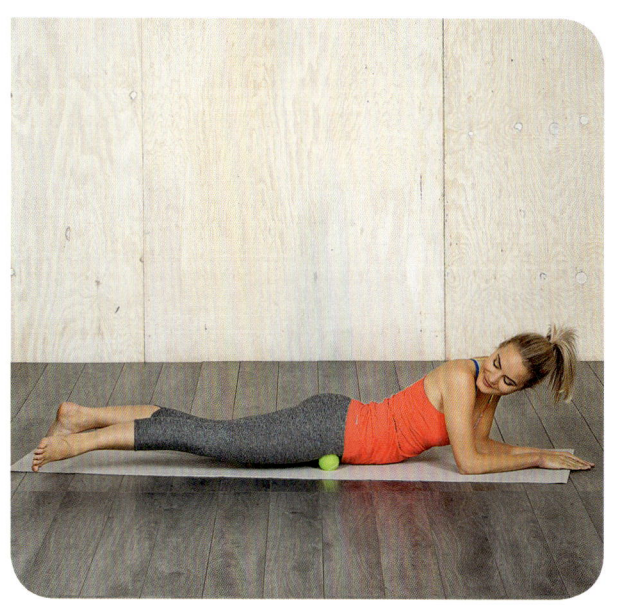

⌃ Drehen Sie das Bein nach innen und außen, während Sie den Druckpunkt halten.

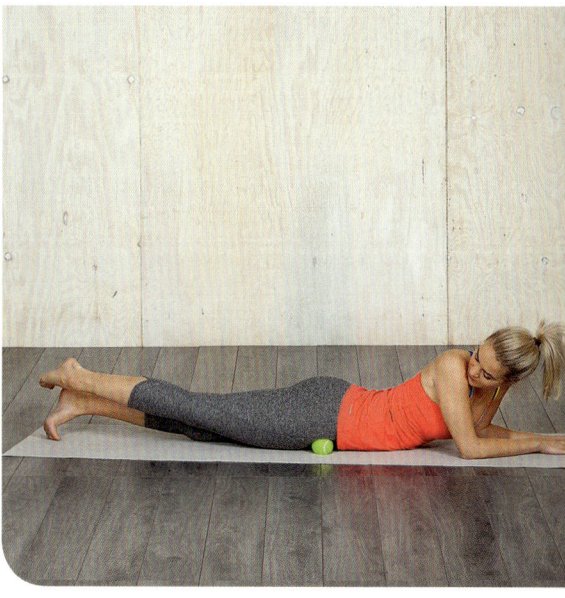

⌃ Lässt der Schmerz nach 1–2 Minuten nicht nach, wechseln Sie den Triggerpunkt.

M. rectus femoris triggern (bei außenrotierter Hüfte) (Tr)

Ausgangsposition: Entspannte Bauchlage. Positionieren Sie den Ball (Tennisball oder Blackroll-Ball) unter dem Oberschenkel, dicht an der Leiste. Ein häufig verspannter Muskel ist der M. rectus femoris, er liegt etwa 2–4 Querfinger unterhalb Ihres vorderen oberen Darmbeinstachels (hervorstehender Knochenpunkt an der Außenseite Ihrer Leiste/Ihres Beckens) am Oberschenkel.

Durchführung: Positionieren Sie den Ball unter dem verspannten Muskelbereich und heben Sie das Bein vom Boden ab. Nun können Sie das Bein nach innen und außen drehen, während Sie den Druckpunkt beibehalten. Alternativ zur Drehbewegung Ihres Beins, können Sie während des Triggerns das Knie anbeugen und wieder strecken. Diese kleine Bewegung intensiviert den Triggereffekt.

Endposition: Endposition: Das Ende der Übung ist erreicht, wenn die Spannung im bearbeiteten Muskel durch das Triggern deutlich nachgelassen hat. In der Bewegung endet die Übung in der der Startposition entgegengesetzten Stellung.

Zu beachten: Ein Schmerzempfinden ist beim Triggern durchaus normal. Nach 1–2 Minuten sollte sich der Druck (Schmerz) an der Triggerzone aber verändern, wenn nicht, sollten Sie die Position des Balls wechseln. Auch sollten keine Ausstrahlungen oder Taubheitsempfindungen entstehen.

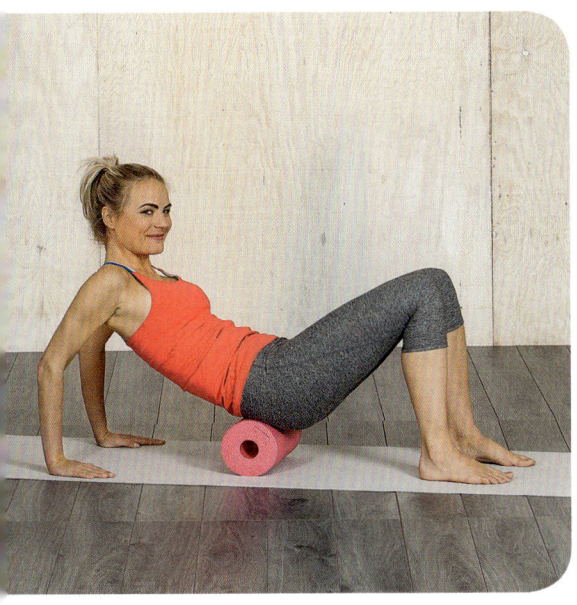

⌃ Je langsamer, desto gründlicher: So kommen Lösungsprozesse in Schwung.

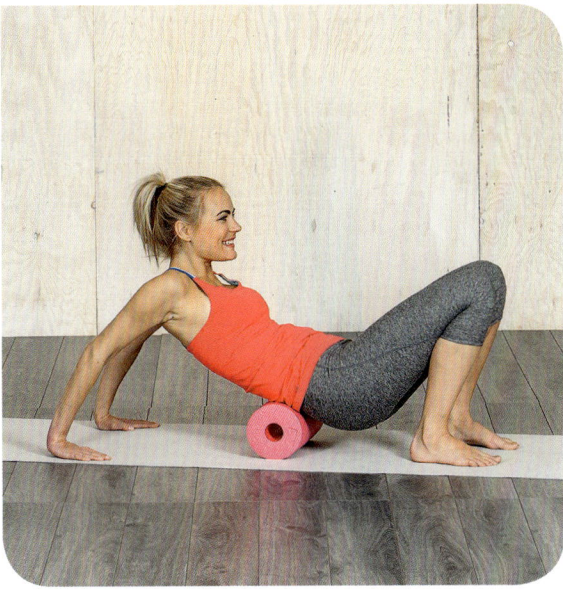

⌃ Drehen Sie den Oberkörper etwas nach rechts und links, erreichen Sie weitere Faszienanteile.

Rollout Lumbosakral (R)

Ausgangsposition: Sie sitzen auf der Blackroll, die Füße stehen auf dem Boden und Sie stützen sich mit beiden Händen hinter dem Rücken auf dem Boden ab. Die Rolle ist zu Beginn des Rollouts am unteren Rückenende (in Richtung Gesäß) positioniert.

Durchführung: Schieben Sie den Oberkörper über die Rolle nach unten (in Richtung Füße). Dadurch bewegt sich die Blackroll am Rücken entlang nach oben und rollt den myofaszialen Anteil nach oben aus. Auch hier gilt: je langsamer, desto gründlicher. Lösungsprozesse im Muskel kommen besser in Schwung, wenn Sie das Rollout langsam vornehmen.

Endposition: Das Ende der Bewegung haben Sie erreicht, wenn die Rolle am unteren Rippenbogen angekommen ist. Dann beginnt der Rückweg in die Ausgangsposition.

Zu beachten: Sie können den Oberkörper während des Rollouts ein wenig nach rechts oder links drehen. Dadurch kommen andere Faszienanteile unter die Rolle und die Effekte breiten sich aus.

Faszien und Schmerz

Viele Sportler kennen Schmerzen – Aufgrund von Verletzungen oder des schlichten Muskelkaters. Aber was steckt eigentlich hinter der Empfindung? Und wie geht man damit um, wie trickst man sie womöglich aus?

Grundsätzlich ist Schmerz keine greifbare, strukturelle Sache, sondern vielmehr eine Reaktion unseres Organismus auf Reize, die wir dann als Schmerz interpretieren und wahrnehmen. Ein Schmerz ist zudem sehr individuell und eng an das persönliche Erleben gekoppelt. Nicht jeder Schmerz fühlt sich für jeden Menschen gleich an. Das Schmerzerleben ist auch abhängig von äußeren Bedingungen wie der Lebens- oder Tagessituationen oder der aktuellen Stimmung. Die Weltgesundheitsorganisation (WHO) definiert Schmerz so: »Schmerz ist eine unangenehme Sinneswahrnehmung, die mit tatsächlicher oder möglicher Gewebeschädigung einhergeht.«

Bei einer tatsächlichen Gewebeschädigung ist Schmerz vor allem ein Warnsignal unseres Körpers. Er weist uns darauf hin: »Mach so weiter und es wird etwas kaputtgehen!« Wir tun also stets gut daran, auf einen Schmerz zu reagieren und unser Verhalten anzupassen. Eine direkte Verletzung aktiviert die Schmerzrezeptoren des verletzten Gewebes auch direkt, und wir nehmen einen Schmerzimpuls wahr. Weitere – und häufige – Ursachen für Schmerzen sind muskuläre Ver-

spannungen, erhöhte Gewebespannung von Bindegewebe, Faszien oder Haut, Durchblutungsminderung, Kompression von Nerven oder akute oder chronische Gelenkblockierungen. Je länger einer dieser Reize auf unseren Bewegungsapparat einwirkt, desto wahrscheinlicher bekommen wir Schmerzen und desto stärker wird die Schmerzreaktion ausfallen. Schmerzen können auch ein Hinweis auf eine ernsthafte Erkrankung oder Verletzung sein. Ungewöhnlich starke oder außergewöhnlich lang anhaltende Schmerzen (alles, was länger als sieben Tage anhält und keine Tendenz zur Besserung zeigt) sollten Sie ärztlich oder physiotherapeutisch abklären lassen.

Schmerz beeinflussen

Schmerzempfindung ist also vor allem Wahrnehmungssache. Und genau darüber können wir Schmerzen gewissermaßen austricksen. Unser Körper besitzt verschiedenste Rezeptoren (Nervenendigungen, die als Reizaufnahmeorgane funktionieren). Er hat z. B. Rezeptoren zur Wahrnehmung von Temperaturunterschieden – sogenannte Thermorezeptoren – und Mechanorezeptoren, die Druck und Bewegung registrieren. Alle diese Informationspunkte nutzen häufig dieselben Wege (Nervenbahnen) in das zentrale Nervensystem, um die Impulse weiterzuleiten. Dabei kommt stets nur der stärkste Reiz oder Impuls bis in das zentrale Nervensystem durch.

Schmerz überlagern

Akute Sportverletzungen werden meist direkt mit Eis behandelt, denn die Kälte kann den ersten, heftigen Schmerz überlagern.

Auch wenn Sie sich heftig mit dem Oberschenkel an einer Kante stoßen, kann der Schmerz überlagert werden. Ihre erste, meist intuitive Reaktion ist: Sie reiben sich intensiv die angeschlagene Stelle am Oberschenkel. Der Schmerz lässt nach, weil sich der Reiz der Reibung »vorgemogelt« hat.

Über Faszien Schmerz regulieren

Genau dieses Prinzip macht sich das Faszientraining zunutze: Greifen Sie ihn die Empfindungen ein und reduzieren Sie so Schmerzen. Wer Schmerzen hat, schont sich. Er bewegt sich weniger und weicht allen möglicherweise schmerzhaften Bewegungen und Aktivitäten automatisch aus. Durch diese Vermeidungsstrategien entstehen aber zwangsläufig umfangreiche Verspannungen an den Muskeln und im Fasziensystem. Nutzen Sie ein gut dosiertes Bewegungsprogramm im Faszientraining, um schnellstmöglich zu regenerieren und wieder aktiv in das Sportgeschehen eingreifen zu können. Faszientraining greift vor allem über mechanische Überlagerung von Schmerzreizen ein. Über gezielte Druck- und Zugreize auf das Bindegewebe lassen sich Schmerzempfindungen über die mechanische

Wahrnehmung dieser Reize überlagern – d. h., sie werden deutlich reduziert bemerkt und mit der Zeit verschwinden die Schmerzwahrnehmungen. Die mechanischen Reize wirken wachstumssteigernd und stoffwechselanregend und unterstützen aktiv die Regeneration von Verletzungs- und Überlastungsfolgen.

Schmerzarten

Wir können vier verschiedene Schmerzarten unterscheiden:

1. Nozizeptiver Schmerz: Er wird durch schädigende Reize von außen verursacht (z.B. durch Kälte, Hitze, Chemikalien oder Verletzung) und von den sogenannten Nozizeptoren gemeldet. Meist erfolgt eine schnelle Schutzreaktion: Wir ziehen die Hand oder den Fuß weg.

2. Inflammatorischer Schmerz (Entzündung): Entzündliche Prozesse werden häufig durch eine Gewebeschädigung hervorgerufen. Der Organismus reagiert mit Anpassung in Form einer Schonhaltung und Funktionseinschränkungen. Häufig kommt es infolge der Entzündung auch zu einer übersteigerten Schmerzwahrnehmung.

3. Neuropathischer Schmerz: Davon spricht man bei direkter Betroffenheit des peripheren Nervs. Dabei kommt es zu einer übersteigerten Schmerzwahrnehmung, zu Empfindungsstörungen wie Taubheit oder pelzigem Gefühl.

4. Funktionaler Schmerz: Diese gehen meist auf eine fehlerhafte Verarbeitung von Sinneswahrnehmungen zurück. Dabei werden oft Schmerzüberempfindlichkeiten oder bewegungs- und aktionsabhängige Schmerzen beobachtet. Dennoch liegt keine Gewebeschädigung als Ursache vor.

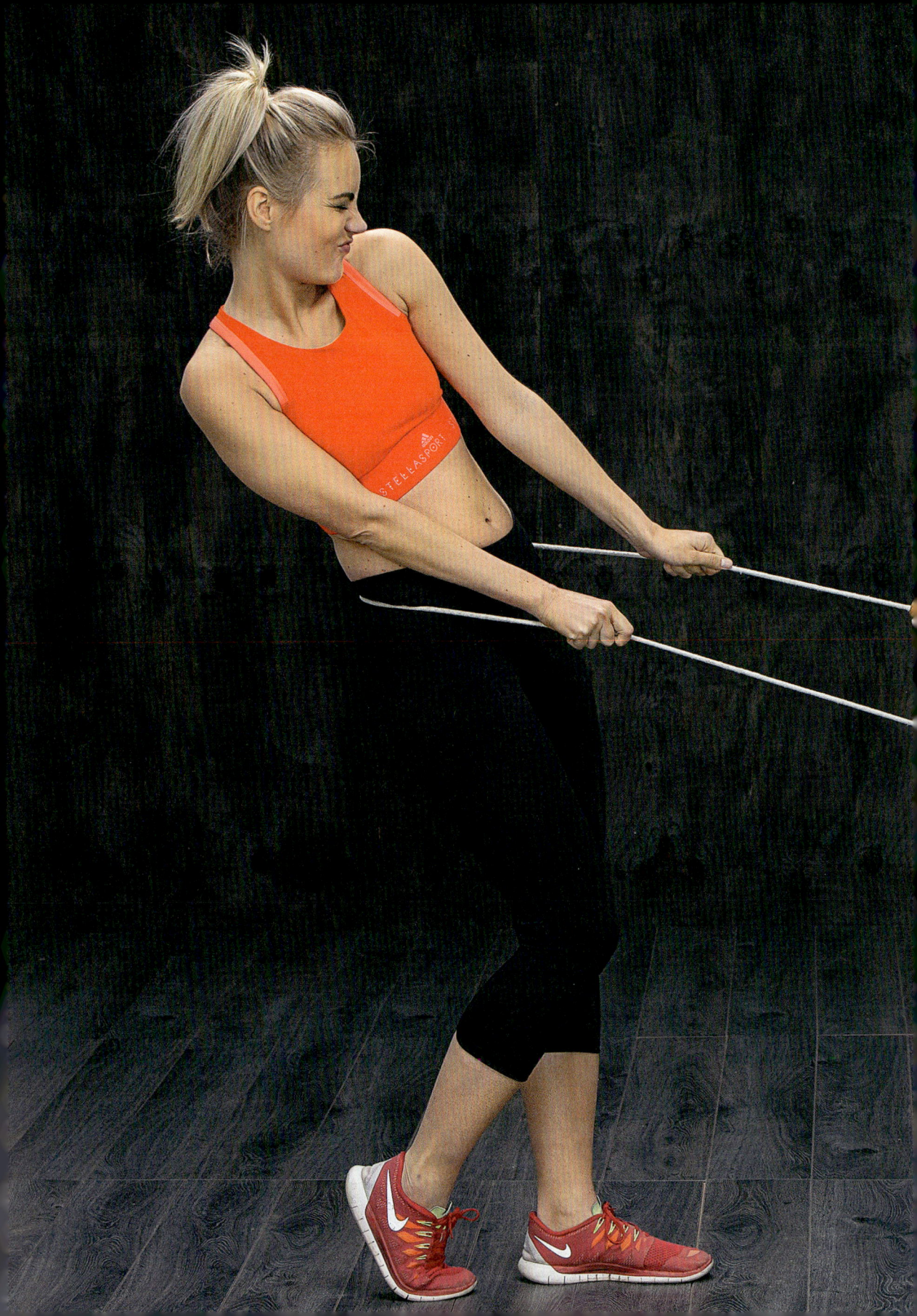

Wie Sie vom Faszientraining profitieren

Erfahren Sie, wie das Fasziensystem arbeitet – und wie Sie mit ihm am besten zusammenarbeiten. Schauen Sie sich auch an, wo die großen Faszienketten im Körper verlaufen.

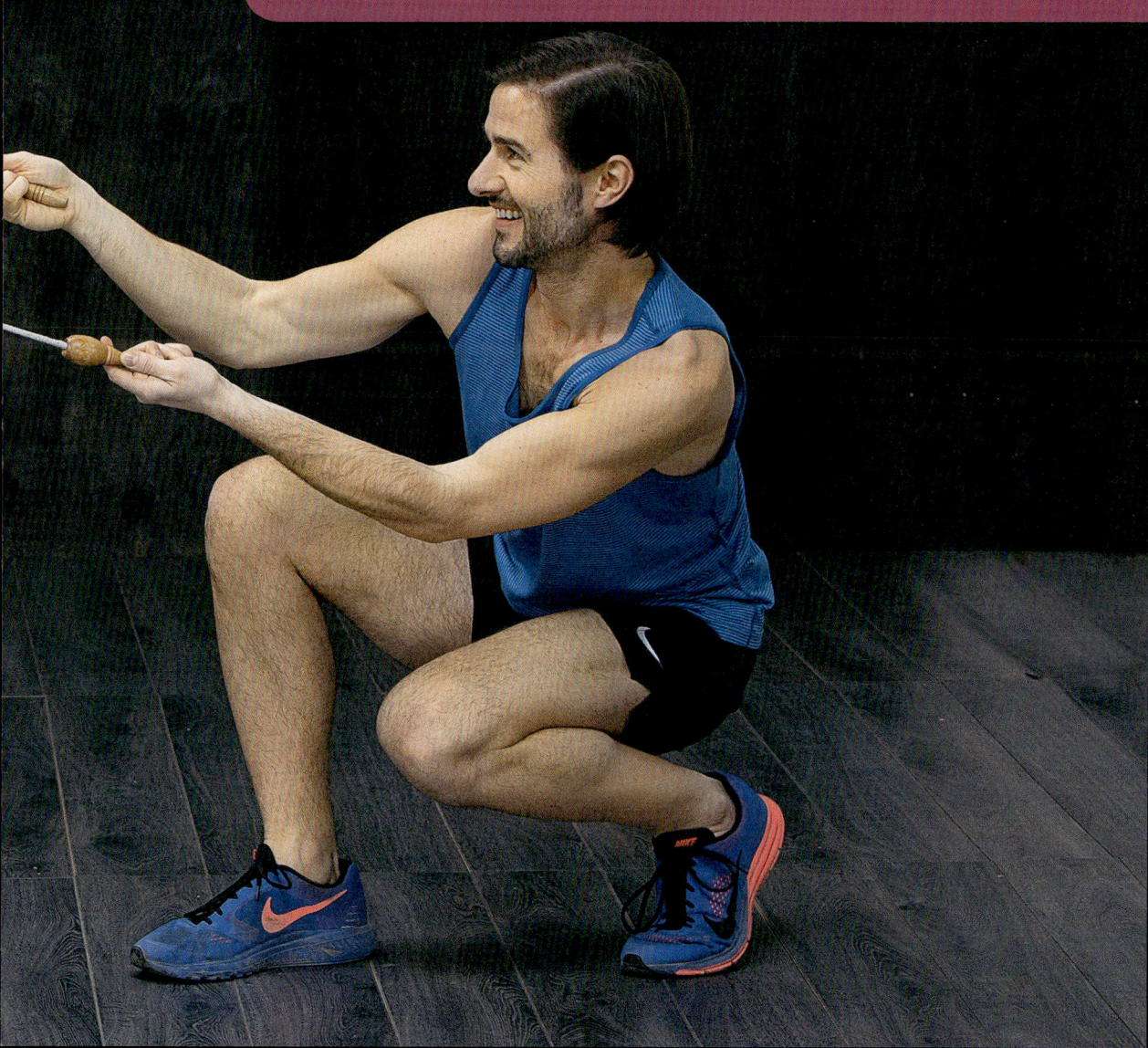

Was sind die Faszien?

Was genau sind denn nun diese Faszien? Lesen Sie, wie dieses System aufgebaut ist und funktioniert. Schnell werden Sie erkennen, welche Chancen es birgt.

Die Bezeichnung »Faszien« können Sie gleichbedeutend mit der Bezeichnung »Bindegewebe« verwenden. Faszien sind bindegewebige, dünne »Häutchen«, die ein kontinuierliches Netzwerk im gesamten Organismus bilden und die alle Bauteile miteinander verbinden. Über diese direkte anatomische Verbindung entsteht zum einen eine mechanische Beeinflussung und zum anderen über die neuralen Verbindungen (freie Nervenendigungen im faszialen Gewebe) auch eine kommunikative Vernetzung.

Bindegewebige Zellen sind die Grundbausteine unserer Körpergewebe und sie spezialisieren sich in Muskelgewebe, Sehnen, Bänder, Knochengewebe oder Nervengewebe. In diesen Erscheinungsformen haben die Zellen spezielle Aufgaben und Funktionen. Das menschliche Bindegewebe besteht hauptsächlich aus Wasser und spezialisierten Zellen wie Fibroblasten (gewebebildende Zellen), Makrophagen (spezialisierte »Fresszellen«) oder Myofibroblasten (spezialisierte Zellen, die in der Wundheilung dafür sorgen,

dass Wunden kleiner werden). Diese Strukturen fasst man unter dem Begriff »extrazelluläre Matrix« zusammen.

Wer sind die Mitspieler?

Wichtige Hauptbestandteile des Fasziensystems (der extrazellulären Matrix) sind das Kollagen, Elastin oder z. B. Fibronektin. Die wichtigsten und bekanntesten Bestandteile, die Kollagene, sind Proteine (Eiweiße), die sich zu spezialisierten Ketten mit einer enormen Bindungsfähigkeit zusammenformen. Diese Bindungsfähigkeit gewährleistet eine extreme mechanische Belastbarkeit, die vor allem für unsere Bewegungen jeglicher Art – im Alltag und im Sport– wichtig ist. Wie diese Kollagenfasern organisiert und ausgerichtet sind, darin liegt das große Geheimnis des immensen Funktionsreichtums und der extremen Belastbarkeit des Bindegewebes.

In mehreren Schichten liegt das Fasziensystem um den inneren Organen, umhüllt

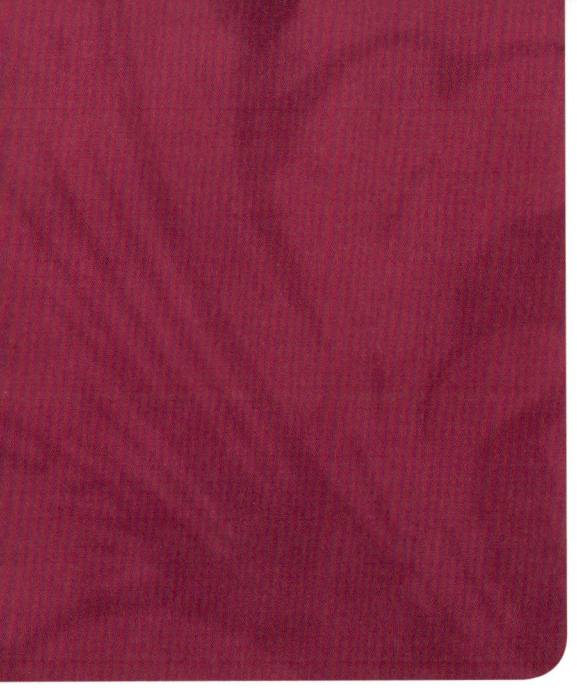

perstrukturen (somit auch Prävention von Verletzungen) erhalten und verbessern.

2. Bestmögliche Form des Körpers erhalten. Jeder kennt die Redewendung »außer Form geraten«. Das kann sowohl im Sinne der sportlichen Leistungsfähigkeit, als auch im direkten – und sprichwörtlichen – Zusammenhang zur Körperform gesehen werden. An beidem ist das Fasziensystem maßgeblich beteiligt.

3. Elastisches Bewegungsverhalten verbessern, um die einwirkenden Kräfte besser aufzufangen und sie besser umlenken und verteilen zu können.

4. Direkte Kräftigung, um das kontraktile Element des Fasziensystems zur Kraftsteigerung anzuregen und zu optimieren.

die Muskeln, Nerven und Knochen. So entsteht eine bindegewebige Schutzhülle, die den menschlichen Körper formt und auch die Strukturen an ihrem gewünschten Platz hält. Zudem sind die Faszienschichten laminar angeordnet, um von außen einwirkende Kräfte absorbieren oder zumindest teilweise reduzieren zu können. Sie arbeiten also etwa wie Stoßdämpfer. Das Fasziensystem sitzt dabei wie ein Neoprenanzug um die Gewebe. So kann der Bewegungsapparat reibungs- und verletzungsarm funktionieren.

Was können Faszien?

Das Fasziensystem kann sich außerdem selbst verkürzen, zusammenziehen, wie es Muskeln auch können. Darüber generiert, verstärkt und verteilt es Kräfte. Aus diesen Funktionen des Fasziensystems lassen sich auch die direkten Trainingsziele zur Optimierung ableiten:

1. Elastische Fähigkeiten (Vergrößerung der Elastischen Zone) zum Schutz aller Kör-

Was tun Faszien?

Der menschliche Körper kann mit Recht als eines der komplexesten Bauwerke der Natur gelten. Jede Struktur hat darin ihre eigene Funktion und Aufgabe und ist dennoch nicht völlig losgelöst von Interaktion mit umliegenden Geweben.

Da die einzelnen Körpergewebe so eng miteinander verzahnt und vernetzt sind (Muskel-, Knochen-, Gelenkkapsel-, Organ-, Blutgefäß- und Nervenfaszien) sind Wechselwirkungen zwischen diesen Strukturen nicht nur möglich, sondern wissenschaftlich nachgewiesen. Das bedeutet, dass sich Veränderungen der Funktionsfähigkeit von Muskeln, Gelenken oder Nerven immer auch auf das umliegende Bindegewebe und damit auf das Fasziensystem auswirken können und werden. Der umgekehrte Schluss bedeutet: Veränderungen im Fasziensystem (z. B. durch Verletzungen und resultierende Verklebungen des Gewebes) zeigen sich stets durch Störungen an anderen Bauteilen, wie an den Gelenken (durch vermehrte Steifigkeit oder stärkere Schmerzen beim Bewegen) oder auch an den Nerven (z. B. durch verstärkte Taubheitsgefühle, ausstrahlende Schmerzen oder auch in Form von Kraftlosigkeit). Denn es gilt: Alle Bauteile des Körpers beeinflussen sich gegenseitig.

Bauteile des menschlichen Körpers

Körpergewebe	Normale Funktionen	Häufige Verletzungen
Knochen	Knochen bilden den passiven Stützapparat unseres Körpers. Sie geben dem Mensch die »knöcherne« Form und ermöglichen typische Haltungen und Bewegungen. Zudem wirken die Knochen als Hebel, mit denen Muskelkräfte auf die Gelenke übertragen werden. Die Knochen sind untereinander durch Muskeln, Bänder und Sehnen (bindegewebige Strukturen = Faszien) verbunden und sind damit in das Fasziensystem integriert.	• Knochenbrüche • Prellungen
Muskeln	Muskeln sind der Antrieb des Körpers. Durch gezieltes Anspannen (Kontraktion) werden Kräfte für Bewegungen und komplexere Fähigkeiten wie ein gut koordiniertes Gleichgewicht freigesetzt. Immer wenn sich ein Muskel zusammenzieht, werden die entstehenden Kräfte auf die Knochen übertragen und diese bewegen sich aufeinander zu. So entsteht Bewegung in den Gelenken. Dabei sind die Muskeln über bindegewebige Gebilde, die Sehnen, mit den Knochen verbunden. Die Sehnen stellen einen Teil des Fasziensystems dar.	• Muskelfaserriss • Sehnenriss • kompletter Abriss • Prellung • Zerrung
Gelenke	Gelenke sind eine »unterbrochene« Knochenverbindung, in der Bewegungen stattfinden können. Geschützt und stabilisiert werden diese Verbindungsstellen durch die sog. Gelenkkapsel. Diese besteht wiederum aus Sehnen und Bändern, also aus bindegewebigen Gebilden (Faszien).	• Verletzung der bindegewebigen Strukturen (Teilriss/Faserriss oder Komplettriss der Gelenkkapsel) • Prellung • Zerrung/Verdrehung • Knorpelschaden
Blutgefäße (Arterien/ Venen)	Arterien: Versorgen den Organismus mit sauerstoffreichem Blut und transportieren Nähr- und Baustoffe. Sie sind die »Lebensadern« unseres Körpers und beinhalten einen großen Teil unseres Immunsystems (das Abwehrsystem gegen Erkrankungen). Venen: Bewerkstelligen den Rücktransport des Blutes aus der Peripherie in die Lunge (wo das Blut erneut mit Sauerstoff angereichert wird) und in das Herz (von wo aus es wieder in den Körper) gepumpt wird. Geschützt und stabilisiert werden Blutgefäße auf ihrem Weg durch den Körper ebenfalls von unserem Bindegewebe (Fasziensystem).	• Riss von Blutgefäßen durch Verletzungen • Verstopfung (Arteriosklerose) • Einklemmung (Abklemmung) durch unbewegliche Gelenke/Muskeln • Kompression durch verspannte Muskeln

Körpergewebe	Normale Funktionen	Häufige Verletzungen
Nerven	Das zentrale Nervensystem (Gehirn und Rückenmark) ist für unsere Sinne und für Bewegung die oberste Steuerungszentrale. Mit dem Nervensystem können wir unsere Umwelt wahrnehmen und gezielt darauf reagieren. Das periphere Nervensystem (Nerven außerhalb des Rückenmarks) verbindet den gesamten Körper und transportiert Informationen, z.B. Bewegungsbefehle, an die zuständigen Muskeln und Gelenke. Nerven sind in ihrem Verlauf durch den Körper ebenfalls in einer bindegewebigen Hülle eingebettet und damit mit dem Faszinsystem verbunden.	• Kompression durch verspannte Muskeln, Schwellungen oder Gelenkblockaden • direkte Verletzungen bis zum Riss durch äußere Krafteinwirkungen (Unfall) • chemische Veränderungen des Umfeldes durch z.B. »Vergiftungen« (Alkohol, Rauschgifte, Medikamentenmissbrauch …)
Bindegewebe (Faszien)	Der Begriff »Bindegewebe« umfasst viele Bauteile unseres Körpers. Wenn wir genau hinsehen, bestehen alle Gewebe unseres Körpers aus Bindegewebszellen, die sich in der Entwicklung lediglich spezialisiert haben. Diese Spezialisierung brachte Muskeln, Sehnen oder Bänder hervor. Um diesen Spezialisierungen möglichst effektiv nachkommen zu können, hat sich so aus einem allgemeinen Bindegewebe z.B. ein Muskelfaserverbund oder ein Nervenstrang entwickelt. Eine andere Form von Bindegewebe findet sich in den »Lücken« (zwischen den Muskeln, Sehnen oder Nerven), als eine Art »Füllmaterial«. Dieses Bindegewebe verbindet alle anderen Gewebestrukturen und vervollständigt die Funktionskette unseres Körpers. Dabei ist dieses Bindegewebe reich an Nervenendungen (Rezeptoren) und kann Kräfte übertragen oder sogar verstärken.	• Verletzung (z.B. Riss) • Prellung • Zerrung • Verdrehung • Quetschungen

Arten von Bindegewebe.

Straffes Bindegewebe	Elastisches Bindegewebe	Lockeres Bindegewebe
Funktion: • hohe mechanische Belastbarkeit • überträgt Zugkräfte • übernimmt Haltefunktionen (hält Organe, Muskeln usw.) Aufbau: • geflechtartig: Faserverlauf in verschiedene Richtungen • parallel: eng aneinander Beispiel: • Sehnen • Bänder • Knochenhaut • Muskelhüllen/Übergänge	Funktion: • hohes Maß an Beweglichkeit • Schutzfunktion (vor Zerreißung) Aufbau: • hauptsächlich in eine Richtung verlaufend • hoher Anteil an Elastin Beispiel: • Bänder	Funktion: • Aufhängung von Organen • Wundheilung (Immunsystem) • Fett-, und Wasserspeicher • Narbenbildung Aufbau: • faseriger Aufbau • locker verteilte Struktur • frei beweglich Beispiel: • Muskelhüllen • Organhüllen (z.B. Lunge, Herz)

Wie sind Faszien aufgebaut?

Faszien bestehen aus Zellen, kollagenen Fasern und nicht-kollagenen Proteinen zur Vernetzung. Miteinander verbundene Aminosäuren (Peptide/Eiweiße/Proteine) bilden sogenannte Kollagen-Moleküle. Mehrere gebündelte Moleküle ergeben eine Kollagen-Fibrille, viele dieser Fibrillen werden wiederum zu einem Fibrillen-Bündel zusammengefasst. Viele solcher Fibrillen-Bündel formen schließlich und endlich eine Kollagen-Faser. Viele Fasern zusammengenommen ergeben die gesamte und endgültige Faszienstruktur. Die Faszienstruktur zieht sich in diesem komplexen Aufbau durch den gesamten Körper.

Diese komplexe Struktur der Faszien kann sich dadurch, dass sie ihre Bindungsfähigkeit (auf Molekül-, Fibrillen- oder Bündelebene) verändert, unterschiedlichen mechanischen Belastungen anpassen. Sie kann sich auch nachhaltig strukturell verändern. Diese Veränderungen im Aufbau und in der Funktionsfähigkeit beeinflussen unseren bewegten Alltag mehr, als uns eigentlich bewusst ist.

Wie sich Faszien anpassen

Wenn Sie das Fasziensystem intensivem Gebrauch aussetzen, z. B. durch Bewegung oder Sport, passt sich das System durch Einbau von mehr strategischen Verbindungsstellen an die gestiegenen mechanischen Anforderungen an. Das macht das System stabiler und belastbarer. Faszientraining ist also ein planbarer Trainingseffekt, den die Physiotherapie (in der Nachbehandlung von Verletzungen am Bewegungsapparat) und die Trainingswissenschaft (um Ergebnisse von Rehabilitation zu verbessern) bewusst nut-

zen. Wer die Faszien hingegen nicht in ihrer gewohnten Art belastet oder sie gar durch äußere Einflüsse überlastet, der lässt zu, dass sie sich abbauen. Das Fasziensystem wird unelastischer und steifer. Damit steigt letztlich auch die Verletzungsanfälligkeit.

Die Blasten: zwei weitere Mitspieler im System

Im faszialen Gewebe finden sich die zwei wichtigen Zellarten: Fibroblasten und Myofibroblasten.

Fibroblasten:
- produzieren kollagene und elastische Fasern,
- entwickeln wasseranziehende Makromoleküle (Proteoglykane),
- bilden Vernetzungseiweiße,
- erhöhen die Bindungsfähigkeit des Fasziengewebes für Flüssigkeit: für ein reibungsfreies Gleiten der einzelnen Faszienschichten gegen andere Faszienanteile und gegen die umliegenden Gewebe.

Myofibroblasten: Das sind spezialisierte, kontraktile Bauteile des Fasziensystems, die muskelähnliche Eigenschaften besitzen (Kontraktionsfähigkeit = Fähigkeit zur Selbstverkürzung) und so die Spannung der Faszie direkt verändern und beeinflussen können. Myofibroblasten sind auch in der Wundheilung (im Entzündungsprozess) sehr bedeutsam. Dort stabilisieren sie z. B. Wundränder mit einem sogenannten Zytoskelett und sorgen darüber hinaus für eine kleinere Wunde.

Die kollagenen Fasern der faszialen Struktur sind besonders auf die Zugbelastung ausgerichtet. In der Grundsubstanz finden sich

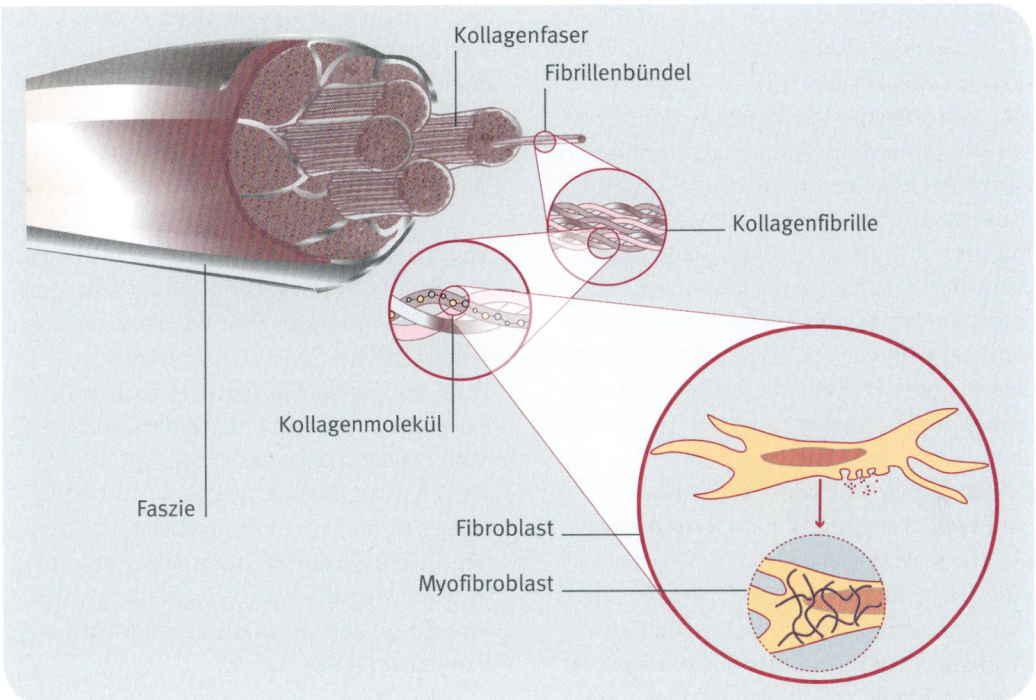

Kollagenfaser
Fibrillenbündel
Kollagenfibrille
Kollagenmolekül
Faszie
Fibroblast
Myofibroblast

⬙ Aus vielen kleinen Fasern formen sich dicke Bündel – die Faszien.

◆▶ Ein Blick in die biochemische Struktur der Faszien.

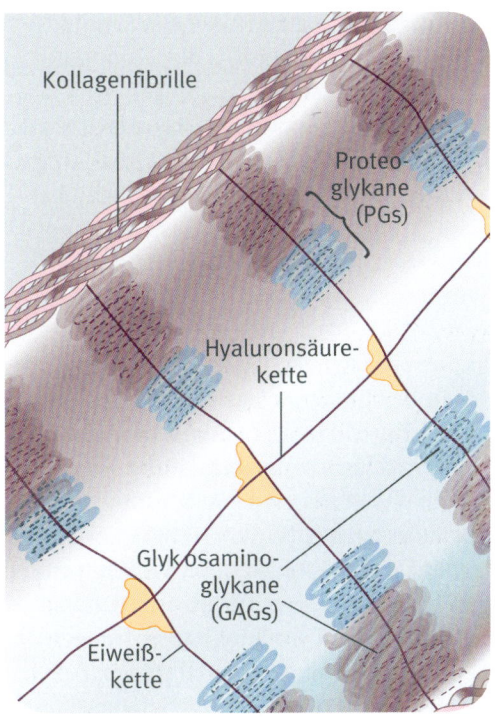

Kollagenfibrille
Proteo-glykane (PGs)
Hyaluronsäure-kette
Glykosamino-glykane (GAGs)
Eiweiß-kette

vor allem Sulfate, Hyaluronsäure und – dank der großen Bindungsfähigkeit – auch Wasser. Der sehr hohe Wasseranteil sorgt für die sehr hohe Elastizität der faszialen Schichten untereinander und gegenüber dem umliegenden Gewebe.

Myofasziale Ketten: Verlauf und Funktion

Wie verlaufen die Faszien durch den Körper? Wir unterscheiden sieben funktionelle Hauptlinien der myofaszialen Verknüpfung (funktionelle Verbindungen zwischen muskulärem, knöchernem und faszialem Gewebe in einem kontinuierlichen Verlauf. Sie befinden sich auf der Körpervorderseite, -rückseite und an den beiden Körperaußenseiten. Zudem ziehen sich die myofaszialen Ketten an den Armen entlang.

Bei Bewegung und Belastungen arbeiten Faszien in »Ketten« zusammen. So können sie die durch physikalische Kräfte (Beschleunigung, Hebelkräfte, Muskelkräfte usw.) entstehenden Belastungen effektiv auf eine möglichst große Fläche verteilen. Dieses System bietet neben einer ökonomischen Arbeitsweise – und damit einer deutlichen Kraftersparnis – einen gewissen Schutz vor Verletzung. Nur durch diese komplexen funktionellen Übertragungen der Kraftleistungen sind sportliche Höchstleistungen überhaupt erklärbar! Bei vielen sportartspezifischen Bewegungen und Aktivitäten beträgt der Anteil des Fasziensystems über 80 Prozent der Kraftleistung und der Gesamtbelastung.

Entlang der myofaszialen Ketten stehen Muskeln, bindegewebige Anteile (Sehnen, Gelenkkapseln usw.) und knöcherne Strukturen miteinander in Verbindung. Sie übertragen und verteilen die Kräfte ähnlich einem Flaschenzug (s. Abb. rechts). Entlang dieser Faszienketten können bei Überlastung und infolge kleinerer Verletzungen anhaltende und deutliche Funktionsstörungen an den lokalen Strukturen entstehen (z. B. Sehnenansatzreizungen, Faserverletzungen der

Muskulatur oder der sehnigen Anteile in den Übergangsregionen zwischen Sehne und Knochen).

Myofasziale Ketten trainieren

Für ein effektives Training dieser Ketten können Sie die Trainingsprinzipien des Faszientrainings anwenden, von den Release-Techniken (Rollout, Seite 56 und Trigger, Seite 58), Fascial Elasticity (Seite 75) über Fascial Refinement (Seite 80) bis zum Fascial Stretch (Seite 86). Mit diesen Reizen kann Ihr Fasziensystem am besten umgehen und am meisten davon profitieren. Versuchen Sie, Ihr Faszientraining abwechslungsreich und variabel zu gestalten. Integrieren Sie alle faszialen Trainingsreize in Ihr Faszienworkout.

Rollout der knöchernen Befestigungen:
Arbeiten Sie am besten mit langsamen und kontinuierlichen Bewegungen. Beginnen Sie im Rollout damit, auf die knöchernen Punkte zuzurollen. Bei den knöchernen Befestigungspunkten hat sich ein moderater Druck bewährt – da nicht viel Gewebe zwischen Knochen und Rolle ist. Später können Sie den Druck in verschiedene Richtungen anwenden.

Rollout der faszialen Verbindungsgewebe:
Am weichen und elastischen Verbindungsgewebe (connective Tissue = verbindendes Gewebe) können Sie mit stärkerem Druck und in alle Richtungen (auch quer zum Faserverlauf) arbeiten. Variieren Sie die Druckrichtung und die Intensität für maximalen Trainingserfolg.

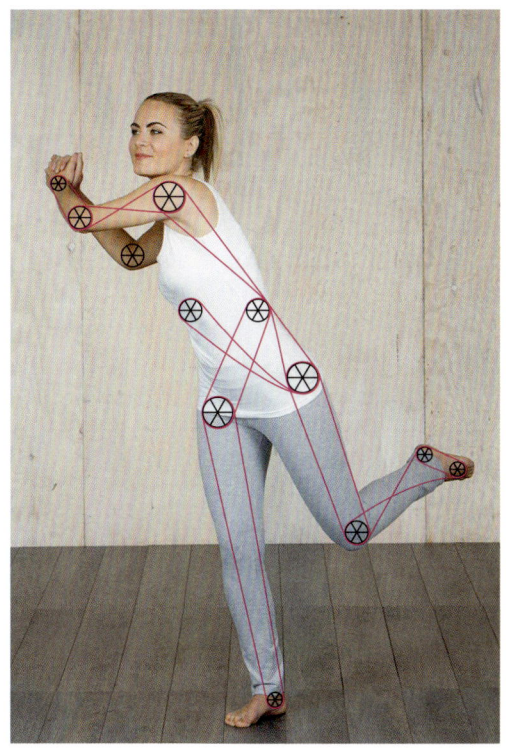

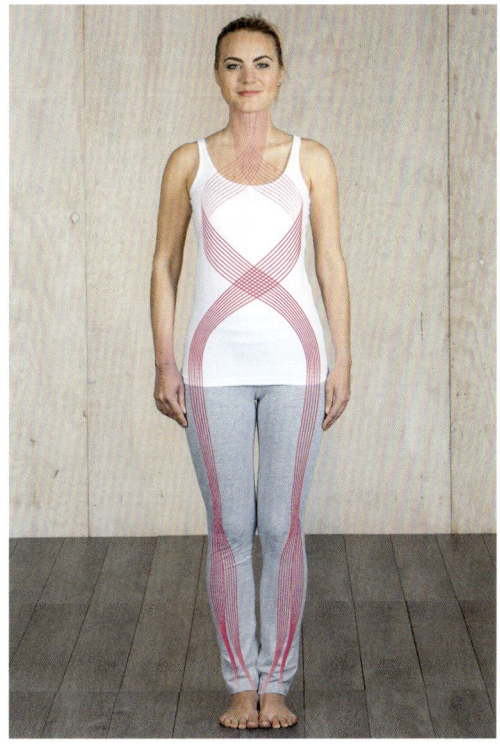

⬥ Wie über einen Flaschenzug verteilen sich die Kräfte im Körper.

⬥ Die Spirallinie ist die Einheit für Drehbewegungen im Alltag und im Sport.

Spirallinie (SL)

Die Spirallinie verläuft in geschwungenen Bahnen und in mehreren Ebenen auf der Vorder- und Rückseite um den Körper und verbindet in ihrem Verlauf zunächst den hinteren Schädelbereich (Os occipitale) über den Rücken mit der gegenüberliegenden Schulter. Von dort verläuft die Spirallinie auf die Körpervorderseite um die Rippen und dann wieder zur gegenüberliegenden Hüfte. Von der Hüftregion geht es über das Kniegelenk an der Außenseite des Unterschenkels entlang zum Fußgewölbe.

Vom Fußkomplex und dem Kniebereich zieht die Spirallinie dann wieder nach oben zum Becken auf der Körperrückseite und reicht über den Rücken wieder bis an das Hinterhaupt und die Kopfhautfaszie. In diesem Verlauf berührt die Spirallinie viele knöcherne Strukturen (Befestigungspunkte), wozu sie muskuläre und sehnige Strukturen als Verbindungsbahnen nutzt. Entlang dieses Verlaufs nutzt die myofasziale Kette die verfügbaren elastischen Eigenschaften, um die Bewegungskräfte zu verteilen und zu steigern.

Muskuläre Verbindungen an knöchernen Befestigungen der Spirallinie.

Muskuläre Elemente (Verbindungen)	Knöcherne Elemente (Befestigungen)
M. splenius capitis M. splenius cervicis	Processus mastoideus (Hinterhaupt) Atlas/Processus transversus Axis (1. + 2. Halswirbel)
M. rhomboideus major et minor	Processi spinosi untere HWS und obere BWS (Dornfortsätze der Wirbelsäule)
M. serratus anterior	Scapula (medialer Rand)
M. obliquus externus et internus	Rippen
M. tensor fasciae latae (Tractus iliotibialis)	Crista iliaca, Spina iliaca anterior superior (Becken)
M. tibialis anterior	Tibia Kondylenaußenkante
M. peroneus longus	Mittelfuß (Metatarsale I)
M. biceps femoris	Caput fibulae
M. erector spinae	Tuber ischiadicum (Sitzbeinhöcker)
	Sakrum (Kreuzbein)
	Okziput (Hinterkopf)

Laterallinie (LL)

Die Laterallinie verbindet in ihrem Verlauf den Hinterkopf (Okciput) mit dem Nacken. Von dort läuft die Laterallinie am seitlichen Rumpf (Rücken, Rippen und Brustbereich) entlang und zieht zum Becken. Von dort zieht die Laterallinie dann an der Außenseite des Oberschenkels (Tractus iliotibialis) entlang nach unten zum Knie und geht dort in den Unterschenkel (Wadenmuskulatur) über, um noch bis an die Fußgelenke zu reichen. Diesen Verlauf zeigt die Laterallinie symmetrisch auf beiden Körperseiten.

Muskuläre Verbindungen an knöchernen Befestigungen der Laterallinie.

Muskuläre Elemente (Verbindungen)	Knöcherne Elemente (Befestigungen)
M. splenius capitis et cervicis	Processus mastoideus (Hinterhaupt)
M. sternocleidomastoideus	Rippen
Mm. intercostales externus et internus	Crista iliaca (Darmbeinkante)
M. obliquus externus et internus abdominis	Fibulaköpfchen
Abduktoren der Hüfte + Tractus iliotibialis	Mittelfußknochen (Basis der Metatarsale I–V)
M. peroneus longus et brevis	

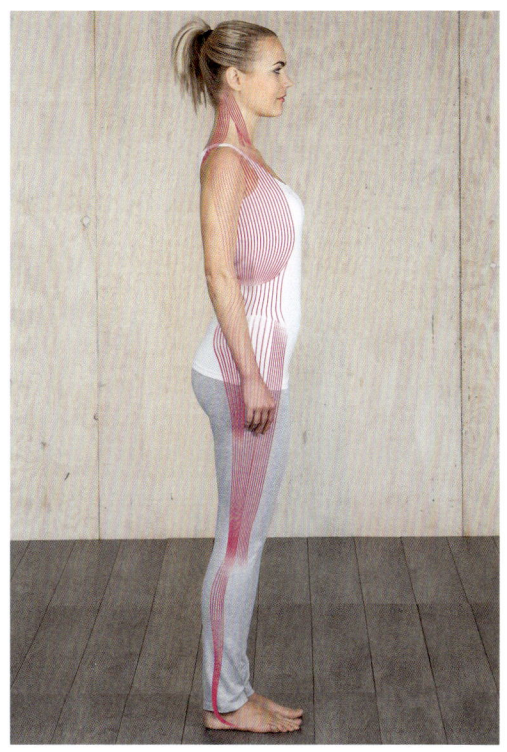

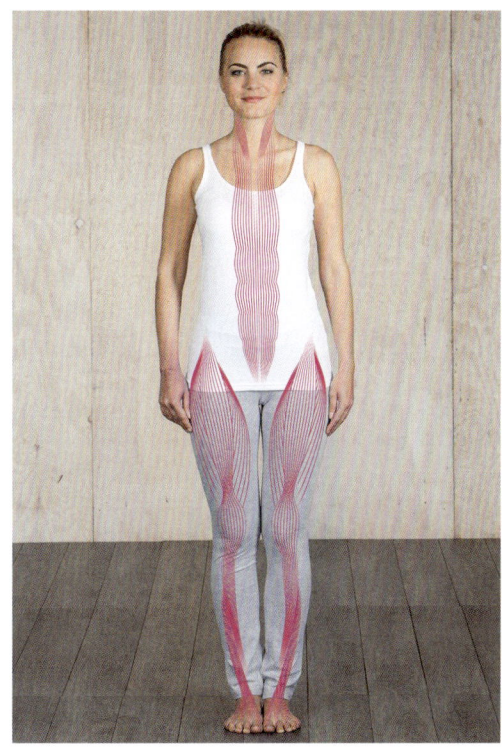

⬦ Die Laterallinien verlaufen an den Körperflanken von Fuß bis Kopf.

⬦ Die oberflächliche Frontallinie zieht sich von den Zehen bis zum Becken und dann bis zum Kopf.

Oberflächliche Frontallinie (OFL)

Die zweigeteilte, oberflächliche Frontallinie verbindet die gesamte vordere Körperfläche von den Füßen (Fußrückenseite) bis zum Kopf (Hinterkopf) miteinander. Die Zweiteilung erfährt die OFL am Becken. Hier kommt die OFL vom Fußrücken über die Unter- und Oberschenkelvorderseite am vorderen oberen Darmbeinstachel (Spina iliaca anterior superior) an. Vom Schambein aus beginnt dann der zweite Teil der OFL seinen Verlauf über die Bauch-Brust-Region bis zum Hals. Am Kopfwendemuskel (M. sternocleidomastoideus) läuft die OFL dann um den Hals auf die Rückseite zum Hinterhaupt und zur Kopfhautfaszie weiter. Obwohl die OFL eigentlich diese anatomisch strukturelle Zweiteilung aufweist, arbeitet die OFL als myofasziales Kontinuum, vor allem im Stand oder aus der Rückenlage heraus.

Muskuläre Verbindungen an knöchernen Befestigungen der OFL.

Muskuläre Elemente (Verbindungen)	Knöcherne Elemente (Befestigungen)
kurze Zehenextensoren (Streckmuskeln der Zehen)	Zehenrückseite
M. tibialis anterior	Tuberositas tibiae
M. quadrizeps femoris (v. a. M. rectus femoris)	Patella (Kniescheibe)
M. rectus abdominis	Tuberculum pubicum (Schambeinhöcker)
M. sternalis	Rippen (5. Rippe + Sternum)
M. sternocleidomastoideus	Manubrium sterni
	Processus mastoideus

Muskuläre Verbindungen an knöchernen Befestigungen der TFL.

Muskuläre Elemente (Verbindungen)	Knöcherne Elemente (Befestigungen)
lange Zehenflexoren (Beugemuskeln der Zehen)	Tarsus (Fußwurzelknochen)
M. tibialis posterior	Tarsus (Fußwurzelknochen)
M. popliteus	Wirbelkörper der Lendenwirbelsäule mit Querfortsätzen
Adduktoren der Hüfte	Querfortsätze der Brustwirbel
Muskeln des Beckenbodens	Manubrium sterni (Brustbein)
M. psoas major et minor	Os hyoideum (Zungenbein)
M. iliacus	Cranium (knöcherner Schädel/Gesichtsschädel)
M. quadratus lumborum	Mandibula (Unterkiefer)
Zwerchfell	
M. longus colli	
Infrahyoidale und suprahyoidale Muskulatur (Muskeln des Zungenbeins)	
Kiefergelenkmuskulatur (Kaumuskeln)	

Tiefe Frontallinie (TFL)

Die tiefe Frontallinie bildet den myofaszialen Kern der aufgeführten Hauptlinien. Die TFL verläuft von den Fußwurzelknochen und den Sprunggelenken über den vorderen Unterschenkelbereich und die vorderen Oberschenkel bis zum Becken. In diesem Verlauf ist die TFL ein wesentlicher Bestandteil der Gelenkkapsel der Kniegelenke und bildet diese mit. Vom Becken zieht sich die TFL durch den Beckenboden, steht in Verbindung mit dem vorderen Längsband der Wirbelsäule und bildet ebenfalls das Zwerchfell mit, bevor sie über die Halsregion und das Zungenbein bis ins Gesicht zu den Kiefermuskeln verläuft. So stehen Gelenkkapseln der unteren Extremität (der Beine), Beckenboden, Zwerchfell und Kiefergelenke über diese myofasziale Kette in funktioneller Verbindung.

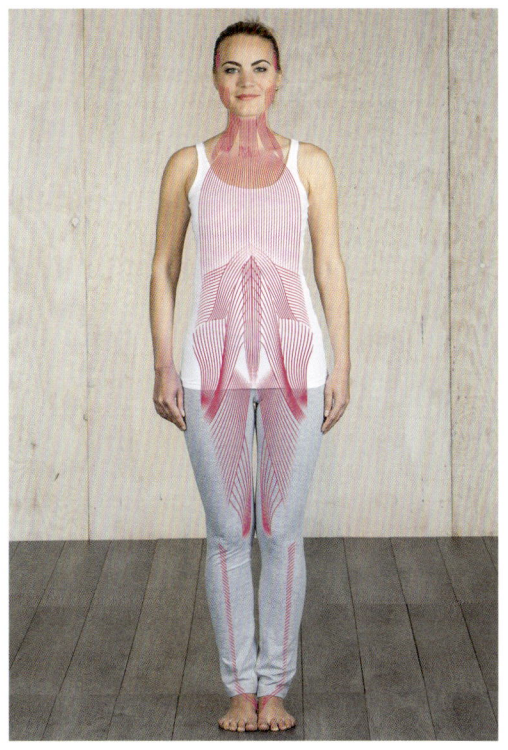

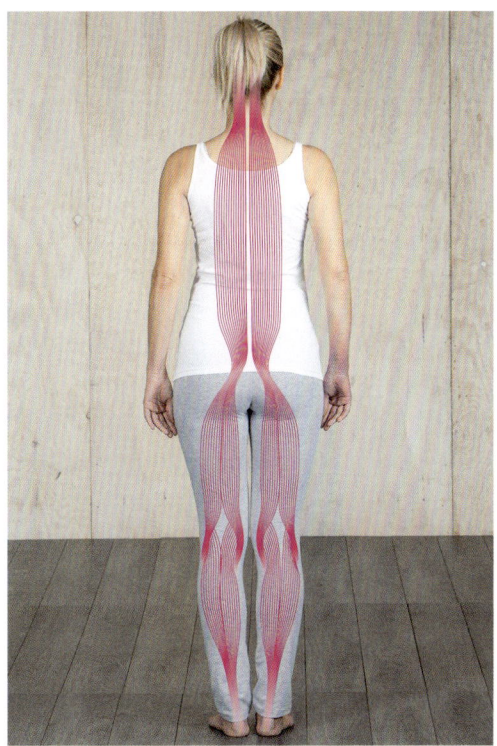

⬆ Die tiefe Frontallinie verläuft von den Fußgelenken bis zur Kopf-Kiefer-Region.

⬆ Die oberflächliche Rückenlinie verläuft von
der Fußsohle bis zu den Augenbrauen.

Oberflächliche Rückenlinie (ORL)

Auch die oberflächliche Rückenlinie (ORL) weist wieder eine Zweiteilung auf. Diesmal ist diese Zweiteilung jedoch auf der Höhe der Kniegelenke lokalisiert. Am Knie treffen sich die zwei Teile der ORL und bilden (bei einer Streckstellung der Kniegelenke, z.B. im Stehen) eine kontinuierliche Faszienkette für funktionelle Bewegungsabläufe. Der erste Teil kommt von den Zehen (Unterseite der Zehen: Fußsohle) und verläuft auf der Unterschenkelrückseite bis zum Knie hinauf. Der zweite Teil beginnt an den Knien und verläuft auf der Körperrückseite entlang des Rückens und des Nackens über den Kopf (Kopffaszie) bis zu den Augenbrauen. Mit diesen zwei Teilen der ORL ist somit die gesamte Körperrückseite von der Fußsohle bis zu den Augenbrauen funktionell und auch kontinuierlich (bei gestreckten Knien) verbunden.

Rückenschmerz und die große Lumbalfaszie

Die große Lumbalfaszie (Fascia thorako-lumbalis) spannt sich von der Brustwirbelsäule über die Lendenwirbelsäule bis zum knöchernen Becken. Bei Rückenschmerzen verarmt immer die Beweglichkeit der Lendenwirbelsäulenregion und der angrenzenden Regionen (Hüfte und Brustwirbelsäule) durch Ausweichmechanismen und Schonhaltungen. Und das verändert auch die Lumbalfaszie. Sie erhält in der Folge weniger Bewegungsreize durch Druck und Zug – was sie schwächt. Wird die Lumbalfaszie gar zu lange geschont, führen mit der Zeit bereits eigentlich normale Bewegungsreize zu einer gesteigerten Schmerzwahrnehmung. Das passiert häufig bei chronischen Rückenschmerzpatienten. Also: Halten Sie Ihre Faszien mobil! Mit moderater Bewegung können Sie Ihre Faszien wieder »richtig reizen«.

Muskuläre Verbindungen an knöchernen Befestigungen der ORL.

Muskuläre Elemente (Verbindungen)	Knöcherne Elemente (Befestigungen)
kurze Zehenflexoren (Beugemuskeln der Zehen)	Zehen auf der Fußsohlenseite
M. gastrocnemius (Wadenmuskulatur)	Kalkaneus (Fersenbein)
Ischiokruralmuskulatur (Muskeln auf der Oberschenkelrückseite: zur Beugung des Knies und Streckung der Hüfte)	Femurkondylen (Gelenkhügel am Oberschenkel in Kniegelenksnähe)
M. erector spinae	Tuber ischiadicum (Sitzbeinhöcker)
	Sacrum (Kreuzbein)
	Linea nuchae (Hinterhauptlinie)
	Augenbrauenbogen

Vordere und hintere Armlinie (VAL/HAL)

Die Armlinien stellen die kontinuierliche Verbindung der oberen Extremitäten (der Arme) mit dem Rumpf dar. Bewegungen und Belastungen (auch in Form von getragenen Gewichten) der Arme müssen immer auch am Rumpf verankert werden. Nur so lässt sich die Stabilität des Rumpfes aufrechterhalten. Die Armlinien (VAL und HAL) übertragen und verteilen diese Bewegungskräfte auf die Rumpffaszien und ökonomisieren alle Bewegungen der Arme. In der funktionellen myofaszialen Kette können auch Kräfte potenziert werden, was das gesamte System leistungsfähiger macht. Diese speziellen Fähigkeiten können Sie mit einem Faszientraining verbessern und steigern.

Die vordere Armlinie (VAL) kommt in ihrem Verlauf von der Brust und den Rippen zur Schulter. Von dort zieht die VAL über den vorderen Oberarm (M. bizeps brachii) zum Ellbogen und bis in die Handfläche. Stabilisiert wird diese Armlinie durch muskuläre und fasziale Züge am Rumpf, z. B. die schräge

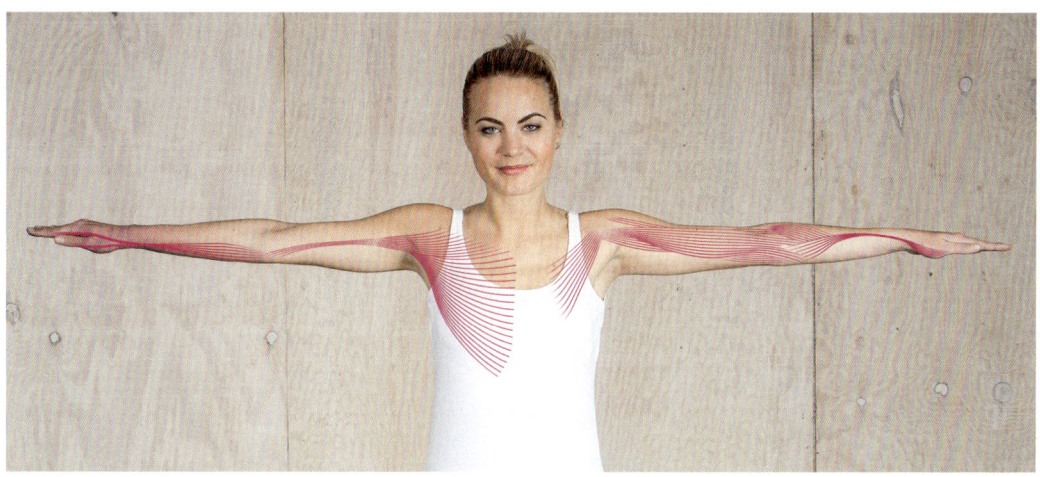

⬧ Die vorderen Armlinien (VAL) verbinden den Rumpf mit den Armen.

Bauchmuskulatur (den M. obliquus externus), an die Belastungen aus dem Armbereich weitergeleitet werden. Die VAL verbindet vor allem die Beugemuskeln der Arme miteinander.

Auch die Faszienhüllen der Brustmuskulatur strahlen mit Faserbündeln in diese Armlinie und verstärken den gesamten Faserverband der vorderen Armlinie in ihrem Verlauf. Diese Verbindungen verteilen bei jeglicher Aktivität die auftretenden Kräfte und verhelfen so dem Funktionskomplex »Arm« zu mehr funktioneller Bewegungskraft. Im Training sollten Sie diese beitragenden Gewebepartien immer zu berücksichtigen.

Muskuläre Verbindungen an knöchernen Befestigungen der VAL.

Muskuläre Elemente (Verbindungen)	Knöcherne Elemente (Befestigungen)
M. pectoralis major	Rippen
M. pectoralis minor	Processus coracoideus
M. deltoideus pars clavicularis	Acromion
M. bizeps brachii	Humerus
M. coracobrachialis	Epicondylus medialis humeri
M. brachialis	Karpaltunnel
M. supinator	Radius
Hand- und Fingerflexoren (Beugemuskeln von Hand und Fingern)	

Hintere Armlinie

Die hintere Armlinie (HAL) verbindet den Rumpf auf der Rückseite mit den Armen. Dazu verläuft die HAL vom Hinterkopf/Nacken über die Schulter und zieht über den Ellbogen und den Unterarm bis in den Handrücken. In dieser myofaszialen Verbindungskette sind hauptsächlich die Streckmuskeln der Arme verknüpft.

Die Muskeln des Rumpfes können die Armbewegungen funktionell unterstützen. Sie sorgen dafür, dass der Arm – während bewegender Aktivität – eine funktionelle Anbindung an den Rumpf halten kann. Dieses funktionelle Miteinander verhilft zu mehr Stabilität, beugt auch Fehlbelastungen vor und kann Verletzungen effektiv verhindern.

Muskuläre Verbindungen an knöchernen Befestigungen der HAL.

Muskuläre Elemente (Verbindungen)	Knöcherne Elemente (Befestigungen)
M. trapezius	Okziput (Hinterkopf)
M. deltoideus pars spinalis	Processus spinosi der oberen HWS (Dornfortsätze)
M. teres major	Spina scapulae (Schulterblattgräte)
M. latissimus dorsi	Medialer Skapularand
M. rhomboideus major et minor	Olekranon
M. infraspinatus	Epicondylus lateralis humeri Handrücken
M. trizeps brachii	
Hand- und Fingerextensoren (Streckmuskulatur von Hand und Fingern)	

⌄ Die hinteren Armlinien verbinden den Rumpf mit den Armen.

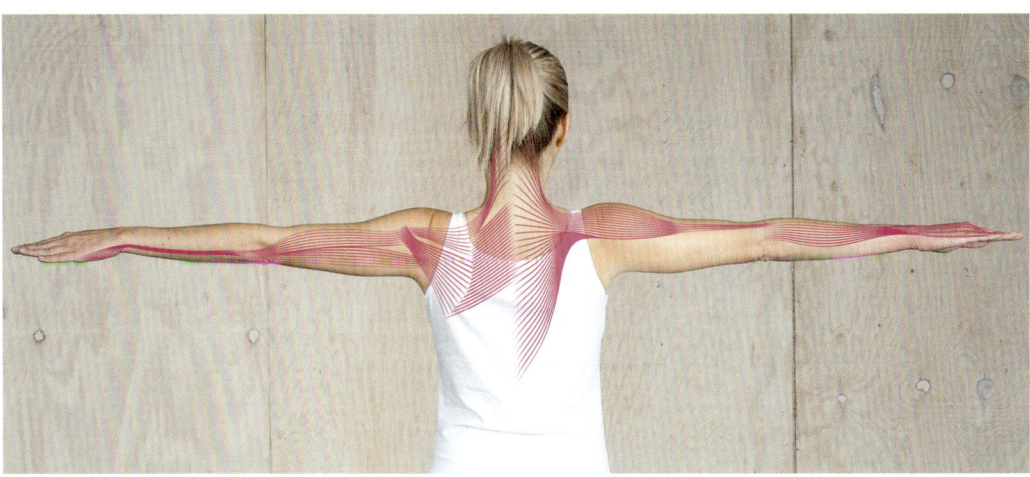

Myofasziale Ketten

Der Begriff »myofaszial« beinhaltet zwei Bestandteile: »myo« = muskulär und »faszial« = Faszie. Damit schaffen die sogenannten myofaszialen Funktionsketten eine Verbindung zwischen den muskulären Anteilen des Bewegungsapparates (also den Muskeln) und dem verbindenden Gewebe unseres Körpers: dem Fasziensystem und dem knöchernen Gerüst. Innerhalb dieser Funktionsketten stehen demnach Muskeln mit Faszien in Verbindung und beeinflussen sich gegenseitig in zwei mögliche Richtungen.

Eins ergibt das andere

Entstehen an diesen Funktionsketten Verletzungen, betrifft das meist die gesamte Kette und das wirkt sich negativ auf die gesamte Leistungsfähigkeit aller in Reihe geschalteter Bauteile aus. Bedenken Sie: Eine Kette ist immer nur so stark wie ihr schwächstes Glied.

Umgekehrt ist es so: Ist die Funktionsfähigkeit der motorischen Beanspruchungsformen (Kraft, Elastizität, Beweglichkeit oder koordinative Fähigkeiten) in Alltag und Sport gesteigert – sind also einzelne Bauteile dieser Funktionskette besonders gut trainiert – dann ist sie dadurch besser für die motorischen Beanspruchungsformen gerüstet. Die gesamte Kette ist belastbarer. Demnach profitiert jedes einzelne Bauteil einer myofaszialen Kette von einer speziellen Zuwendung in Form eines gezielten Faszientrainings.

Methoden des Faszientrainings

Erfahren Sie, mit welchen umschriebenen Techniken Sie Ihre Faszien bearbeiten können. Das Ziel ist immer: Beweglichkeit, Elastizität und Schmerzfreiheit.

Das englische »release« bedeutet »Nachlassen« oder »Entlasten« von verspannten, steifen oder schmerzhaften Körpergeweben. Sportlich und therapeutisch verstehen wir darunter: Spannung und Steifigkeit sollen nachlassen, Adhäsion (Verklebungen) sollen sich lösen, Schmerzen sollen abnehmen oder gar verschwinden.

Der Release im Faszienbereich lässt sich sehr gut über Rollouts (R) und spezielle Triggertechniken (Tr) erreichen. Dabei wird das Fasziengewebe mit den Hilfsmitteln Blackroll (Faszienrolle) oder einem Tennisball speziell mit Druck bearbeitet.

Der Druck löst dabei verklebte Fasern voneinander und presst alte und verbrauchte Flüssigkeit aus dem Gewebe. Durch die kurz darauf folgende Entlastung wird frische Flüssigkeit eingespült. Die Faszienfasern können sich so neu sortieren und wieder in eine normale Beweglichkeit und Elastizität zurück finden.

Rollout

Bei einem Rollout der faszialen und muskulären Strukturen des Bewegungsapparates rollen Sie die Körperabschnitte mit einer Rolle richtiggehend aus. Darüber lockern Sie verspannte Regionen, das Fasziengewebe wird wieder besser mit Flüssigkeit versorgt und die Elastizität der gerollten Gewebe verbessert sich deutlich.

Mit Rollouts massieren Sie nicht nur Muskeln, Faszien und Bindegewebe, sondern über den Druck erhalten die Gewebe zudem sehr fein dosierbare Belastungs- und mechanische Deformationsreize – auf die sie mit einer neuen, optimierten Strukturierung der beteiligten Gewebefasern reagieren (unter anderem durch das Lösen von pathologischen Cross Links, d. h. Verkostungen).

Faszien ernähren

Hinzu kommt, dass diese mechanische Belastung den Stoffwechsel des Fasziensystems

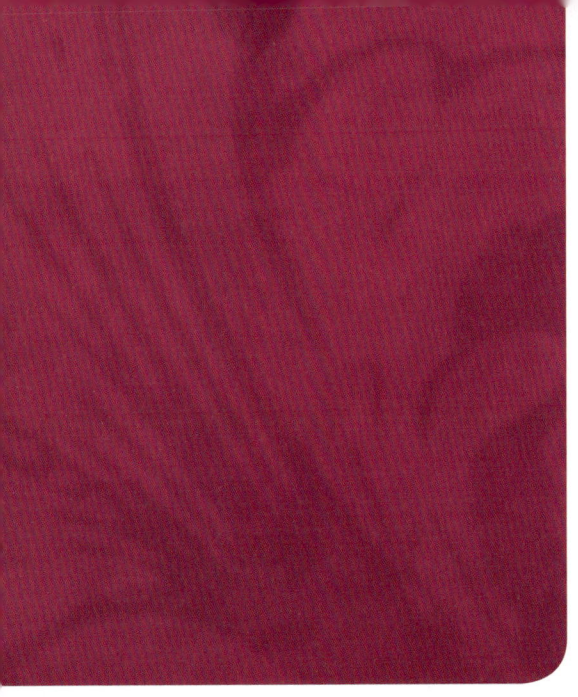

Reibungslos gleiten

Zudem bewegen Sie während eines Rollouts die einzelnen Schichten des Fasziensystems mechanisch gegeneinander. Das führt dazu, dass die Faszien leichter gegeneinander gleiten und sich gleichzeitig auch die Reibung gegenüber umliegenden Kontaktgeweben (z. B. Muskeln, Knochen) sinkt. Darüber stellt sich eine bessere Gesamtbeweglichkeit ein, die Sie gerade auch sportartspezifisch sehr gut nutzen können. Denn: Sind Sie optimal beweglich und elastisch, sind höhere Leistungen möglich – und Sie senken gleichzeitig das Verletzungsrisiko. Zudem lösen sich so Verklebungen, wie sie gerne nach kleineren Verletzungen (Prellung, Faserriss oder auch nach einem Muskelkater) entstehen.

Was fordert ein Rollout?

Die Bewegungen für das Rollout einzelner Körperbereiche fordern zwei wesentliche Fähigkeiten von Ihrem Körper: Stabilität und Mobilität. Sie mobilisieren die Gelenke, Muskeln, Faszien und Nerven, während Sie gleichzeitig den restlichen Körper für die Rollbewegung stabilisieren. Beispiel: Ein Rollout der Oberschenkelrückseite mit angehobenem Gesäß erfordert Ihre intensive Stabilität im Rumpf und Schulterbereich und den intensiven Einsatz der Arme zum Abstützen.

Rollouts sind Massage-, Mobilisations- und Stabilisationsübungen zugleich. Sie können dabei den Trainingsschwerpunkt variabel setzen – je nachdem, welchen Effekt Sie wünschen: Durch Entlastung können Sie den Mobilisationseffekt verstärken, durch vermehrte Druckbelastung optimieren und forcieren Sie den Massageeffekt. Und durch variable Ausgangsstellungen können Sie die Anforderungen an die Stabilisation und Koordination in den Vordergrund rücken.

verbessert, indem sie den Flüssigkeitsaustausch der Faszien fördert. Stellen Sie sich dazu eine Teigrolle vor, mit Sie das Fasziengewebe bearbeiten: Mit jedem Durchrollen wird die Teigmasse homogener, elastischer und bindungsfähiger. Sie können jeden Körperbereich über die Blackroll rollen, bis das Gewebe frei von Verklebungen, die Fasern besser sortiert und entspannt sind. Aber was passiert dort im Gewebe? Der Druck deformiert das über das Rollout belastete und gerollte Gewebe. Mit Endprodukten angereicherte Flüssigkeit wird ausgepresst und das Gewebe kann sich – einem Schwamm gleich – erneut mit frischer Flüssigkeit füllen. Ein Rollout rehydriert also das Fasziengewebe. Ein regelmäßiges und intensives »Nachfüllen« optimiert die Flüssigkeitsbalance der Faszien und führt zu einer besseren Versorgung mit Bau- und Nährstoffen. Das Ergebnis ist mehr Elastizität bei allen Bewegungen und vor allem auch bei sportlichen Belastungen. So vorbereitet treten auch weniger Verletzungen auf.

Rollouts sind bestens geeignet, einen einfachen und facettenreichen Einstieg in ein funktionelles Training des Fasziensystems zu leisten – und das bisherige Training zu ergänzen. Auch sind Rollouts in verschiedenen Ausgangsstellungen, z.B. sitzend, stehend oder liegend, durchführbar.

Der Vorteil ist, dass so auch Menschen trainieren können, deren Beweglichkeit durch Beschwerden aktuell ein wenig eingeschränkt ist und die darüber etwas »steif geworden« sind. Beispiel: Bereitet momentan das Liegen vermehrt Probleme oder gar Beschwerden (Schmerzen, Steifigkeiten), können die Betroffenen die meisten Rollout-Übungen einfach stehend an einer Wand durchführen. Rollouts sind auch wunderbar dazu geeignet, die koordinativen Ansprüche im Faszientraining zu intensivieren. Je nach Ausgangsposition und Übungsdurchführung haben Sie nahezu grenzenlose Möglichkeiten der Steigerung.

Hinzu kommt, dass Rollouts schnell spürbare weitere Effekte bringen:
1. verstärkten Abtransport von Stoffwechselendprodukten
2. Beeinflussung der Rezeptoren (Reduktionsmöglichkeit von Schmerzen), verbesserte Eigenwahrnehmung
3. Unterstützung bei Wundheilung und Regeneration nach Verletzungen

Welche Muskeln lieben Rollouts?

Nehmen Sie als Beispiel den Oberschenkel: Der vordere Oberschenkelmuskel (M. quadriceps) neigt dazu, sich vor allem an den hüftgelenksnahe gelegenen Anteilen (M. rectus femoris, knapp unterhalb des Leistenkanals) und damit bei den Hüftfunktionen zu verkürzen. Gleiches gilt für die auf der Rückseite des Oberschenkels gelegenen Muskeln (Hüftstrecker und Kniebeuger) Das können Sie wunderbar ausrollen! Auch die Adduktoren auf der Innenseite der Oberschenkel verspannen leicht und ziehen kleine Verletzungen (z.B. Zerrungen) fast magisch an. Auch dagegen können Sie erfolgreich »anrollen«. Der Tractus iliotibialis seinerseits, auf der Außenseite der Oberschenkel gelegen, verursacht bei Verspannungen und Elastizitätsverlust gerne Beschwerden im Kniegelenk. Vor allem Läufer sind davon häufig betroffen.

Rollout – wie lange, wie oft?

Zu Beginn sollten Sie 3–5 Durchgänge von jeder Übung, mit 8–12 Wiederholungen machen. Koordinieren Sie die Bewegungsabläufe bereits gut oder besser und sind Sie ausreichend stabil, können Sie die Anzahl der Wiederholungen im Trainingsverlauf auf 20–30 erhöhen.

Triggertechniken

Triggertechniken (Tr), sogenannte Druckpunkttechniken, können Sie besonders gut bei verhärteten Muskeln im »Epizentrum« der Verspannung einsetzen, um diese Spannungszustände zu lockern. Triggerpunkte entstehen – bei dauerhaft hoher Spannung – eigentlich in jedem Muskel. Ein sogenannter Triggerpunkt ist ein Bereich (ein Punkt im Muskelgewebe), der besonders gespannt und meist schmerzhaft ist. An diesen Punkten finden Sie oft lokal begrenzte Schmerzen, die in »Referenzzonen« ausstrahlen und dort einen weitergeleiteten Schmerz auslösen können. Triggerpunkte finden sich vor allem in Muskelgewebe, aber auch häufig und gerne in den Faszien.

Wie funktioniert Triggern?

Triggertechnik arbeitet damit, lokal Druck auszuüben. Bringen Sie den Druck genau an der Stelle mit dem höchsten Spannungszustand und dem größten Schmerz auf den Muskel. Den Druck können Sie einfach einen Augenblick halten oder Sie bearbeiten ihn mit kleinen Bewegungen auf dem Ball. Wichtig ist: An einem Triggerpunkt lässt sich der Schmerz nur durch Druck auslösen – es sollte kein Dauerschmerz vorhanden sein! Sobald Sie den Druck zurück- – oder komplett vom Gewebe – nehmen, sollte der Schmerz nachlassen oder ganz verschwinden. Wenn Sie einen Triggerpunkt behandeln und sich ein bleibender Schmerz entwickelt, sollten Sie mit der weiteren Bearbeitung vorsichtig sein und das Problem mit Ihrem Arzt oder Therapeuten besprechen.

Triggern – wie oft, wie lange?

Halten Sie den Druck auf einen Triggerpunkt für 1–2 Minuten. In dieser Zeit sollte sich der provozierte Schmerzreiz reduzieren oder komplett verschwinden. Ändert sich der Schmerz in dieser Zeit nicht, suchen Sie eine andere Stelle auf. Sie können mehrere Durchgänge am selben Muskeln vornehmen. Beim zweiten oder dritten Durchgang kann die Zeit auch länger sein: durchaus bis zu fünf Minuten. Mit der Zeit bekommen Sie ein Gefühl für Ihr Bestes – was Zeit und Anzahl der Durchgänge angeht.

Triggertechniken können Sie grundsätzlich an jedem verspannten Muskel anwenden und im Prinzip sind sie eine schnelle und einfache Möglichkeit der Selbsthilfe. Sie benötigen wenige Hilfsmittel für die sichere Anwendung: einen mehr oder weniger harter Ball – je nach Schmerzhaftigkeit empfehlen sich ein Tennisball, Blackroll Ball, Lacrosse Ball – oder für die ganz Harten einen Golfball.

Rollout Oberschenkel-Vorderseite (R)

Ausgangsposition: Bauchlage, die Blackroll liegt knapp oberhalb der Kniescheiben unter die Oberschenkel. Bitte geben Sie keinen direkten Druck auf die Kniescheiben. Stützen Sie sich mit den Ellbogen und den Unterarmen auf dem Boden ab. Die Ellbogen sind unterhalb der Schulter, so können Sie sich nach unten wegdrücken. Alternativ können Sie die Blackroll unterhalb der Leiste positionieren und das Rollout von oben nach unten starten. Dann sind die Ellbogen über der Schulter (zwischen Schulter und Kopf) positioniert. Sorgen Sie für ausreichende Rumpfspannung. Diese Übung ist auch mit nur einem Bein möglich, dann stützt das andere Bein mit dem Knie auf dem Boden ab.

Durchführung: Rollen Sie die Oberschenkel von unten (Kniescheibe) nach oben (Leiste) ab. Drücken Sie den gesamten Körper mit den abgestützten Armen nach unten (fußwärts). Im Verhältnis dazu bewegt sich die Rolle unter den Oberschenkeln nach oben. Um zurückzukommen, kontrollieren Sie die stabilisierende Rumpfspannung und ziehen dann den Körper wieder nach oben (kopfwärts).

Endposition: Wenn die Ellbogen zwischen Schulter und Kopf angekommen sind und Sie keinen weiteren Druck mehr nach unten aufbringen können.

Zu beachten: Möchten Sie größere Bewegung machen, laufen Sie mit den abstützenden Armen mit. Das macht die Übung deutlich anstrengender und instabiler – und fordert Stabilisationsarbeit von Ihnen.

Rollout Oberschenkel-Rückseite (R)

Ausgangsposition: Sie beginnen im Sitzen mit gestreckten Beinen. Die Blackroll liegt unter den Oberschenkeln knapp oberhalb der Kniekehle. Mit den Armen stützen Sie sich hinter dem Oberkörper auf dem Boden ab und heben das Becken vom Boden. Diese Übung fördert zusätzlich Ihre Beweglichkeit in den Schultergelenken, steigert die stabile Stützfähigkeit der Schultergürtelmuskeln und der Rotatorenmanschette.

Durchführung: Drücken Sie den Körper auf der Rolle nach unten (fußwärts) und halten Sie dabei die Rumpfspannung und die Schultern stabil. Die Blackroll bewegt sich nach oben in Richtung Hüfte und Gesäß. Für den Rückweg ziehen Sie die Hüfte und das Becken wieder unter den Oberkörper zurück. Dabei darf Ihre Rumpfspannung nicht nachlassen, denn Sie muss die Bewegung am Ende wieder bremsen. Gerade dieser Rückweg beansprucht die Bauchmuskulatur stark! Noch intensiver wird Ihr Bauchmuskeltraining, wenn Sie in derselben Ausgangsstellung nebenher Ihre Wade ausrollen (aufgrund des längeren Hebels für Ihre Bauchmuskeln).

Endposition: Wenn die Rolle am Gesäß angekommen ist. Der Rückweg endet kurz vor der Kniekehle. Um den Bewegungsweg zu verlängern, können Sie mit Ihren Armen mitlaufen.

Zu beachten: Rumpfspannung halten! Mit Bauch- und Rückenmuskeln müssen Sie so viel Spannung aufbauen und halten, dass keine Fehlbelastungen auftreten. Gleichzeitig müssen Sie dynamisch und mobil bleiben.

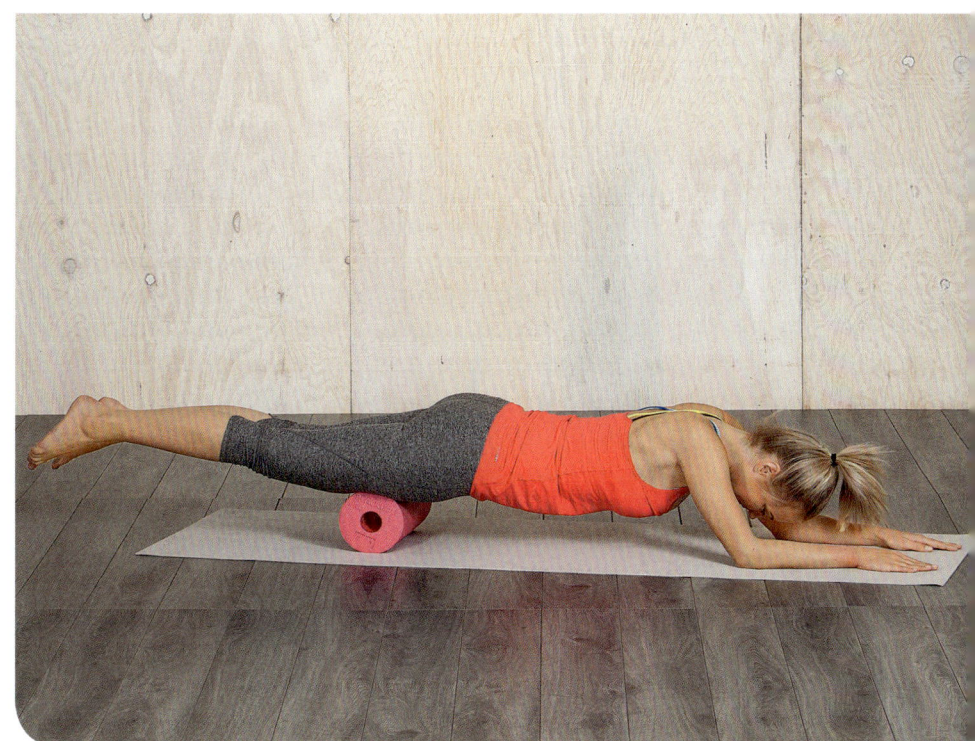

❯❯ Das Rollout ist mit beiden oder einem Beinen möglich. Sie können sich dann mit dem anderen Bein abstützen.

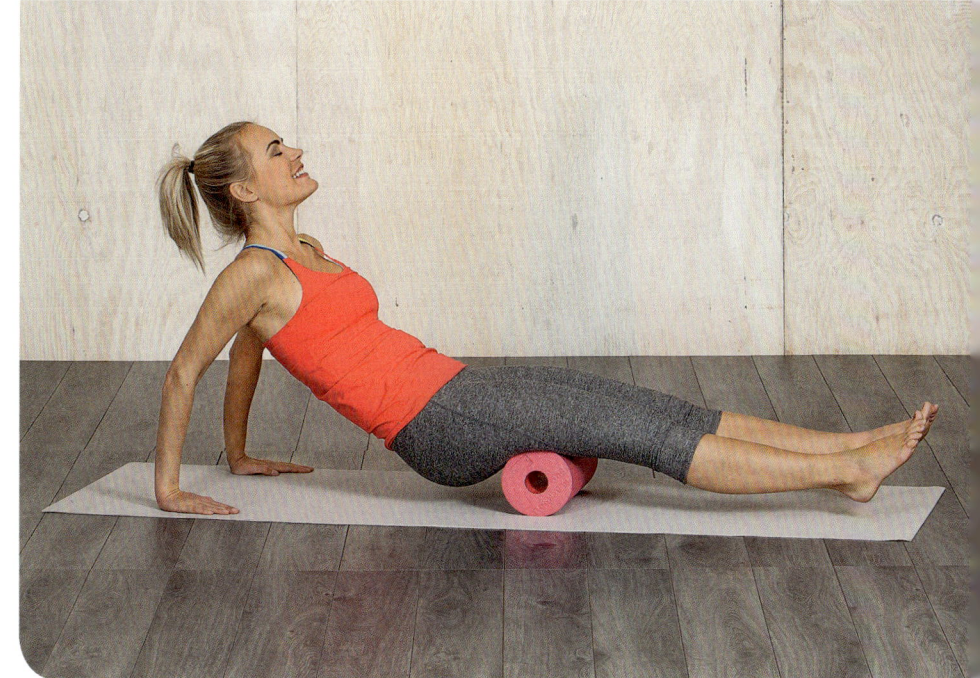

❯❯ Dieses Rollout trainiert – quasi als Nebeneffekt – sehr intensiv Ihre Bauchmuskulatur.

Rollout Oberschenkel-Innenseite (R)

Ausgangsposition: Bauchlage. Das Bein, das gerollt werden soll, beugen Sie um etwa 80–90 Grad seitlich an und Sie legen die Rolle unter den inneren Oberschenkel, knapp oberhalb des Knies. Ihre Unterarme und Ellbogen stützen Sie auf dem Boden ab, sodass Sie den Oberkörper leicht anheben können. Sie können Sie Übung auch stehend an einem Tisch durchführen. Dann legen Sie das Bein mit der Rolle auf den Tisch.

Durchführung: Drücken Sie mit der Innenseite Ihres Oberschenkels in die Rolle und schieben Sie Ihr Bein zuerst über die Rolle nach außen vom Körper weg (die Blackroll zur Hüfte). Um wieder zurückzukommen, ziehen Sie Ihr Bein mit einer gleichmäßigen Bewegung und leichtem Druck zu sich zurück (in Richtung Knie).

Endposition: Ist die Blackroll knapp vor der Leiste, ist der Hinweg beendet. Der Rückweg endet für die Rolle am besten vor dem Kniegelenk.

Zu beachten: Kontrollieren Sie das Aufdrehen des Beckens über Ihre Rumpfspannung. Sie sollten das Becken auf der Rolloutseite während der Rollbewegung nicht zu weit nach oben anheben, um die Lendenwirbelsäule nicht zu stark zu belasten. Mit dieser Übung bearbeiten Sie die Sehnenansätze am Knie und die Ursprünge am Becken besonders intensiv mit kleinen Bewegungen dicht an den Sehnenarealen. Das sind klassische Bereiche, die schnell überlastet sind, vor allem in Sportarten mit ruckartigen »Start-Stopp-Bewegungen« – z. B. Tennis, Fuß- oder Handball.

Rollout Oberschenkel-Außenseite (R)

Ausgangsposition: In Seitenlage bearbeiten Sie den Tractus iliotibialis (Sehnenplatte). Legen Sie sich seitlich auf die Blackroll und stützen Sie sich mit dem Unterarm und Ellbogen ab. Starten Sie von oben nach unten, der Ellbogen steht zwischen Schulter und Rippen. Die Rolle liegt anfangs oberhalb des Kniegelenks. Sie können mit dem anderen Bein, und auch einem Arm, unterstützen. Bauen Sie eine gute Rumpfspannung auf.

Durchführung: Schieben Sie den Körper über die Blackroll fußwärts. Die Blackroll bewegt sich an der Außenseite des Oberschenkels entlang hüftwärts. Für den Rückweg ändert sich die Druckbewegung in eine Zugbewegung. Ziehen Sie den Körper langsam über die Blackroll zurück in die Ausgangsposition.

Endposition: Wenn die Rolle knapp oberhalb des Kniegelenks liegt. Der Rückweg endet in der Ausgangsposition.

Zu beachten: An der Oberschenkelaußenseite befindet sich ein großer, hervorstechender Knochenpunkt, der Trochanter major. Lokalisieren Sie diesen Punkt – Sie können ihn leicht mit der Hand ertasten. Knapp darunter liegt ein Schleimbeutel. Sollte der beim Rollout schmerzen, dann schonen Sie ihn! Direkter Druck auf den Schleimbeutel kann einen stechenden Schmerz auslösen, vor allem wenn die Struktur bereits gereizt ist. Reduzieren Sie dann die Intensität des Rollouts, indem Sie sich mit einem Arm und/oder Bein abstützen und direkten Knochenkontakt vermeiden.

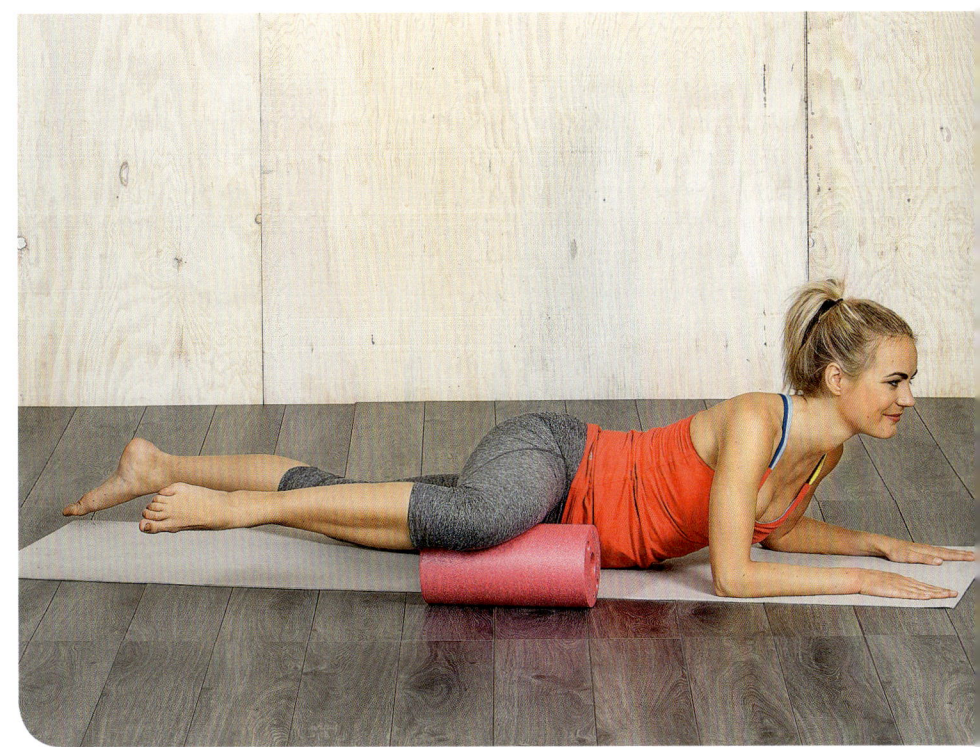

❯❯ Heben Sie das Becken nicht zu weit nach oben, das schont die Lendenwirbelsäule.

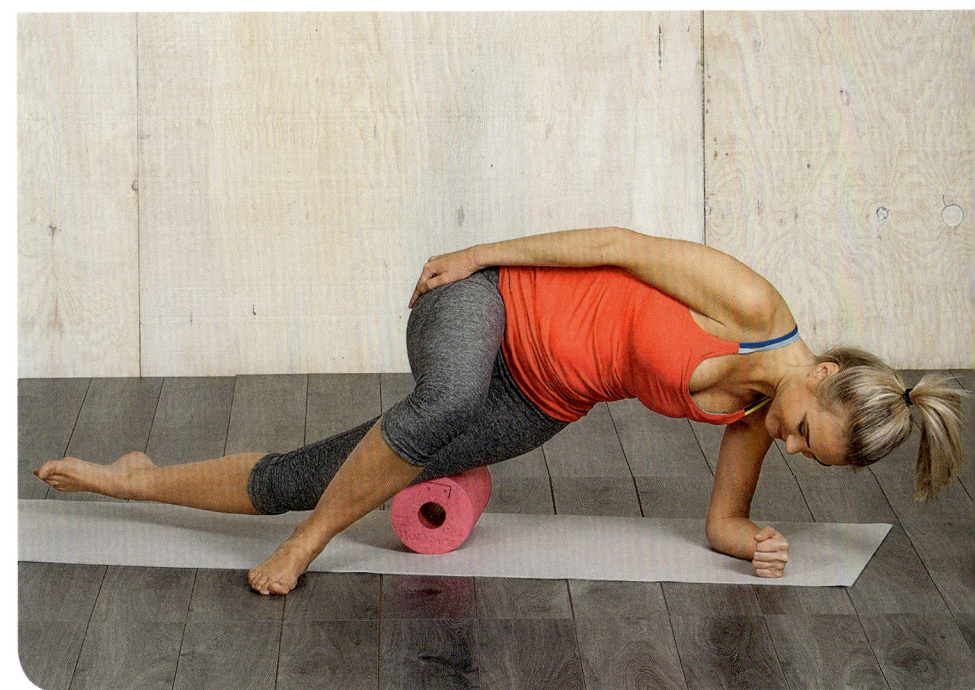

❯❯ Direkter Druck auf den Schleimbeutel des Trochanter major muss nicht sein!

Welche Muskeln lieben Triggern? Vor allem bei Läufern sind oft die beiden Anteile der Wadenmuskulatur (M. gastrocnemius) und der M. rectus femoris auf der Vorderseite des Oberschenkels (in Leistennähe) »gespannt«. Gleiches gilt für die tiefen Hüftmuskeln, allen voran der M. piriformis. Die Hüftmuskeln können sogar z. B.den Ischiasnerv irritieren und so zu ausstrahlenden Beschwerden etwa in das Bein führen. Die Schultern sind eine andere Baustelle, auch ihre Muskeln neigen zu Verspannungen, die sehr intensive lokale oder ausstrahlende Beschwerden auslösen können. Gerade die Zone zwischen den Schulterblättern können Sie über Triggertechniken sehr gut erreichen.

Das Geheimnis von Rollout und Triggern

Rollout und Triggertechniken eigenen sich besonders, verspannte oder verkürzte Muskeln direkt zu behandeln. Bei akuten Muskelverletzungen sollten Sie allerdings vorsichtig sein, denn zu intensiver Druck kann in frühen Phasen der Wundheilung kontraproduktiv sein kann. In solchen Fällen sollten Sie die Übungsauswahl direkt mit Ihrem Arzt oder Physiotherapeuten absprechen und mit dem Nachbehandlungsschema koordinieren.

Konsequenz für Ihr Faszientraining

Ein Muskel kann dann bestmöglich arbeiten, wenn er seine elastischen Eigenschaften voll ausschöpfen kann, beweglich bleibt und von der Grundspannung her in einer »Mittelposition« bleibt. Für jeden Muskel ist die

sogenannte Grundlänge genetisch angelegt. In dieser Position überlappen die kontraktilen Bausteine (Aktin und Myosin) am besten und können die größten Kraftwerte erzielen. Ist die Muskellänge durch zu hohe Spannungen kürzer, ist der Überlappungsbereich von Aktin und Myosin größer: D. h., der Muskel ist kürzer und die Kraftausbeute deutlich geringer.

Ist ein Muskel hingegen permanent verlängert, wird der Überlappungsbereich von Aktin und Myosin wieder kleiner und die Kraftausbeute ist geringer. Optimal ist die normale Mittellage.

Da wir wissen, dass bestimmte Muskelgruppen tendenziell einen hohen Tonus haben und sich eher verspannen – und es im Gegenzug Muskelgruppen gibt, die eher dazu neigen, ihre Kraftleistung abzuschwächen, ergeben sich in der Trainingsplanung verschiedene Ziele: Die eher verkürzten Muskeln brauchen Entspannung und Lockerung, die sowieso geschwächten Tonisierung.

Kräfte ausgleichen

Intensives Training oder Wettkampf stärkt die Tendenzen dieser Muskelgruppen. Dann ist Regeneration nur langsam und schleppend möglich. Empfehlenswert ist daher, diesen Muskeln nach einer intensiven Belastung eine intensive, aktive Regeneration zu ermöglichen. Das leisten besonders Rollouts. Bearbeiten Sie die verspannten Muskelgruppen durch ein Rollout oder durch Triggertechniken direkt im Muskelbauch. Bereits 8–10 Rollbewegungen pro Muskel bringen signifikante Effekte und lassen ihn schneller regenerieren. Auch mit Triggertechniken können Sie entspannende Effekte erzielen und die Regeneration fördern. Lassen Sie

Wie die Körperhaltung auf vieles einwirkt – Beispiel sternosymphysale Belastungshaltung

Immer wenn die Körperhaltung lange und deutlich von der »Norm« abweicht, kann sich das negativ auf die Gesundheit auswirken. »Normalzustand« heißt: Alle Belastungen sind verteilt und können, wenn überhaupt, nur geringen Schaden anrichten. Sind die Abweichungen dauerhaft, steigt die mechanische Belastung bestimmter Strukturen. Sind diese »falschen« Funktionsketten erst einmal aktiv, braucht es immensen Aufwand, diese Kette wieder rückgängig zu machen. Im sportlichen Kontext bedeuten diese Abweichungen zudem immer ein potenzielles Verletzungsrisiko und einen Mehraufwand im Training, da viele Trainingsreize in der fehlerhaften Mechanik verlorengehen.

Ein Beispiel ist die sterno-symphysale Belastungshaltung – Brustbein und Symphyse nähern sich an. Die Körperhaltung ist eingesunken und sie ist eine Gewohnheit. Etwa von Menschen, die die typisch sitzende Schreibtischarbeit an einem PC-Arbeitsplatz haben. Aber diese Körperhaltung wirkt mechanisch und funktionell ungünstig auf den Körper: ein Rundrücken im Brustwirbelsäulenbereich und eine verstärkte »Hohlkreuz"-Situation in der Halswirbelsäule entstehen. Medizinisch heißt das thorakale Hyperkyphose und zervikale Hyperlordose.

den Druck für 90-120 Sekunden in den verspannten Muskelbereich einwirken. Versuchen Sie, Ihre persönlichen »Schwachstellen« bei den zur Verkürzung neigenden Muskeln zu lokalisieren. Diese Muskeln machen sich meist durch einen intensiven »Muskelkater«, lokale kleinere Beschwerden oder deutliche Verletzungszeichen bemerkbar. Diesen Muskeln sollte dann Ihre größte Aufmerksamkeit gelten. Da es sich dabei um verkürzte Muskeln handelt, also um einen Muskelzustand der Beweglichkeit und Elastizität reduziert und einschränkt, sollten Sie diese Muskelpartien tendenziell lockern und entspannen. Dazu eignet sich ein Rollout oder auch ein Fascial Stretch hervorragend. In jedem Fall sollte die Muskulatur wieder in einen geschmeidigen Zustand gebracht werden. Dabei sind besonders sehr langsame Rolloutbewegungen zielführend. Dabei darf auch gerne das Gefühl entstehen, der Muskel schmelze unter der Rolle dahin. Versuchen Sie bei jeder Rollbewegung tiefer in das Gewebe einzudringen und mehr zu entspannen.

Was tun?

Ihre Schwachstellen zu stärken, braucht nicht viel Zeit. Mit etwa acht bis zehn Minuten sind Sie schon gut dabei. Führen Sie die Bewegungen des Rollouts eher langsam und kontinuierlich durch. Fast schon entspannend. Lokalisieren Sie die härtesten Zonen im Muskel und rollen Sie sie gleichmäßig aus, bis die Beschwerden nachlassen.

Schwache Muskeln aktivieren

Muskeln, die sowieso zu einer Abschwächung neigen, sind meist auch für die geforderte Bewegung oder Aktivität schlechter zu aktivieren. Das bedeutet: Bei sportlicher Belastung treten diese Muskeln erst spät in Aktion. Bis es so weit ist, müssen andere Muskeln die Aktivität und Belastung übernehmen und tragen. Häufig werden diese „Ersatzmuskeln" in der Folge überlastet oder sogar verletzt.

Bleiben solche »verschobenen« Aktivierungsmuster länger bestehen, ergeben sich für Sportler typische Überlastungsprobleme. Das liegt daran, dass eben jene Muskeln häufig dazu beitragen, die Gelenke lokal zu stabilisieren. Bleiben die Muskeln lange träge, führt das manchmal zu einem Stabilitätsverlust von Gelenken. Dazu gehören Instabilitäten oder ein zu großes und gleichzeitig zu unkontrolliertes Bewegungsausmaß. Diesen Prozess finden Sie häufig an den Gelenken der Halswirbelsäule, den Schultergelenken, an der Lendenwirbelsäule und den Hüftgelenken. Das heißt: Meist ist es ein Gelenk des peripheren Bewegungsapparates mit dem zugehörigen Wirbelsäulenabschnitt betroffen, der die Extremität (Arm oder Bein) mit dem Rumpf verbindet. Hintergrund: An diesen Stellen treten sehr hohe Kräfte bei sportlicher Aktivität auf – Bewegungskräfte von den Hebeln der Extremitäten übertragen sich auf den Rumpf und das können Sie durch Muskelaktivierung kompensieren.

Wenn Sie diese Muskeln aktivieren, im sprichwörtlichen Sinne wecken möchten, können Sie das sehr gut vor der sportlichen Aktivität, also im Warm-up, integrieren. Es geht auch nicht so sehr um einen Rundumschlag, also der Wunsch, alle Muskeln gleichermaßen zu bearbeiten. Schauen Sie, wo Ihre Schwächen (oder die Ihrer Trainierenden) sind – und starten Sie mit den Muskeln, die die deutlichsten Defizite zeigen und aktivieren.

Der tonisierende Weckruf ist – hart und kurz

Das ist wie mit dem Wecker, der morgens in der Tiefschlafphase losgeht: Ein tonisierendes Rollout hat kurze Bewegungen mit hoher Intensität, also hohem Druck. Auch Rollen mit gerillter Oberfläche üben intensivere, mechanische Reize aus (z. B.Blackroll Groove in unterschiedlichen Stärken). Eine hohe Intensität erreichen Sie mit verstärktem Druck auf die zu aktivierende Stelle (Muskel-Sehnen-Einheit und Fasziengewebe). Wichtig ist: Lokalisieren Sie den »schlappen« Muskel möglichst genau, um ihn mit den erforderlichen Reizen zu traktieren. Meist genügen drei bis fünf kurze Rolloutbewegungen, um den Tonus des Muskels hochzufahren. Dann ist er wach!

Eine kleine Auswahl der »abgeschwächten Muskeln« ist:
- Ventrale Kopf-Flexoren (auf der Vorderseite): Mm. scaleni, M. longus capitis, M. longus colli, Mm. infrahyoidei (1)
- Schulterblattfixatoren: M. trapezius pars transversa et ascendens, M. serratus anterior, Mm. rhomboidei (2)
- Bauchmuskulatur: M. rectus abdominis, Mm. obliquii abdominis, M. transversus abdominis (3)
- Hüftstreckmuskeln: M. gluteus (alle drei Teile) – maximus, medius und minimus (4)
- Kniestrecker: M. vastus lateralis, M. vastus lateralis (5)
- Fußmuskeln: M. tibialis anterior, Mm. peronei (6)

❯❯ Das sind die Muskeln, die manchmal etwas sehr »verschlafen« sind.

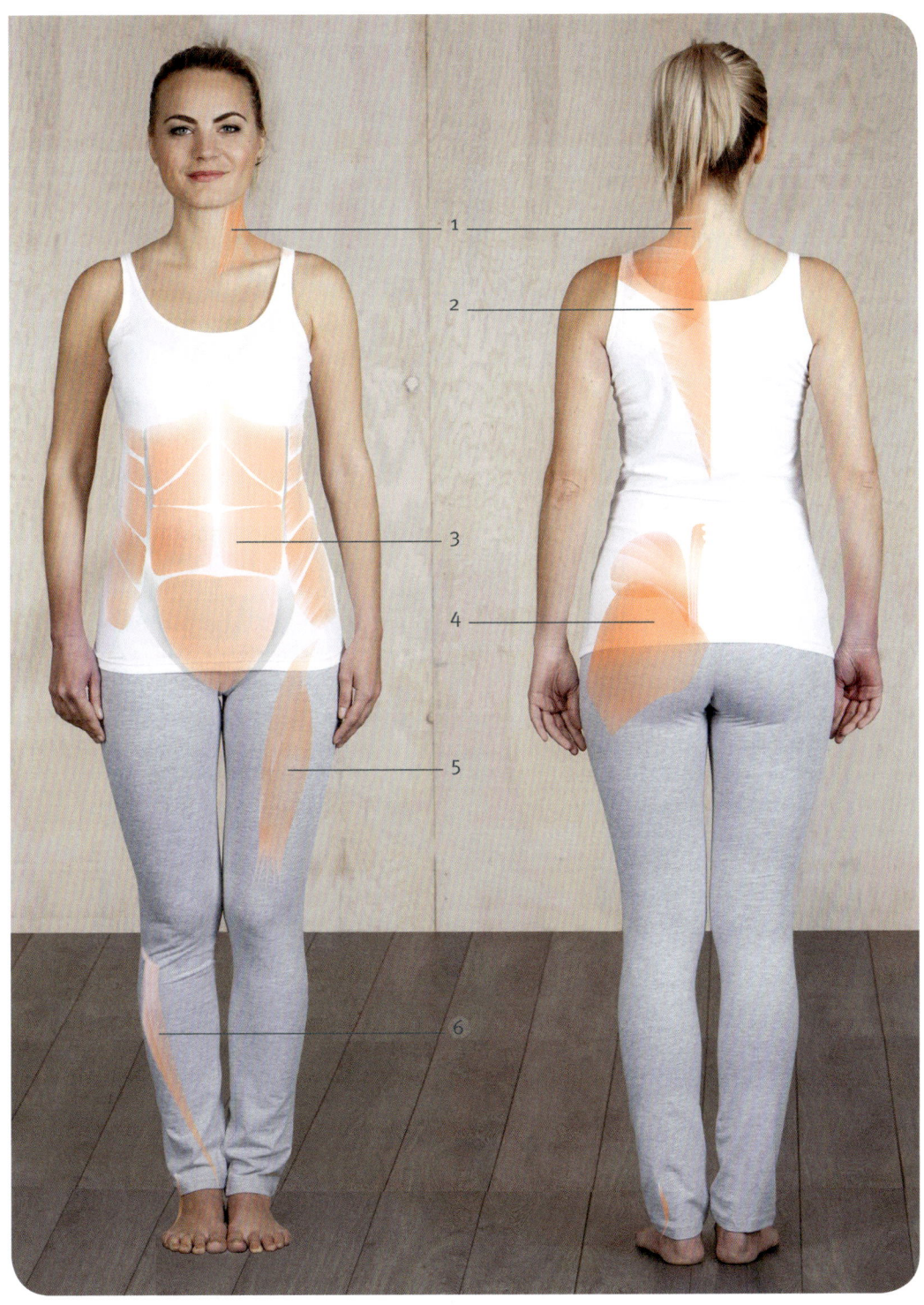

Triggertechnik am M. rectus femoris (Tr)

Ausgangsposition: Der M. rectus femoris verspannt und verkürzt sich vor allem in seiner Hüftbeugefunktion. Darüber entwickeln sich schnell lokale Schmerzpunkte, sogenannte Triggerpunkte. Die bearbeiten Sie am besten in Bauchlage. So bringen Sie einen kontrollierten Druck auf den Ball und können durch Gewichtsverlagerung oder kleine Bewegungen den Druckpunkt verändern und anpassen.

Durchführung: Positionieren Sie den Ball unter dem M. rectus femoris. Er befindet sich direkt unterhalb des vorderen oberen Darmbeinstachels (knöcherne Spitzen an der Vorderseite des Beckens). Suchen Sie die verspannteste und schmerzhafteste Stelle im Muskel auf und positionieren Sie den Ball genau unter dieser Stelle.

Um den Druck und den Effekt intensiver zu machen, können Sie mit dem Becken kleine Bewegungen nach rechts und links auf dem Ball durchführen. Möchten Sie weiter steigern, beugen Sie das Knie: Bewegen Sie das Knie, während Sie den Ball unter dem Muskel haben – einfach im Wechsel beugen und strecken.

Zu beachten: Achten Sie auf Spannung oder Schmerzwahrnehmung. Wird die Schmerzempfindung stärker, statt nachzulassen, positionieren Sie den Ball um.

Triggern Wadenmuskulatur (Tr)

Ausgangsposition: Gerade für Laufsportler, Handball-/Fußballspieler oder Tennissportler sind die Waden wichtig. Leider verhärten sie schnell nach intensiven Trainings oder einem Wettkampf und plagen den Sportler mehrere Trainingseinheiten lang. Um die Wadenmuskulatur zu triggern, legen Sie sich mit gestreckten Beinen auf den Rücken. Den Ball positionieren Sie unter der verhärteten Wadenmuskulatur (am schmerzhaften Punkt).

Durchführung: Halten Sie den Druck für 1–2 Minuten. Möchten Sie das Triggern intensivieren, gehen Sie so vor: Machen Sie kleine Bewegungen mit dem Fußgelenk (den Fuß nach oben oder unten bewegen, ohne dass der Ball dabei verrutscht); auch Beugen und Strecken des Kniegelenks verhelfen dem Ball zu etwas mehr Nachdruck und zu einer höheren Intensität in der Wade. Zudem können Sie den Unterschenkel nach innen oder außen verdrehen. Das verlagert den Ball und bringt neuen und intensiveren Druck.

Zu beachten: Die Wadenmuskulatur besteht im Wesentlichen aus drei Muskeln: dem zweigeteilten M. gastrocnemius (ein Teil an der Innenseite des hinteren Unterschenkels, der zweite Teil liegt an der Außenseite) und dem darunterliegenden M. soleus (etwa in der Mitte zwischen den zwei Teilen des M. gastrocnemius). Diese drei Muskelstrukturen sind die Hauptverantwortlichen, wenn es um schmerzhafte Zustände der Wade geht. Suchen Sie Ihren Druckpunkt in diesen drei Anteilen!

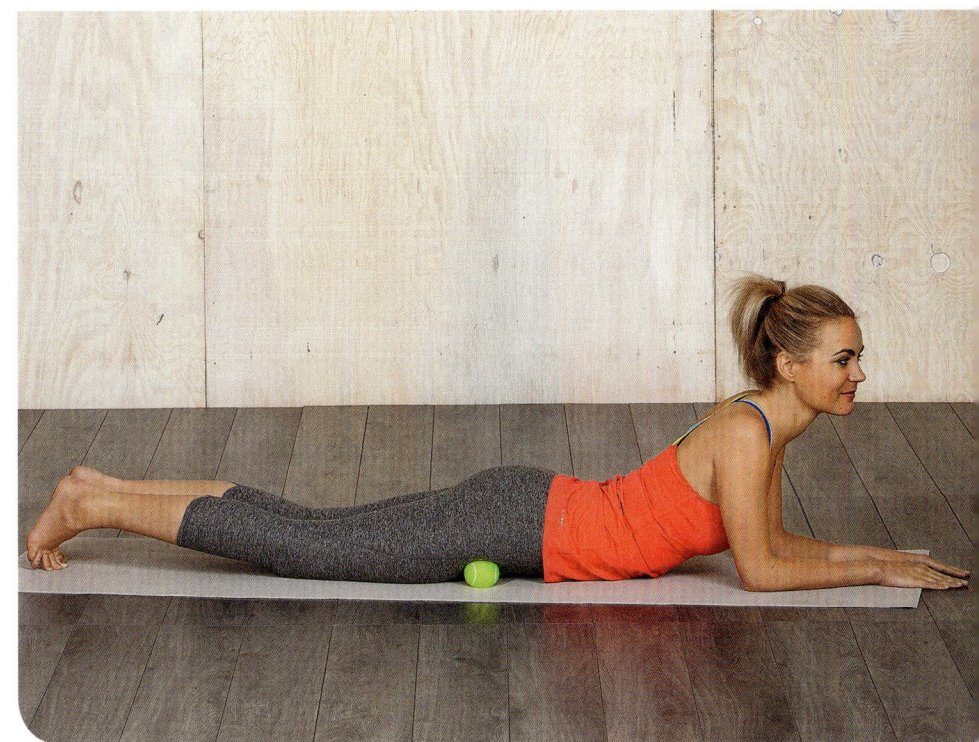

❯ Steigerung: Kleine Bewegungen oder Kniebeugung und -streckung erhöhen den Druck auf die Verhärtung.

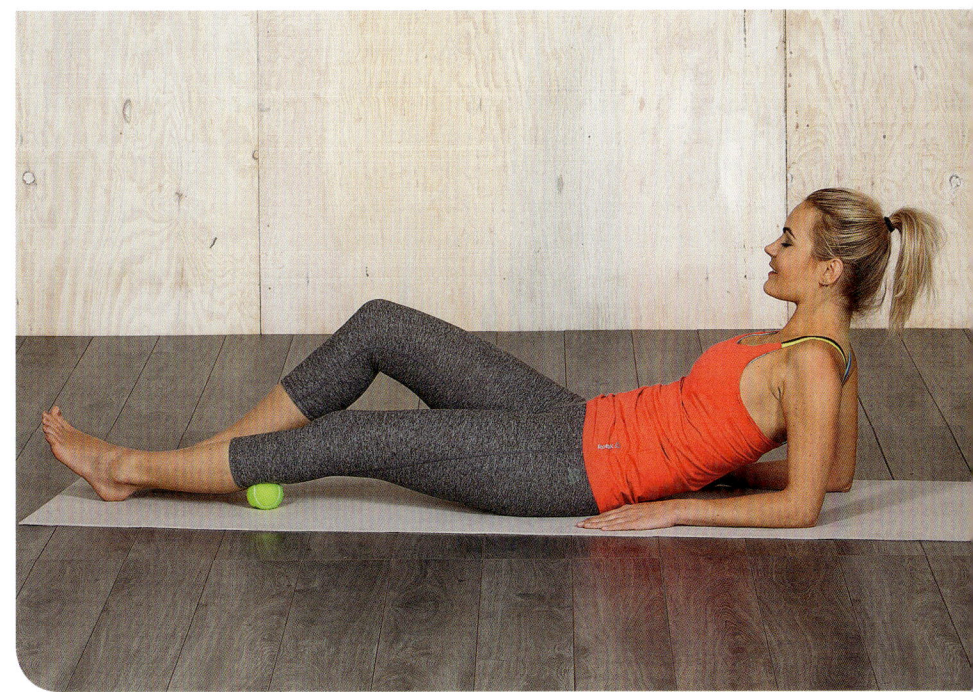

❯ Suchen Sie den richtigen Druckpunkt bei den üblichen drei Verdächtigen!

Triggern zwischen den Schulterblättern (Tr)

Ausgangsposition: Die Muskel- und Faszienregionen des Schulterkomplexes können Sie sehr gut in Rückenlage bearbeiten. Achten Sie darauf, den Ball unter Muskeln und bindegewebige (weiche) Strukturen zu legen. Vermeiden Sie direkten Druck auf knöcherne Elemente (Wirbelsäule, Schulterblatt). Knochen können auf Druck nicht reagieren – außer mit Schmerzen.

Durchführung: Am besten legen Sie den Ball zwischen die Wirbelsäule und das Schulterblatt – durchaus in verschiedenen Höhen (z. B. an der Unterkannte oder der Oberkante des Schulterblattes). Führen Sie die Triggertechnik stets auf beiden Seiten durch. Finden Sie den schmerzhaften Punkt in der Muskulatur, legen Sie den Ball direkt darunter.

Um diese Triggertechnik zu intensivieren, haben Sie mehrere Möglichkeiten: Durch die Atmung können Sie den Druck unter dem Ball modulieren. Einatmung: Der Brustkorb weitet sich, die Rippen bewegen sich nach außen, der Druck ist erhöht. Ausatmen: Der Brustkorb geht in die Ausgangsstellung zurück, Schmerz und Druck lassen nach. Weitere Steigerungsmöglichkeiten: Bewegen Sie Arme und Beine. Stellen Sie die Füße auf oder bewegen Sie die Arme seitlich nach oben – bis sie neben dem Kopf liegen. Sie können auch einen Arm auf dem Boden schleifen lassen oder anheben.

Zu beachten: Tritt Kribbeln im Arm oder in der Hand auf (Nervenkompression), verlagern Sie den Ball.

Triggern von Gesäß und tiefen Hüftmuskeln (Tr)

Ausgangsposition: Etwa von der Mitte des Kreuzbeins ausgehend verläuft der M. piriformis schräg nach unten außen an den Oberschenkel. Damit verläuft dieser Muskel von innen nach außen schräg über die Gesäßhälfte. Genau in dieser Region platzieren Sie den Ball, indem Sie sich daraufsetzen.

Durchführung: Halten Sie den Druck wieder für 1–2 Minuten. Ist der Druck anfangs für Sie unangenehm, probieren Sie diese Übung doch einmal im Liegen – dann ist die Triggertechnik etwas sanfter, da sich der Druck besser verteilen lässt.

Zu beachten: Durch den M. piriformis zieht ein Teil des Ischiasnervs. Wenn dieser Nerv durch die Muskelverspannung gedrückt und irritiert wird, können Rückenschmerzen oder sogar Symptome entstehen, die denen eines Bandscheibenschadens ähneln. Wenn das Bein taub oder kribbelig wird, verlagern Sie den Ball an eine andere Stelle, bis die Symptome wieder verschwunden sind. Ein solches Kribbeln kann auch erst dann entstehen, wenn Sie langsam den Druck mit dem Trigger-Ball erhöhen. Auch dann sollten Sie den Druckpunkt wechseln.

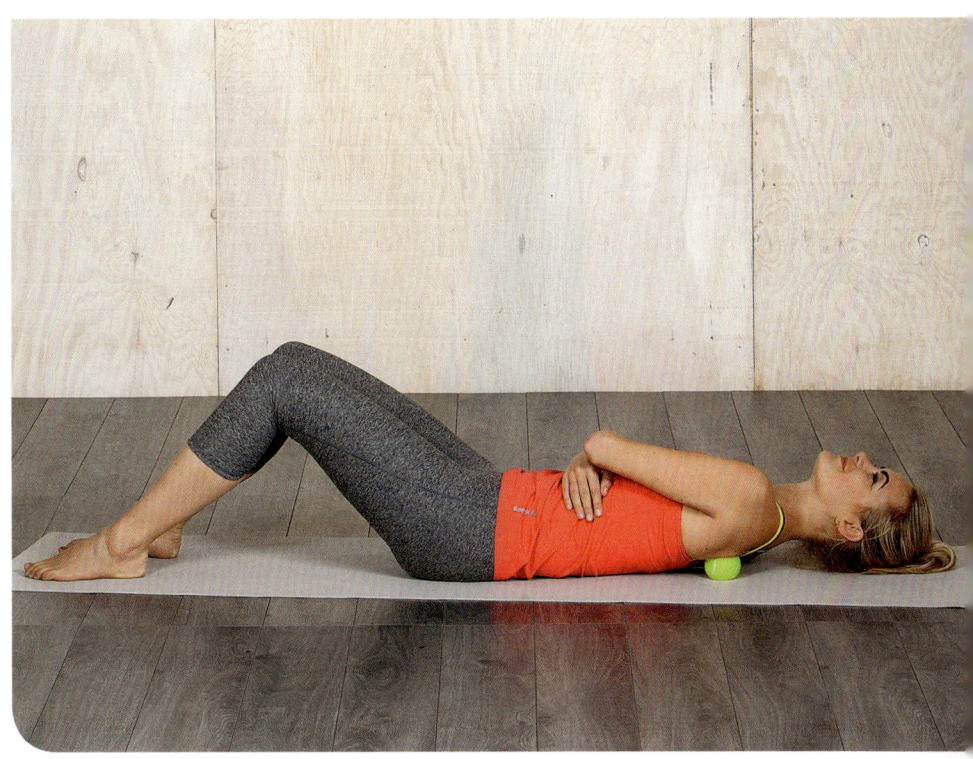

❯❯ Kribbelt der Arm, positionieren Sie den Ball um.

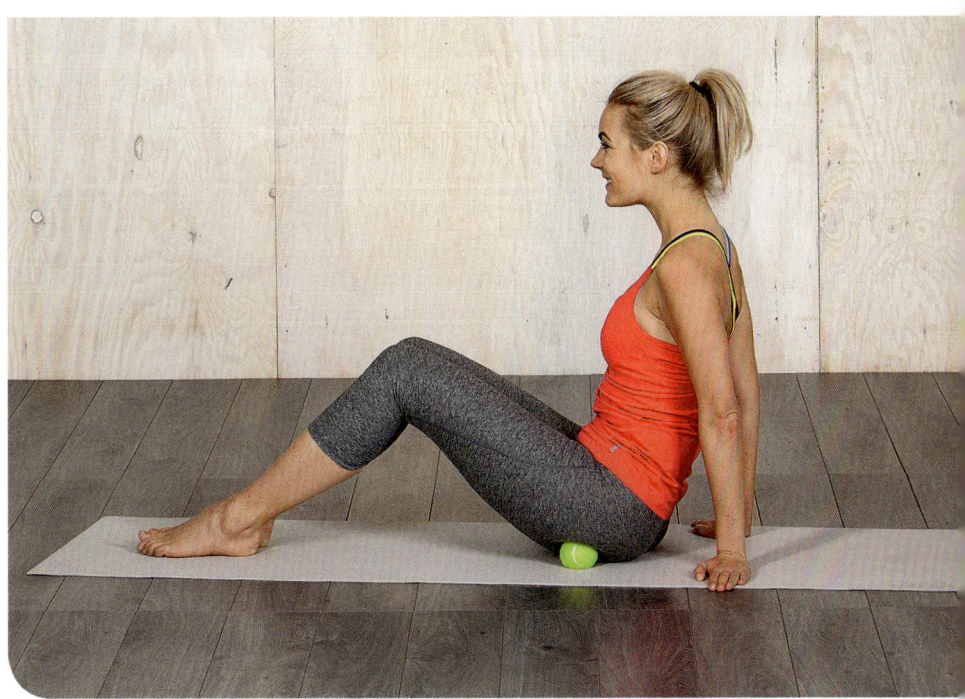

❯❯ Taubheit oder Kribbeln heißt: Druck verlagern!

Muskelkater – alles auf neu

Neuere Forschung zeigt: Bei Muskelkater entsteht eine Entzündung, zwar keine bakterielle, aber eine chemische, z. B. durch das austretende Blut der verletzten Muskeln. Unterschätzen Sie Muskelkater deshalb nicht.

Die Vorstellungen davon, was ein Muskelkater ist und welche Bedeutung er für den Körper und die sportliche Leistungsfähigkeit hat, haben sich in den vergangenen Jahren deutlich gewandelt. Vor allem die neuesten Erkenntnisse aus der Faszienforschung geben uns einen erweiterten Einblick in das Geschehen »Muskelkater«.

Früher hielt sich sehr hartnäckig die Idee, dass Muskelkater lediglich eine »Übersäuerung« der Muskulatur sei, entstanden durch eine vermehrte Anhäufung von Stoffwechselendprodukten (Laktat, Pyruvat, Brenztraubensäure usw.). Wenn dem so wäre, müssten wir demnach die Ursache für einen Muskelkater in einer zu hohen Trainingsintensität bei gleichzeitig reduzierter oder unzureichender Stoffwechselkapazität während des Trainings suchen. Vor allem die hohe Laktatkonzentration stand im Fokus und galt als Hauptgrund für die schmerzenden Muskeln. Aber: Die größte Laktatanhäufung entsteht während der sportlichen Belastung und ist nach 12–24 Stunden fast vollständig über Leber, Niere, Herzmuskel und Muskulatur wieder abgebaut. Ein richtiger Muskelkater legt dann aber erst

so richtig los. Sieben Tage kann es dauern, bis die Entzündung wieder unter Kontrolle ist.

Z-Scheiben, Aktin, Titin

Tatsächlich gilt nunmehr seit Jahren als gesichert, dass Muskelkater durch feine Risse (sogenannte Mikrotraumen) im Feinbau der Muskulatur (genauer gesagt, in den Sarkomeren) zustande kommt. Diese Traumen entstehen durch zu hohe Trainings- oder Wettkampfbelastungen schnell an den sogenannten Z-Scheiben der Muskulatur. Hintergrund: Z-Scheiben sind die Verbindungsstellen der kontraktilen Eiweiße Aktin und Titin.

Die feinen Risse entstehen bevorzugt bei sehr hohen mechanischen Belastungen, also wenn der Muskel in einer exzentrischen Aktivität begriffen ist. Unter einer exzentrischen Muskelarbeit verstehen wir eine kontrollierte nachgebende Muskelaktivität, z. B. beim langsamen Ablassen eines Gewichtes oder dem Heruntersteigen von einer Treppenstufe. Dabei muss der Muskel – trotz verlängernder Aktivität – zusätzlich eine Spannung zur Bewegungskontrolle aufbauen und halten. Diese

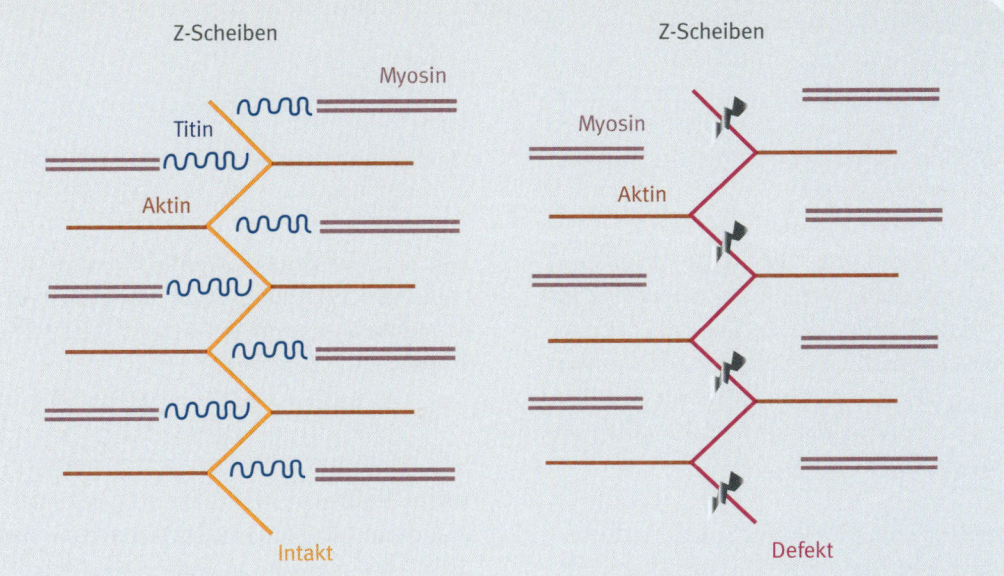

Z-Scheiben · Z-Scheiben

Myosin · Titin · Aktin · Intakt

Myosin · Aktin · Defekt

⬆ Der Muskelkater beruht auf kleinsten Verletzungen im Muskelgewebe.

beiden Belastungen (Verlängerung bei gleichzeitiger Kontraktion) bringen eine enorme Zugbelastung für die kleinen Strukturen des Muskelfeinbaus (das Sarkomer) und für die bindegewebigen Strukturen (die Muskelhüllen – also die Faszien) mit sich.

Vorsicht auch beim Dehnen

Auch bei Dehnungsübungen können solche Risse an den Muskelbestandteilen entstehen. Bei einer Dehnung entstehen mitunter sehr hohe Zugspannungen an den Z-Scheiben, die ein weiteres Strukturprotein, das sogenannte Titin, überträgt. Die Ergebnisse eines Krafttrainings und sehr intensiver Dehnungsübungen können also durchaus identisch sein und in einem Muskelkater gipfeln. Bei einem exzentrischen Krafttraining zieht das Strukturprotein Aktin, bei zu intensiven Dehnungen zieht das Protein Titin an der Z-Scheibe. Das führt in beiden Fällen, durch die sehr hohen Zugspannungen während des Krafttrainings oder einer Dehnung, zu kleinen Mikrotraumata an der Verbindungsstelle – den Z-Scheiben. Das aktuelle Erklärungsmodell für das Entstehen eines Muskelkaters beruht auf zu hoher Belastungsintensität, die sehr hohe mechanische Kräfte für die Muskel-, und Faszienstrukturen bringt.

Muskelkater wie Entzündung

Bei einem Muskelkater treten die Symptome Schmerz, Schwellung und damit verbundene Funktionsstörung meist erst ein bis zwei Tage nach der sportlichen Belastung besonders stark auf. Diese Symptome sind typischerweise auch die Zeichen einer Entzündung. Eine Entzündung entsteht zwangsläufig auch bei einem Muskelkater. Denn: Jede Verletzung von durchblutetem Gewebe verursacht primär einmal eine Entzündung. Mit dieser körperlichen Reaktion leitet der Organismus die Wundheilung ein. Bei ungünstigen Bedingungen (z. B. zu wenig Erholungszeit, erneute intensive Belastung) in den Wundheilungsphasen führt das dazu, dass Muskel- und Fasziengewebes vernarben und verkleben. Genießen Sie Muskelkater also immer mit Vorsicht und stimmen Sie das Training darauf ab. Wer zu früh – und vor allem zu intensiv – wieder in das Training einsteigt, riskiert eine Entzündung mit vielen Einschränkungen und erhöhtem Verletzungsrisiko.

Fascial Elasticity – Gegenbewegen

Womit auch immer man diese Technik im Faszientraining vergleichen möchte – Katapulteffekt, Federspeicherung oder Sprung eines Kängurus –, sie bleibt eines: die Steigerung der elastischen Kräfte für eine Bewegung oder Aktivität, im gelebten Alltag oder im sportlichen Kontext.

Dabei spielen physikalische Erkenntnisse eine kleine, aber nicht unerhebliche Rolle. Starten Sie eine Bewegung mit einer Gegenbewegung (also in die entgegengesetzte Richtung), setzt diese Gegenbewegung zusätzliche Elastizitätskräfte frei. Dadurch laden Sie vor allem die elastischen Gewebe (Bindegewebe und Faszienhüllen) mit Bewegungsenergie auf. Diese Energie können Sie schließlich in der eigentlichen Bewegung entladen und einbringen. Diese Energie kann die aktiv verfügbare Kraft steigern.

Deformiertes reformieren

Über diese physikalische Eigenschaft des Bindegewebes lassen sich unter anderem höhere Kraftwerte bei sportartspezifischen Bewegungen und damit eine deutliche Leistungssteigerung erzielen. Der Organismus bedient sich dabei der enormen Fähigkeit der Körpergewebe, sich aufgrund von Krafteinwirkungen zu deformieren und danach wieder in die Ausgangsform zurückzukehren – also eine Reformation durchzuführen. Der trainierte Wechsel von Deformation und Reformation bringt dem Sportler entscheidende Vorteile in der Leistungsfähigkeit. Beispiel: Aufschlag beim Tennis. Auch er startet mit einer entgegengesetzte Ausholbewegungen, um einen kraftvollen Aufschlages vorzubereiten. Gleiches gilt etwa

für den technisch anspruchsvollen Drehschwung beim Golf. Das gilt aber auch für Alltagsaktivitäten wie simples Treppensteigen: Sie bewegen erst die Hüfte ein wenig in die Streckrichtung, bevor Sie das Bein in der Hüfte anbeugen, um sich auf die nächste Treppenstufe zu heben.

Der Körper arbeitet ökonomisch

Solche Sequenzen besitzt jede Bewegung – und genau sie gilt es durch Techniktraining und Faszientraining zu verbessern. Denn: Durch ökonomisches Vorgehen spart der Körper sehr viel Energie und nutzt die vorhandenen elastischen Rückstellkräfte unseres Fasziensystems für Bewegung und Sport. Bewegungsökonomie heißt: Unser Organismus nutzt die beste Kombination aus Kraft und sinnvoll kontrolliertem Schwung. Beim Faszientraining geht es vor allem um die Kontrolle der Bewegung und die Ökonomisierung von Gelenk- und Muskelmechanik – kombiniert mit den elastischen Fähigkeiten unseres Fasziensystems.

Federnde, elegante und leichte Bewegungen zu koordinieren und mit scheinbar unendlicher Leichtigkeit durchzuführen, ist ein wichtiges Teilziel beim Faszientraining und den Übungen nach dem Prinzip der Fascial Elasticity. Auch die elastischen Rückstellkräfte direkt zu erfahren und wahrzunehmen, ist für die sportliche Leistungssteigerung wichtig. Deshalb führen Sie bei einigen Übungen unter anderem Schwungbewegungen durch, die eine gute Körpermechanik und eine optimale Koordination fördern und trainieren.

Bewegungen mit koordiniertem Schwung durchzuführen, ist vor allem energiesparend (ökonomisch) und damit auch leistungssteigernd. Dabei kommt einer gesteigerten Körperwahrnehmung eine entscheidende Rolle zu: Nur wer seinen Körper und die Kräfte, die auf ihn einwirken, bewusst wahrnimmt, kann diese Kräfte bezähmen und für seine Zwecke nutzen. Der Kern der Sache ist deshalb: Die Elastizität der Bewegung erspüren und diese Kräfte dann für die eigentliche Bewegung oder Übung nutzen.

Fascial Elasticity – wie oft, wie lange?

Beginnen Sie mit 3–5 Durchgängen für jede Übung, mit 10–15 Wiederholungen. Haben Sie die Bewegungsabläufe bereits koordiniert und ist Ihre die Stabilität gut, können Sie die Anzahl der Wiederholungen auf 20–30 erhöhen.

Was ist Elastizität?

Elastizität ist die Eigenschaft eines körperlichen Gewebes, sich aufgrund äußerer und innerer Kräfte zu deformieren und wieder in den Ausgangszustand zurückzuversetzen, ohne dabei strukturellen Schaden zu nehmen. Elastizität kann deshalb mit Worten wie Geschmeidigkeit, Beweglichkeit oder Formbarkeit beschrieben werden. In jedem Fall ist eine gesunde Elastizität die Fähigkeit der Veränderbarkeit der äußeren Form.

Wichtig: Wasser

Da unser Körper zu einem großen Teil aus Wasser besteht und gesunde und elastische Faszien eine sehr hohe Bindungsfähigkeit für Wasser aufweisen, ist der Zusammenhang der Hydration zur Elastizität offensichtlich. Durch Faszientraining nehmen Sie auf diese Hydrationsfähigkeit des Fasziengewebes Einfluss: Das Fasziengewebe soll durch gezielte Belastungsreize in die Lage versetzt werden, möglichst viel Flüssigkeit in sich aufzunehmen und auch längere Zeit zu speichern. Ist das Gewebe gut mit Flüssigkeit gesättigt, reduziert sich unter anderem die Verletzungsanfälligkeit.

Ein zweiter Aspekt – der Aspekt der Bewegungskoordination – erscheint in diesem Zusammenhang ebenfalls als sehr wichtig. Nur wenn Bewegungen gut koordiniert sind, erscheint das Bewegungsbild geschmeidig oder elastisch. Da Faszien sehr stark mit Rezeptoren ausgestattet sind, die es uns ermöglichen, den Körper und seine Bewegungen besser wahrzunehmen, ist die gezielte Aktivierung dieser Rezeptoren ebenfalls ein Teilziel des Faszientrainings.

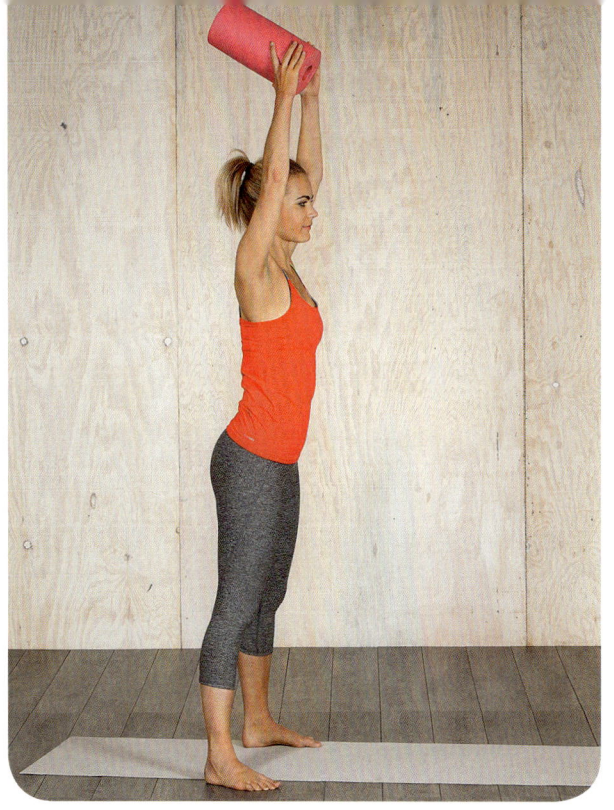

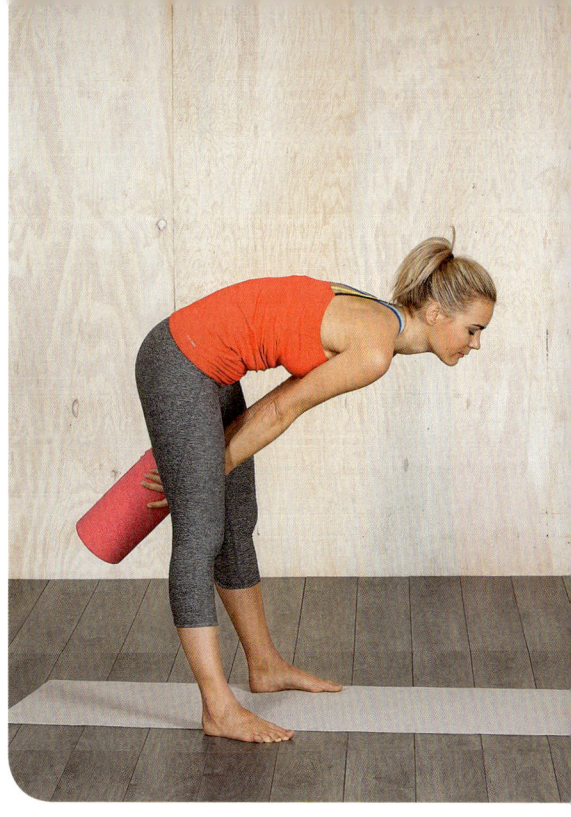

⬢ Nutzen Sie Ihre elastischen Kräfte! Spüren Sie die Energie.

⬢ Schwingen Sie weiter zwischen den Beinen durch und beugen Sie dazu die Knie.

Federnd Holz hacken (FE)

Ausgangsposition: Für diese Übung nutzen Sie die elastischen Kräfte der Front- und der Backline. Sie beginnen im Stehen. Nehmen Sie eine Faszienrolle in beide Hände und halten Sie sie in einer Ausholbewegung über dem Kopf. Stellen Sie die Füße etwa beckenbreit auf, beugen Sie die Knie leicht an. Stabilisieren Sie Ihren Rumpf. Wenn Sie den Bewegungsablauf trainiert haben, können Sie ein Trainingsgewicht (z. B. Hantel) benutzen.

Durchführung: Sie halten die Rolle über Ihrem Kopf. Der gesamte Oberkörper, inklusive der Arme, führt nun eine kleine, nach oben-hinten gerichtete Ausholbewegung durch. Mit dynamischem, und vor allem kontrolliertem Schwung führen Sie die Rolle

wie eine Axt nach unten zwischen den Beinen hindurch. Knie und Füße federn den Schwung dynamisch ab und bereiten sogleich die Gegenbewegung in die Ausgangsposition vor. Auf dem Rückweg federn Knie und Füße den Schwung ab und leiten die Kraft in die Gegenrichtung (die Aufrichtung) um. Die Arme führen die Rolle mit Kraft zurück nach oben über den Kopf.

Endposition: Zurück in der Ausgangsposition, bereit für die Wiederholung.

Zu beachten: Halten Sie eine dynamische Spannung. Beginnen Sie die Übung langsam und kontrolliert. Tempo und Schwung können Sie im Laufe des Trainings steigern.

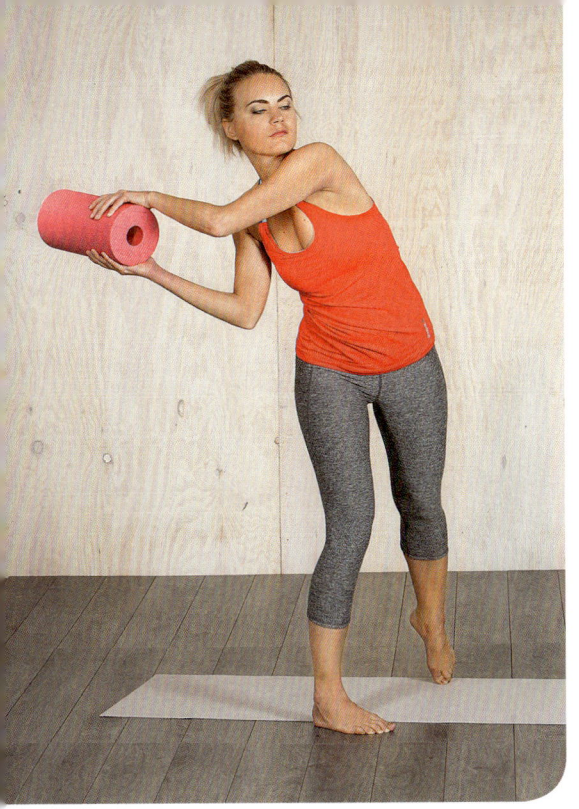 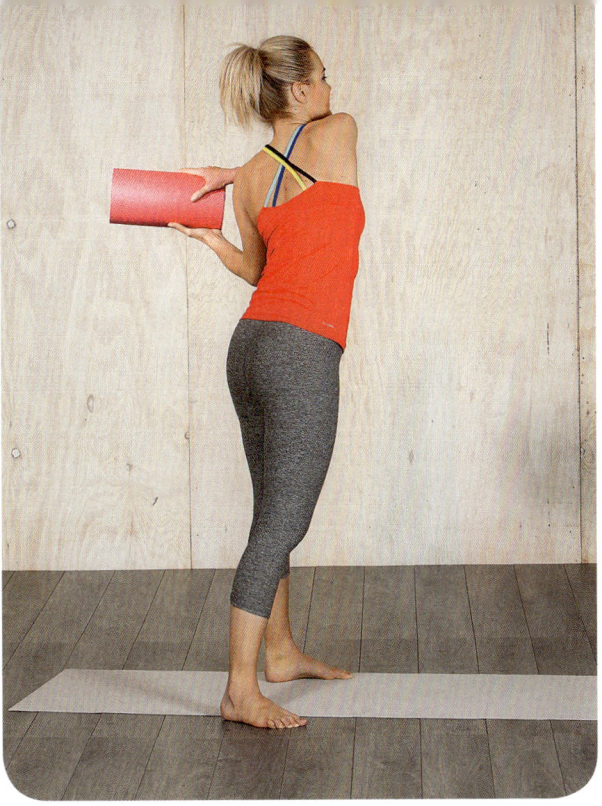

⬥ Ob mit leichter Rolle oder schwerem Gerät – behalten Sie die Kontrolle über die Bewegung.

⬥ Die Übung trainiert besonders die Drehbeschleunigung des Oberkörpers.

Zum Schlag ausholen (FE)

Ausgangsposition: Kontrollierte Drehbewegungen schützen vor Weichteilverletzungen. Die Übung startet im Stand. Halten Sie die Faszienrolle mit beiden Händen auf einer Körperseite, als würden Sie zum Schlag ausholen.

Durchführung: Schwingen Sie die Faszienrolle von einer Seite auf die andere durch. Anfangs der Schwungbewegung bewegt sich Ihr Oberkörper mit Armen und Rolle kurz in die Gegenrichtung (vorbereitende Gegenbewegung, sie rekrutiert elastische Kräfte). Dabei drehen Knie und Füße stets mit wie bei einem Golfschwung). Kehren Sie nach dem »Schlag« entspannt in die Ausgangsposition zurück (bereit für eine Wiederholung). Oder

Sie schließen den Rückweg mit in die Übung ein. So können Sie einen Schlag nach dem anderen machen, wechseln Sie immer von rechts nach links. Alternative: z. B. 10-mal nach rechts, dann 10-mal nach links.

Endposition: Führen Sie die Bewegungen nach rechts und links ohne Unterbrechung durch, ist das Ende die Ausgangsposition. Drehen Sie kontinuierlich z. B. nach rechts, ist das Bewegungsende nach dem Hinweg der ersten Bewegung.

Zu beachten: Sind Sie trainiert, können Sie ein Trainingsgewicht (Hantel) als zusätzliche Schwungmasse nutzen. Aber auch dann gilt: Bewegung kontrollieren!

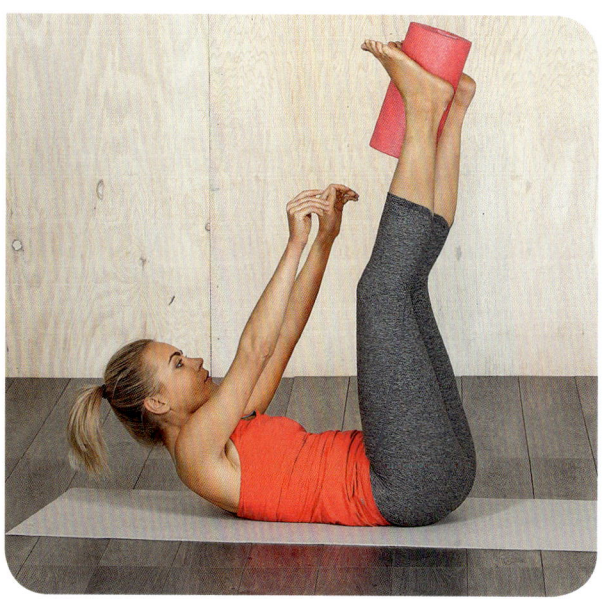

⬙ Die elastische Anpassung der Spannung macht Ihr Fasziensystem leistungsfähiger.

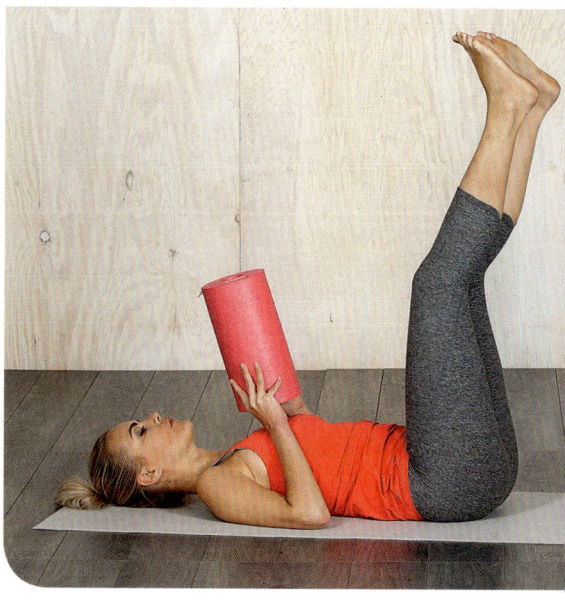

⬙ Wenn Sie Rolle »gepflückt« haben, strecken Sie sie über den Kopf, parallel zum Boden.

Rolle federnd abholen (FE)

Ausgangsposition: Wer die Kontrolle über Bein- und Armhebel behalten möchte, braucht anpassungsfähige Bauchmuskeln. Sie beginnen in Rückenlage und strecken beide Beine deckenwärts. Klemmen Sie die Faszienrolle zwischen die Füße. Holen Sie die Rolle mit beiden Händen ab. Beide Schulterblätter haben keinen Bodenkontakt.

Durchführung: Lassen Sie den Oberkörper in einer kleinen dynamischen, aber schnellen Bewegung nach unten absinken. Koppeln Sie daran direkt die Gegenbewegung und nutzen Sie die Kraft aus dieser startenden Schwungbewegung. Sofort heben Sie den Oberkörper wieder an und greifen nach der Rolle. Lassen Sie den Oberkörper kontrolliert

nach unten sinken und strecken Sie beide Arme mit der Rolle über den Kopf (parallel zum Boden). Mit genau dieser Bewegung bringen Sie die Rolle dann wieder zwischen die Füße. Aus der dynamischen Abwärtsbewegung des Oberkörpers und der Arme generieren Sie die Schwungkraft für das erneute Anheben.

Endposition: Ausgangsposition.

Zu beachten: Kontrollieren Sie die Schwungbewegung durch eine dynamisch variable Muskelspannung in der Körpermitte. Nur die elastische Anpassung der Spannung an die Bewegung macht Ihr Fasziensystem leistungsfähiger und belastbarer.

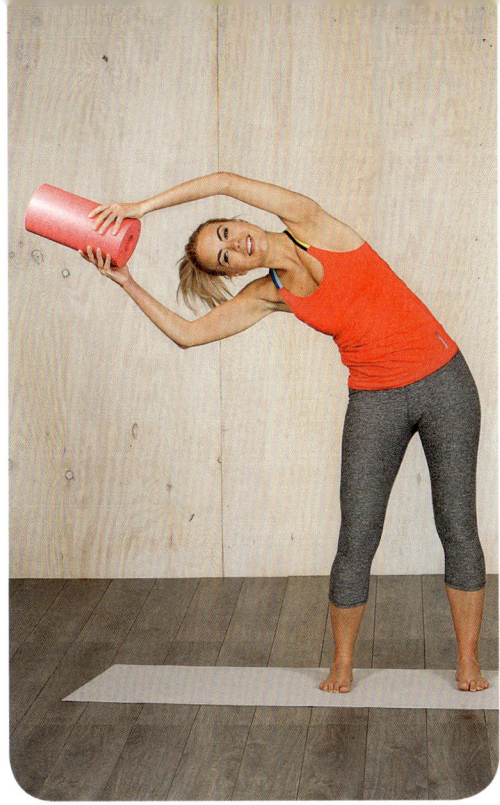

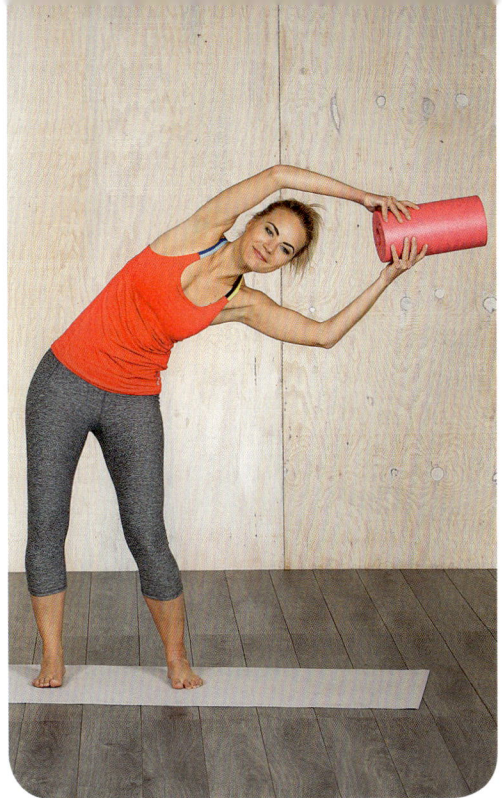

⬥ Macht sich die eine Seite kurz, muss sich die andere strecken – das motiviert die Faszien.

⬥ Achten Sie auf eine harmonische Krümmung des gesamten Oberkörpers zur Seite.

Seitneigung (FE)

Ausgangsposition: Sie beginnen im Stehen und strecken beide Arme mit der Faszienrolle nach oben über den Kopf. Die Füße stehen etwas mehr als beckenbreit auseinander, die Knie sind leicht gebeugt für einen dynamisch anpassungsfähigen Stand.

Durchführung: Der Oberkörper neigt sich sanft zu einer Seite. So wird die Körperseite – auf die Sie die Bewegung machen – kurz, während sich die Gegenseite lang machen muss. Die Arme neigen Sie in direkter Verlängerung zum Oberkörper mit zur Seite. Arme und Rolle machen die Bewegung mit und dienen als Hebel und Schwungmasse, die Sie kontrollieren müssen. Bereits während der Abwärtsbewegung kontrollieren

die Muskeln und die Faszienlinien die Spannung für die Aufrichtung. Halten Sie das seitliche Biegen so klein, dass Sie die Bewegung jederzeit kontrollieren können. Dann richten Sie den Oberkörper auf – zurück in die Ausgangsposition.

Endposition: Der Oberkörper ist wieder aufgerichtet, Sie halten die Rolle senkrecht über dem Kopf.

Zu beachten: Halten Sie die Körpermitte stabil und kontrollieren Sie den Schwung. Sind Sie trainiert, können Sie auch eine Kurzhantel mit einem niedrigen Gewicht (1–3 Kilogramm) nutzen, um die Schwungkraft noch effektiver auszuschöpfen.

Fascial Refinement – Wahrnehmen und Lösen

Ein Lösen von verklebtem Bindegewebe und die Auflösung pathologischer Cross Links führen automatisch dazu, dass sich die Diffusion im Gewebe verbessert und sich die Stoffwechselsituation im faszialen Gewebe optimiert. Der Ausdruck »Refinement« lässt sich daher direkt mit »Verbesserung« oder »Verfeinerung« übersetzen. Es sind also Übungen, die die Körperwahrnehmung verbessern und darüber zu einem verbesserten Körpergefühl – auch bei Bewegung und Aktivität – führen. Gleichzeitig schult die Technik die spezielle Fähigkeit, oder das Alleinstellungsmerkmal des faszialen Gewebes, die netzwerkartige Kommunikation des Gewebes mit dem Nervensystem über vielfältige freie Nervenenden, die sich im Gewebe in allen Schichten befinden. Denn sie ermöglichen, die eigene Körperlichkeit und deren Funktionen und Dysfunktionen wahrzunehmen.

Dabei geht es nun vor allem um die Aktivierung dieser freien Nervenendigungen und damit eine gesteigerte Sensorik, also der Wahrnehmung des Körpers im Raum, und vor allem um eine Wahrnehmung der Veränderungen während der durchgeführten Bewegungen.

Faszien als Kommunikatoren

Mithilfe dieser immensen Dichte von Rezeptoren sind die Faszien ein großes Kommunikationsorgan. Sie registrieren unterschiedliche Reize und Empfindungen und tragen dazu bei, diese Informationen zu verarbeiten. Das periphere Nervensystem übernimmt die Reizaufnahme. Die Nerven aus dem faszialen Gewebe leiten diese Information an das zentrale Nervensystem (Gehirn und Rückenmark) weiter. Hier erfolgt eine Dringlichkeitsprüfung: Welcher Reiz ist wichtig und geht vor? Wichtige Reize, z. B. Schmerz, werden sofort bearbeitet, unwichtigere Reize stehen hintan und verlieren sich vielleicht komplett. Das heißt: Durch Veränderungen im Gewebe (z. B. Verklebungen in den Faszien) leidet auch die Reizweiterleitung. Und das kann zu Fehlinterpretationen des Nervensystems führen: Z. B. kann das Nervensystem bei chronifiziertem Verlauf mechanische Reize als Schmerz interpretieren. Häufen sich diese Fehler, kann das fatale Folgen für das Bewegungssystem haben. Aber: Durch Entspannung und Wahrnehmung können Sie diese Fehlleistungen korrigieren und das Fasziensystem in die richtigen Bahnen bringen.

Diese Rezeptoren gezielt zu aktivieren, ist durchaus auch eine Möglichkeit des Faszientrainings. Ist die Körperwahrnehmung verbessert, können Sie nicht nur die körpereigenen Kräfte besser und ökonomischer einsetzen, sondern Sie bewegen sich auch gezielter und kontrollierter. Um eine Bewegungs- und Elastizitätsanpassung der faszialen Strukturen zu erreichen, koppeln Sie lange Stretchpositionen mit lokalen Mobilisationen – dafür kommen immer zuerst die beteiligten Gelenke infrage. Finden Sie heraus, was für Sie am besten ist. Seien Sie kreativ, entwickeln Sie eigene Varianten und lassen Sie sich inspirieren.

Fascial Refinement – wie oft, wie lange?

Zu Beginn sollten Sie 3–5 Durchgänge von jeder Übung, mit 10–15 Wiederholungen machen. Wenn Sie die erforderlichen Bewegungsabläufe besser koordinieren und Sie

Das sind die Rezeptoren unseres Fasziensystems.

Rezeptor	Aufgabe
Golgi-Rezeptoren	Wahrnehmung von schnellen ruckartigen Spannungsänderungen Spannungsreduktion zum Schutz vor Verletzung
Merkel-Zelle	Reagiert auf die Druckintensität
Meissner-Körper	Druckrezeptor, reagiert auf schnelle Veränderungen des vorkommenden Druckes im Gewebe
Pacini-Körper	Wahrnehmung von schnellem Dehnungswechsel und Vibrationsempfindungen Verbesserung der Bewegungssteuerung
Ruffini-Körper	Wahrnehmung von langsamen Dehnungsveränderungen und der Gelenkstellungen im Raum
Nozizeptoren	Schmerzwahrnehmung
Thermorezeptoren	Temperaturwahrnehmung

stabil sind, können Sie die Anzahl der Wiederholungen auf 40–100 erhöhen. Die Intensität dieser Übungen ist meist nicht extrem hoch und Sie erreichen nicht so schnell die Grenze Ihrer Leistungsfähigkeit – deshalb können Sie diese Wahrnehmungsübungen durchaus oft und in hoher Frequenz wiederholen.

Rezeptoren schulen

Ein großer Teil der Effekte des Faszientrainings basieren darauf, die Arbeit der Rezeptoren in unserem Körpergewebe gezielt zu verändern. Rezeptoren und deren Funktionsfähigkeit regulieren vielfältige Körperfunktionen und das Zusammenspiel der Körperregionen und der sportmotorischen Fähigkeiten (Schnelligkeit, Kraft, Ausdauer oder Koordination) bei Aktivität und vor allem im Sport. Das Training soll die Reizaufnahme, die Reizweiterleitung und dann natürlich auch die Reizverarbeitung im zentralen Nervensystem optimieren.

Oberflächliche Rückenlinie (OBL) und Superficial Backline (SBL) lösen (FR)

Ausgangsposition: Um ein Gefühl für die aktuelle Spannung in der SBL zu erhalten beginnen Sie im Langsitz. Legen Sie die Hände auf die Unterschenkel, knapp unterhalb der Kniescheibe.

Durchführung:
1. Beginnen Sie mit kleinen Bewegungen der Fußgelenke: Ziehen Sie den Fußrücken abwechselnd rechts und links in Richtung Knie und strecken Sie den Fuß im Wechsel lang nach unten weg. Die Ferse rutscht ein kleines Stück auf dem Boden mit.

2. Strecken Sie die Füße lang nach unten. Die Ferse schiebt sich ein wenig auf dem Boden nach oben. Halten Sie die Ferse an genau dieser Stelle fixiert. Nun kombinieren Sie Fußbewegungen mit Kniebewegungen: Immer wenn Sie einen Fußrücken nach oben ziehen, beugen Sie das zugehörige Knie mit an. Den anderen Fuß strecken Sie lang nach unten und strecken gleichzeitig das Knie durch. Die Fersen bleiben dabei stets an derselben Stelle.

3. Halten Sie den Oberkörper aufrecht und schieben Sie eine Beckenseite mit dem zugehörigen Bein auf dem Boden nach vorn. Rutschen Sie vier- bis fünfmal pro Seite nach vorn und hinten.

4. Schieben Sie die Hände abwechselnd am Unterschenkel entlang zu den Füßen.

Zu beachten: Achten Sie auf die sanften Bewegungen von Füßen, Knien und die Hüfte.

Lateralline lösen (FR)

Ausgangsposition: Die Laterallinie können Sie wunderbar in Bauchlage wahrnehmen und lösen. Dazu neigen Sie Ihren Oberkörper nach links und nehmen die Beine auf dieselbe Seite. So entsteht eine C-Lage, die Ihre rechte Seite verlängert, spannt und dehnt, während die linke Seite eher verkürzt und entspannt wird. Diese Übung können – und sollten – Sie auch auf der Gegenseite durchführen. In dieser Position haben Sie viele Möglichkeiten, kleine Bewegungen zu machen, die die Laterallinie mobilisieren.

Durchführung: Beginnen Sie mit dem rechten Becken (dem Becken auf der verlängerten Körperseite). Ziehen Sie das Becken nach oben in Richtung Schulter und dann nach unten in Richtung der Füße. Damit vergrößern Sie die Elastizitätstoleranz und die Mobilität. Oder Sie bewegen den Schultergürtel: Bewegen Sie die Schulter der verlängerten Seite ebenfalls nach oben und nach unten, um die Rumpf-Rippenanteile der Laterallinie zu mobilisieren. Dieselben Bewegungen können Sie auf der verkürzten Seite durchführen.

Zu beachten: Führen Sie die Bewegungen mit Schulter und Becken zu Beginn langsam und achtsam durch. Nehmen Sie Veränderungen in der Spannung und im Bewegungsverhalten wahr und passen Sie die Bewegungsreichweite von Schulter und Becken daran an. Beginnen Sie mit kleinen Bewegungen und steigern Sie die Bewegungsreichweite immer weiter. Nicht vergessen: Weiteratmen!

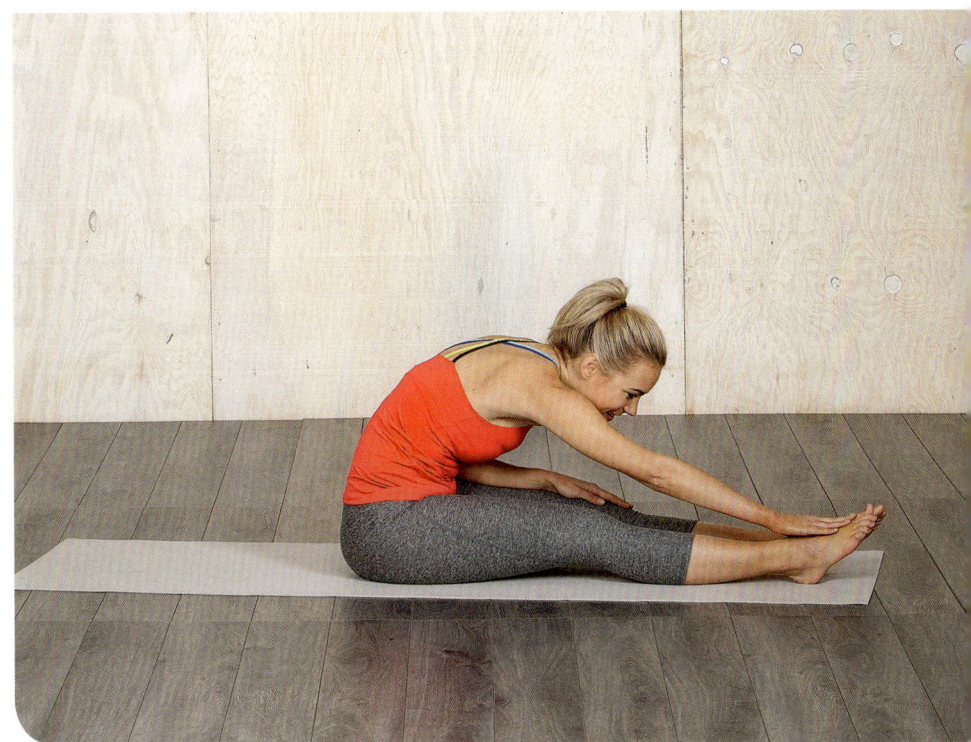

» Kleine Bewegungen zeigen Ihnen, wo Sie unnötige Spannung gespeichert haben.

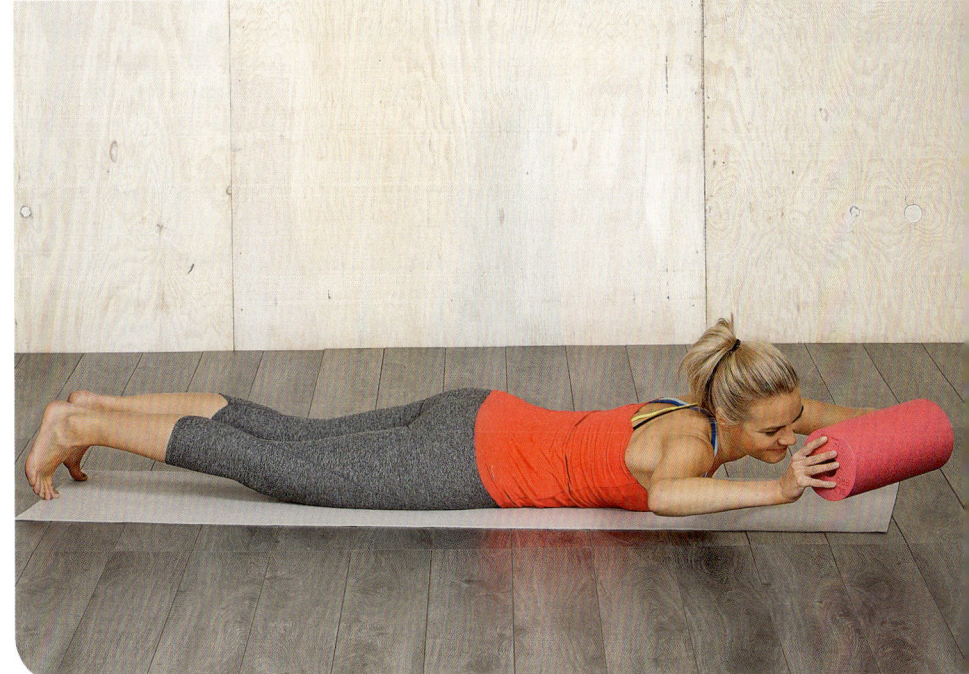

» Seien Sie aufmerksam und passen Sie Ihre Bewegung der empfundenen Spannung an.

Untere Thorako-lumbalfaszie lösen (FR)

Ausgangsposition: Ziel der Übung: Die oberflächliche Rückenlinie über die Ansatzbereiche am knöchernen Becken mobilisieren. Legen Sie sich auf den Rücken, stellen Sie die Beine auf dem Boden auf und positionieren Sie die Blackroll unter Ihrem Kreuzbein – der Übergang der Lendenwirbelsäule in das Kreuzbein. Mit den Armen können Sie sich auf dem Boden abstützen, das gibt mehr Stabilität für die Bewegungen mit Becken und Beinen. Wieder wichtig: Eine stabile Körpermitte (durch eine angepasste, dynamisch variable Bauchmuskelspannung). Die Lendenwirbelsäule darf und soll sich in dieser Position entspannt nach unten ausdehnen und sich lang machen können. Dann heben Sie die Beine vom Boden ab und bringen beide Knie zusammen.

Durchführung: Beginnen Sie, beide Beine um einen gedachten Mittelpunkt an der Decke zu drehen. Variieren Sie dabei die Drehrichtung: rechts und links. Dabei verändert sich der Druck der Faszienrolle in die Fascia thorakolumbalis – und zwar an den Befestigungspunkten am knöchernen Becken. Zusätzlich können Sie das Becken aufrichten und wieder kippen (Wechsel zwischen »Rundrücken« und »Hohlkreuz«, was die Faszien weiter mobilisiert.

Zu beachten: Halten Sie eine stabile Körpermitte während der Drehbewegung mit den Knien nach rechts und links und der Beckenbewegungen.

Backline lösen (FR + FS)

Ausgangsposition: Im Yoga heißt diese Ausgangsposition »der herabschauende Hund«, in der Physiotherapie ist es der »Bärenstand«. Beide Füße und beide Hände stehen auf der Matte. Sie heben das Becken bei gestreckten Beinen nach oben an, der Oberkörper knickt nach unten. In dieser Position sorgen stabile Arme und Beine für die nötige Unterstützung. Den Abstand zwischen Händen und Füßen sollten Sie anfangs so gestalten, dass sich zwischen Oberkörper und Beinen in etwa ein 90 Grad-Winkel ergibt. Später können Sie den Abstand auch kleiner oder größer wählen. Die Füße stehen etwa beckenbreit, die Hände sind etwas mehr als schulterbreit auseinander aufgestellt. Auch diese Position gibt Ihnen viele Möglichkeiten, den Spannungszustand der Faszien zu beeinflussen.

Durchführung: Heben Sie im Wechsel eine Ferse vom Boden ab. Gleichzeitig dürfen Sie die Knie anbeugen und die Bewegung einen fließenden und elastischen Charakter annehmen. So lassen sich die Beingelenke leicht und locker durchbewegen und sie nehmen die entstehende Drehbewegung bis in das Becken und die Hüften auf. Versuchen Sie, die Drehbewegung bis in den Oberkörper zu fühlen und dort die Wirbelsäule und die Rippen in diese elastische Bewegung mit einzubeziehen.

Zu beachten: Atmen Sie regelmäßig – und weiter.

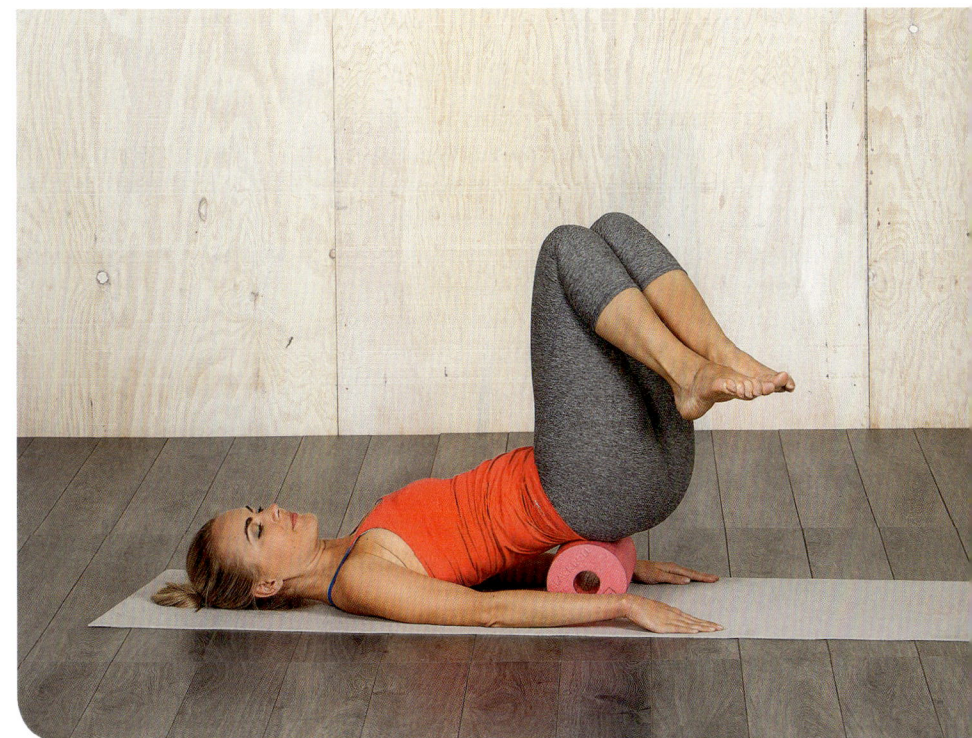

❱❱ Mobilisieren Sie die oberflächliche Rückenlinie über die Ansatzbereiche am knöchernen Becken.

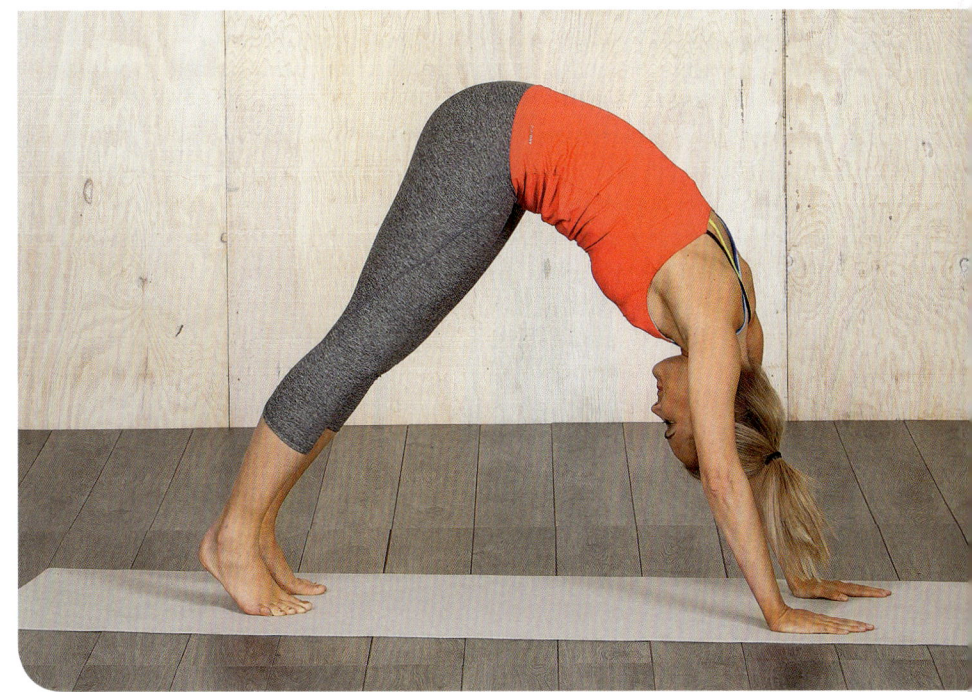

❱❱ Herabschauender Hund oder Bärenstand – beides löst Verspannung.

Fascial Stretch – Dynamik und Anmut

Um sich effektiv bewegen zu können, sind elastisches Gewebes und motorische Kontrolle entscheidend. Kontrolle hat, bei wem Nerven, Muskeln und umhüllendes Bindegewebe zusammenarbeiten. Auch die Gelenke tragen ihren Teil zu einem reibungsfreien Miteinander bei. Das Ziel des Fascial Stretch ist, Elastizität zu fördern und für ausreichende Bewegungsreserven zu sorgen.

Große Bewegungen

Dazu nutzen Sie vor allem groß angelegte Bewegungen, die möglichst viele Gelenke in die Mobilisation mit einbeziehen und die Sie langsam und kontrolliert durchführen. In diesen großen Bewegungen ist immer wieder Platz und Zeit, um kleine Bewegungen auszukoppeln – um etwa zusätzlich einzelne Gelenke zu mobilisieren. Dieses Vorgehen bietet dem Fasziensystem ausreichende Zugreize, um seine Elastizität zu entfalten.

Da Zugreize permanent und bei allen Bewegungen auftreten und sich Teile des Fasziensystems daher auch immer »lang« machen müssen, sind diese »Verlängerungsübungen« durchaus zielführend, um sich schmerzfrei bewegen zu können und die Kraftübertragung zu trainieren und zu fördern.

Sie sind den klassischen Dehnübungen sehr ähnlich, verfolgen jedoch durch die integrierte Dynamik etwas andere Ziele – sie werden deshalb mit dem Schwerpunkt auf Mobilisation und Elastizität durchgeführt. Es geht nicht darum, eine Dehnungsposition so lange wie möglich zu halten oder eine Bewegung bis an das quantitative Maximum auszuschöpfen. Vielmehr möchten Sie das

Bindegewebe durch einen fascialen Stretch sanft von Steifigkeiten und Hindernissen in der Mobilisation befreien.

Faszial Stretch – wie oft, wie lange?

Um das zu erreichen, vergrößern Sie die elastische Bewegungsreichweite sukzessive und sichern sie durch kleine zusätzliche Bewegungen in der Verlängerungsposition. Damit lassen sich Intensität und Dauer der Dehnungsreize sehr gut an das momentane Leistungsniveau anpassen und kontrolliert steigern.

Zu Beginn sollten Sie 3–5 Durchgänge von jeder Übung, mit 10–15 Wiederholungen, machen. Beherrschen Sie die Bewegungen bereits gut und sind Sie stabil, können Sie die Anzahl der Wiederholungen auf 20–30 erhöhen.

Dehnung – eine Standortbestimmung

Was kann Dehnung leisten? Wo sind die Grenzen? Mit dem Begriff »Dehnung« gehen viele Sportler und Trainer immer noch kontrovers um. Dem Dehntraining (dem sogenannten Stretching) werden viele Trainingsziele zugeschrieben, die es aber – zumindest nach der aktuellen wissenschaftlichen Lage – noch nicht erreichen kann.

Für viele der gewünschten Dehnungseffekte fehlen derzeit einfach noch wissenschaftlich untermauerte Ergebnisse und Bestätigungen.

Faszien und Dehnen

Zusammen mit dem Faszientraining können Sie die Zielsetzung dieser Dehneffekte nochmals modifizieren und auf das Zielgewebe

Was Dehnungen bewirken

Gewünschte Effekte durch Dehnung	Tatsächlich wissenschaftlich nachgewiesene Effekte durch Dehnung
Durchblutungsförderung	verbesserte Bewegungstoleranz
Aufwärmen vor dem Sport	vorübergehend verbesserte Bewegungsreichweite
Leistungssteigerung im Sport durch Dehnungen	
beschleunigte Regeneration	
bessere Entspannungsfähigkeit	
schnellere Regeneration	
Prävention und Linderung von Muskelkater und Muskelverletzungen	
reduzierte Muskelspannung	
Beseitigung von Muskeldysbalancen	
Verlängerung von Muskel	

(die Faszien) anpassen. Zuallererst können die verbesserte Bewegungsreichweite und die gesteigerte Toleranz für eine höhere Gewebespannung Vorteile für Ihr Training bringen. Somit können Sie zumindest Teile der angestrebten Dehneffekte sportartspezifisch nutzen.

Eine Optimierung der Bewegung können Sie auch unter dem Aspekt einer Funktionsverbesserung im sportlichen Bereich erwarten, vor allem nach einer erlittenen Verletzung: Indem Sie die Rezeptoren aktivieren. und Sie davon ausgehen, dass sich darüber die sensorischen Rückmeldung an das Nervensystem modifizieren, dann kann ein faszial fokussierter Stretch durchaus zielführende Effekte für Sportler bringen.

Rumpffaszie, Backline, Armlinie dehnen (FS)

Ausgangsposition: Das Ziel: obere hintere Rumpffaszie, hintere Armfaszie und obere Backline dehnen. Start: Vierfüßler. Eine Faust passt zwischen die Knie. Die Hände sind knapp vor den Schultern, die Wirbelsäule aufgestützt.

Durchführung: Schieben Sie den rechten Arm unter dem Oberkörper hindurch, bis die rechte Körperseite (auf Höhe des Schulterblattes) beginnt zu »spannen«. In dieser Position beginnt das eigentliche Mobilisationstraining: Schieben Sie den Arm in verschiedene Richtungen unter Ihrem Körper hindurch – zur gegenüberliegenden Wand, mehr in Richtung Kopf, mehr in Richtung Beine … wohin auch immer Sie möchten. Ist diese Anpassung ausgereizt, bewegen Sie Ihre umliegenden Gelenke in der Stretchposition. Das sind vor allem die Gelenke der Brust- und Halswirbelsäule, die Sie durch drehende oder schlängelnde Bewegungen mobilisieren können.

Auch die Rippengelenke lassen sich einbauen – z. B. durch verstärktes Ein- und Ausatmen. Binden Sie ebenfalls Schulter, Ellbogen und Hände ein – beugen und strecken Sie die Gelenke in verschieden gedrehten Positionen Ihres Oberkörpers. Selbst das Schulterblatt können Sie nach unten, oben, innen oder nach außen bewegen.

Endposition: Wenn es im oberen Rücken bis in die Arme hinein zieht. Dann sollten die Bewegungen der Gelenke einsetzen.

Zu beachten: Anfangs sollte es sich angenehm anfühlen, steigern Sie die Intensität langsam.

Rumpffaszie, Front- und Armlinie dehnen (FS)

Ausgangsposition: Schulen Sie Ihre obere vordere Rumpffaszie, die obere Frontline und vordere Armlinie. Das heißt: Ran an die gegenüberliegenden Faszienketten! Sie sind im Vierfüßler. Halten Sie Ihre Wirbelsäule gestreckt und bauen Sie die Gelenke von Rücken, Schultern, Kopf und Armen in die Mobilisation mit ein.

Durchführung: Heben Sie einen Arm seitlich nach oben und strecken Sie ihn in Richtung Decke (eine Handinnenfläche zeigt zur Decke). Wieder können Sie die Bewegung Ihres Arms in verschiedene Richtungen leiten: zur gegenüberliegenden Wand, vermehrt in Richtung Kopf oder deutlicher in Richtung Beine … Machen Sie, was Sie wünschen. Nun binden Sie wieder die angrenzenden Gelenkkomplexe mit ein: Drehen Sie Ihre Wirbelsäulenabschnitte (HWS + BWS) oder beugen und strecken Sie sie. Drehen Sie Ihren gestreckten Arm nach innen oder außen, um die Spannung zu beeinflussen. Probieren Sie aus, wie sich Bewegungen von Schultern, Nacken, Ellbogen oder den Handgelenken auswirken.

Endposition: Wenn Sie das Ziehen im oberen Rücken bis in die Arme hinein spüren, dann sollten die Bewegungen der Gelenke einsetzen. Das heißt: Sie halten die Spannung und beginnen, die einzelnen Gelenke moderat in ihren Bewegungsrichtungen zu testen. Später können Sie die gesamte Gelenkkette einsetzen.

Zu beachten: Achten Sie zu Beginn auf eine angenehme Wahrnehmung und steigern Sie die Intensität langsam.

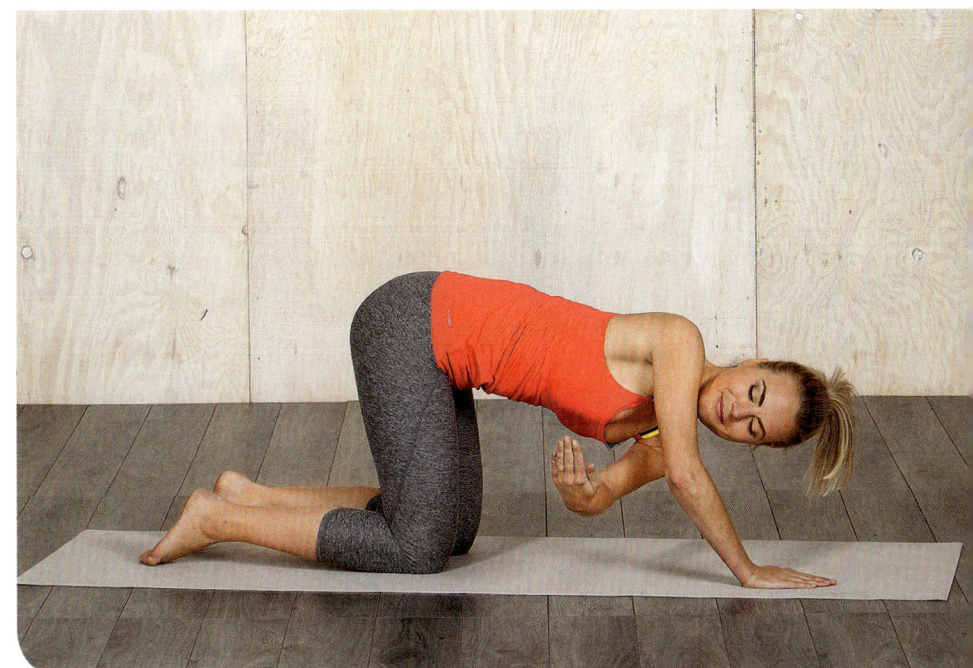

❯❯ Sie dehnen obere hintere Rumpffaszie, hintere Armfaszie und obere Backline. Probieren Sie Varianten!

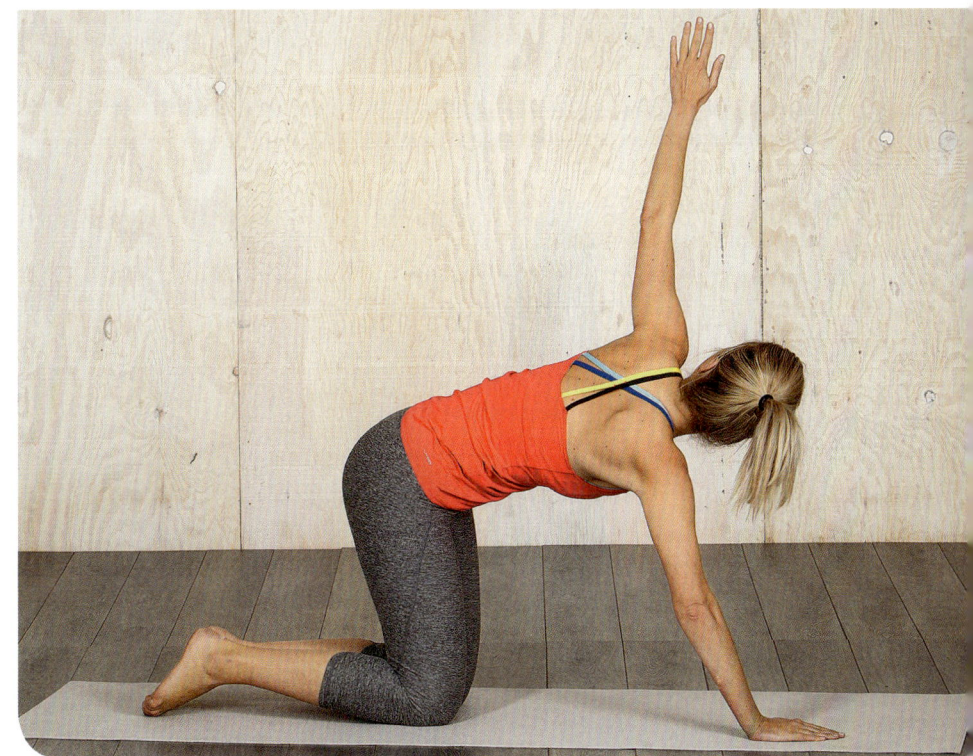

❯❯ Wenn Sie ein Ziehen spüren, setzen Sie Ihre Gelenke zur weiteren Mobilisation ein.

Rückenfaszie und Fascia thorakolumbalis (FS) dehnen

Ausgangsposition: Das Ziel: unteren Anteil der oberflächlichen Rückenfaszie und Fascia thorakolumbalis dehnen. Auch in der Päckchenlage können Sie Ihrem Begehr nachkommen, einen angenehmen und intensiven Stretch zu erleben – inklusive Mobilisationen von Rücken und Becken oder von Beinen und Armen. Gehen Sie in den Vierfüßler, das Gesäß sinkt auf die auf den Fersen. Die Arme liegen gestreckt auf dem Boden.

Durchführung: Schieben Sie immer im Wechsel einen Arm gestreckt weiter nach vorn und ziehen Sie gleichzeitig den anderen Arm gestreckt etwas nach hinten. Darüber verlängern Sie eine Rumpfseite und bringen Bewegung in die fasziale Struktur. Sie können auch beide Arme gleichzeitig nach rechts und links bewegen, indem Sie Ihre Arme über den Boden rutschen lassen, das produziert eine Seitneigung. Auch wenn Sie das Becken auf eine Beinseite (auf eine Ferse) verlagern, fördert das die fasziale Beweglichkeit und Elastizität. Versuchen Sie dazu, immer mit der rechten Gesäßhälfte auf der linken Ferse zu sitzen und umgekehrt. Auch wenn Sie das Bein strecken, merken Sie, wie Sie sich »verlängern«. Führen Sie diese Beinstreckung im Wechsel mit dem rechten und linken Bein durch.

Zu beachten: Je mehr Bewegungskomponenten Sie testen, desto mehr Elastizität werden Sie für Ihre sportliche Bewegungsfähigkeit gewinnen. Benutzen Sie Ihre Gelenke für Variationen in der Bewegung.

Frontline dehnen (FS)

Ausgangsposition: Beginnen Sie im Bärenstand. Mit den Händen greifen Sie seitlich in die Blackroll und stützen sich darauf ab. Die Füße stehen etwas mehr als beckenbreit auseinander. Die Blackroll ist etwa auf Bauchnabelhöhe.

Durchführung: Lassen Sie Ihr Becken in Richtung Boden absinken und bewegen Sie es auf die Rolle zu. Die Füße bleiben fest am Boden. Beide Arme sind gestreckt. Dabei ziehen Sie die Körpervorderseite lang. Halten Sie diese Position für 8–10 Sekunden. Nun mobilisieren Sie die Gelenke.

Sequenz 1: Beugen Sie im Wechsel ein Bein in der Hüfte an, indem Sie die Füße abwechselnd nach vorn zur Rolle ziehen. Danach können Sie das Bein weiter nach hinten herausschieben, um die Spannung auf der Vorderseite zu verstärken.

Sequenz 2: Bewegen Sie im Wechsel ein Bein seitlich nach außen. Die Füße dürfen über den Boden schieben. Aber: Das andere Bein muss die Mittelposition beibehalten.

Sequenz 3: Lassen Sie das Becken im Wechsel nach rechts und links schaukeln.

Endposition: Sie stützen sich auf den Händen (oder der Faszienrolle) ab, das Becken ist dicht an der Rolle und die Zehenspitzen sind aufgestellt. Die Knie haben keinen Bodenkontakt.

Zu beachten: Halten Sie die Rumpfspannung. Wenn die Kraft nachlässt, legen Sie rechtzeitig eine Pause ein.

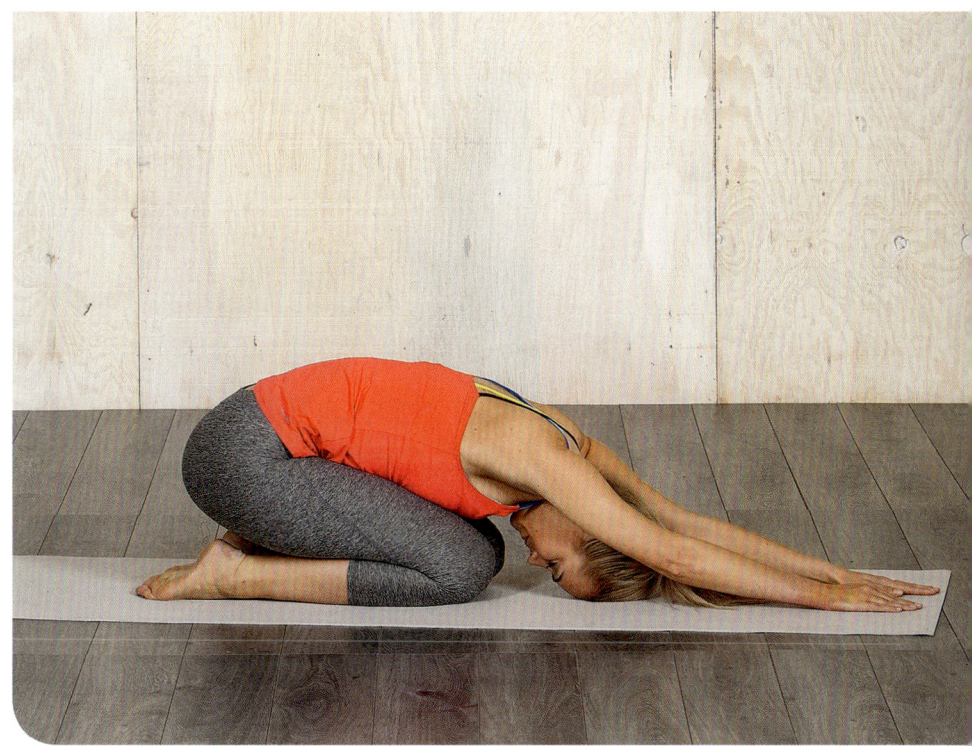

❯ Testen Sie, probieren Sie aus – (er)proben Sie sich. Sie können nur gewinnen.

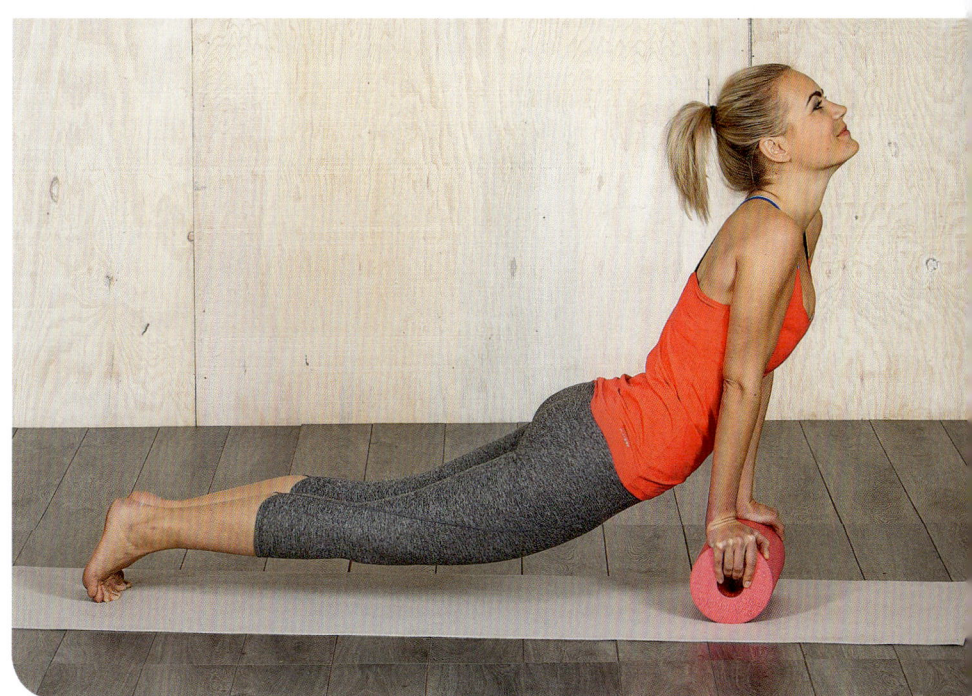

❯ Das Becken ist stets dicht an der Rolle, legt sich aber nie auf Ihr ab.

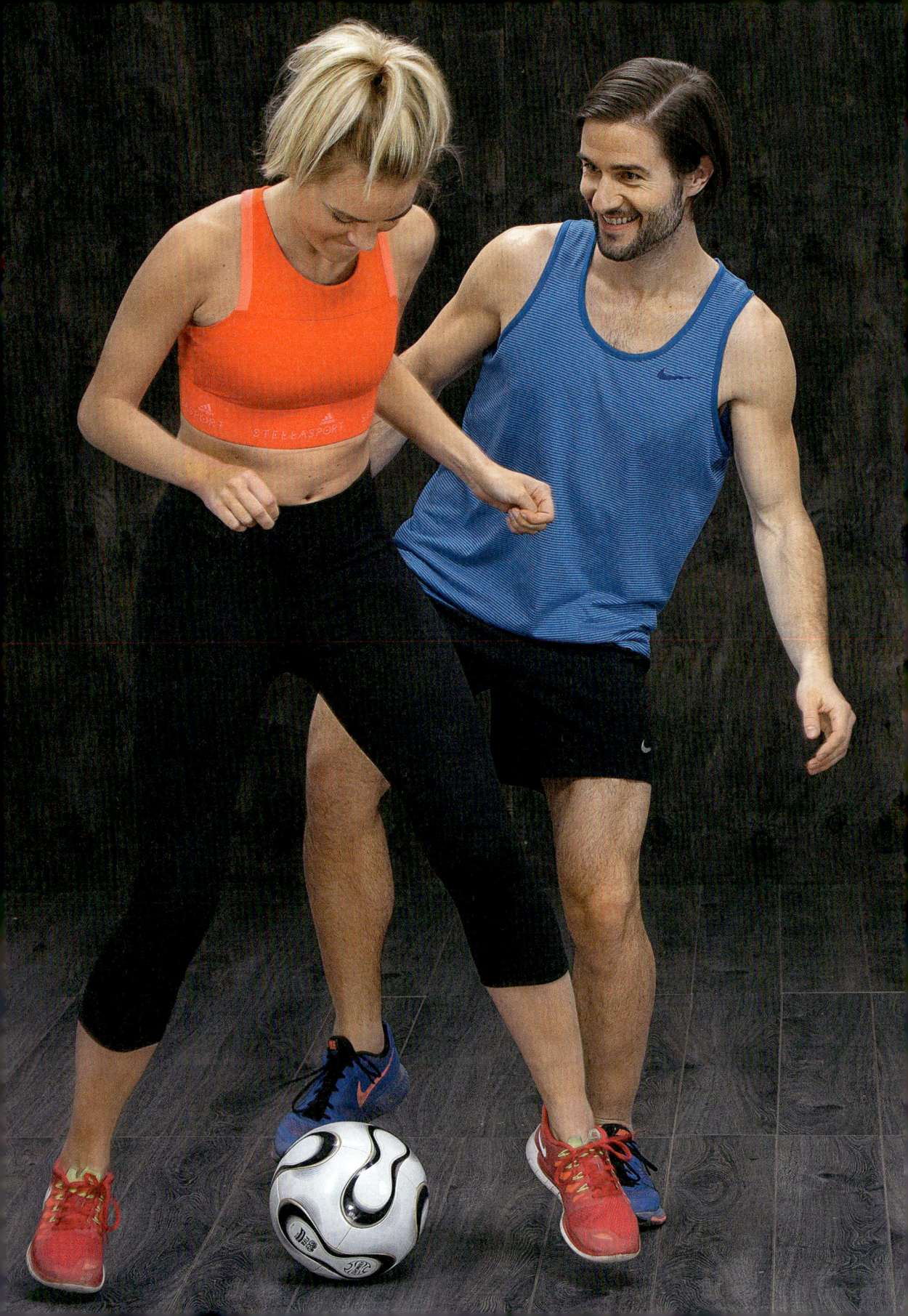

Faszientraining für Ihre Sportart

An die Geräte, ab auf den Platz oder hinein in die Natur. Suchen Sie sich die besten Übungen für Ihr Training heraus – kreieren Sie auch gerne Ihr eigenes Programm!

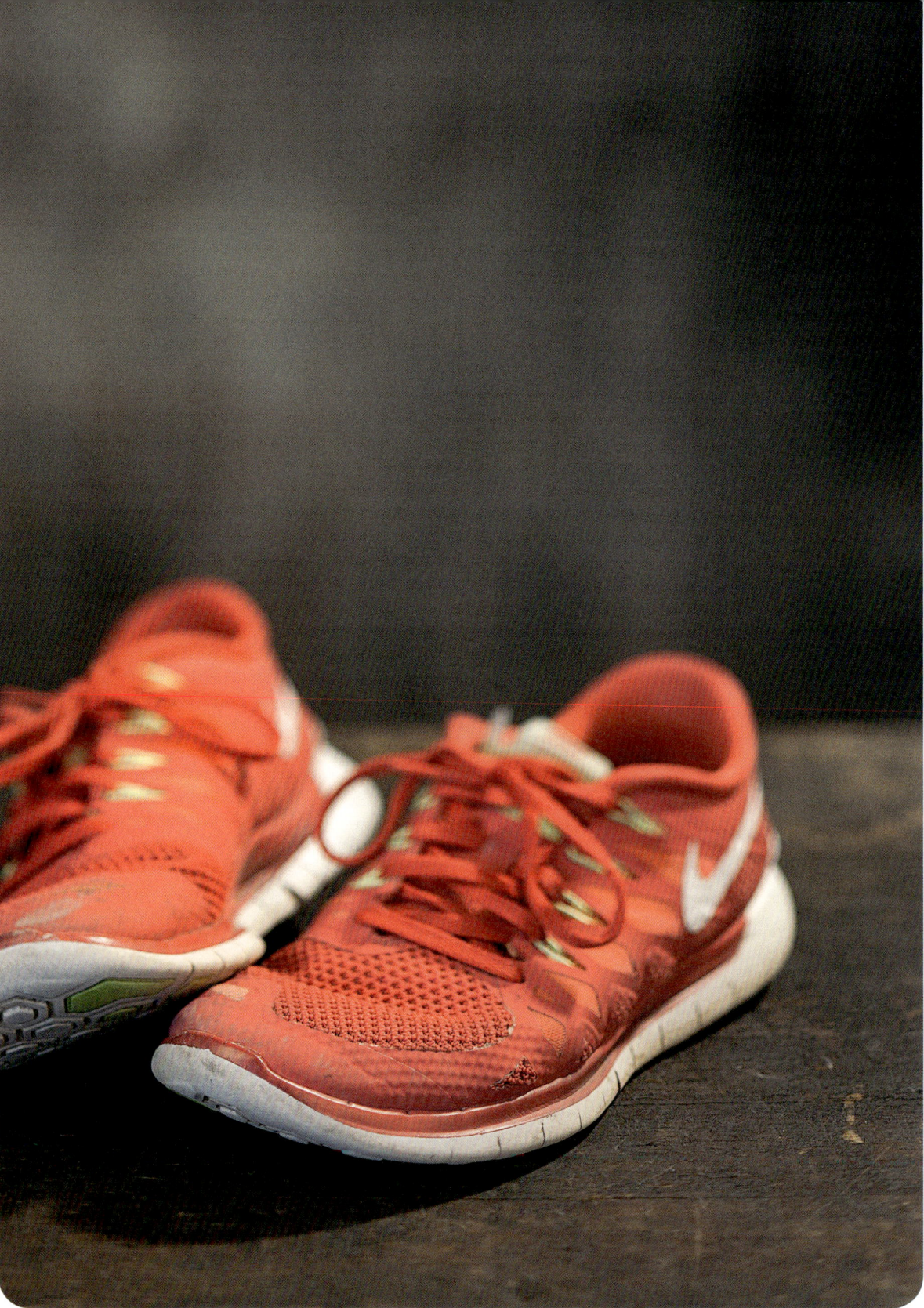

Faszienworkout für Lauf-sportler und Radfahrer

Der Fokus liegt auf der Beinarbeit – auch wenn bei den Radfahrern Belastungen für die Arme und die Schulter hinzukommen. Befreien Sie Ihre Extremitäten!

Sie möchten sich das Faszientraining für Ihren Sport erschließen? Prima! Dieser Buchteil zeigt Ihnen verschiedene kleine Programme, die sich auf verschiedene Sportarten beziehen. Davon werden Sie auf jeden Fall profitieren. Beachten Sie dabei: Das sind Vorschläge, die keinen Anspruch auf Ausschließlichkeit erheben. Wie auch bei den Trainingsprinzipien (Seite 186) ist hier die Devise: Variieren Sie Ihr Training und Sie werden maximalen Erfolg erzielen. Die Übungsvorschläge sind aus Erfahrungen mit Sportlern der verschiedenen Disziplinen entstanden und stellen einen möglichen Weg im Faszientraining dar. Wenn Sie das Faszientraining für sich entdeckt haben und Sie schon gute Erfahrungen damit verbinden, hindert Sie nichts und niemand mehr daran, sich ein eigenes, auf Sie und Ihre Bedürfnisse zugeschnittenes Faszien-Trainingsprogramm zusammenzustellen. Einen Fundus dafür bieten Ihnen auch die Programme der anderen sportlichen Disziplinen. Je größer Ihre Datenbank für Übungen ist, desto abwechslungsreicher können Sie trainieren.

Schmerzen heißen Stopp! Die folgenden Übungen haben einen klaren Trainingscharakter. Das Ziel: Leistungssteigerung des faszialen Systems. Um das Ziel erreichen zu können, muss das Training möglichst frei von körperlichen Beschwerden sein. Achten Sie auf Schmerzfreiheit vor, während und nach den Übungen. Spüren Sie bei einzelnen Übungen oder danach Schmerzen, sollten Sie die Übung stoppen und sich medizinisch vom Arzt oder Physiotherapeuten untersuchen und beraten lassen. Im Sinne einer sportlichen Gesundheit stehen Sicherheit und Schmerzfreiheit beim Training immer an erster Stelle.

Hinweise zum Laufsport

Das Laufen (auch beim Fußball usw.), aber besonders der Laufsport fordert vor allem die Faszien der Beine und die Strukturen, die das Becken und den Rumpf stabilisieren. Die Beine tragen die Hauptlast – das eigene Körpergewicht. Der Rumpf muss die bei der Bewegung entstehenden Hebelkräfte, z. B. der Arme, kompensieren. Die Arme dienen eher als Schwungmasse. Sie unterstützen die ökonomische Vorwärtsbewegung. Becken- und Bauchregion müssen vor allem Stabilität aufbauen, um zwischen den Kraft der Beine und der Schwungbewegung der Arme zu vermitteln.

Häufige Verletzungen beim Laufen

In Deutschland gibt es mittlerweile etwa 17 Millionen aktive Laufsportler. Die Bewegungsmechanismen bei Laufsportarten sind stark repetitiv, also wiederholend, geprägt. Besonders häufig treten deshalb Überlastungsverletzungen auf. Viele aktive Läufer toben sich bis jenseits ihrer individuellen Belastungsgrenze aus und riskieren Verletzungen. Im Grunde genommen ist die Ursache für jede Überlastungsverletzung die: »Zu viel Training ist am Ende doch auch manchmal ungesund!«

Läufer verletzen sich besonders häufig an der unteren Extremität, den Beinen mit den Fuß-, Knie- und Hüftgelenken. Verletzungen aufgrund von Überlastung betreffen meistens die lokalen bindegewebigen, faszialen Elemente in Kombination mit Muskelstörungen und Gelenküberlastungen. Und meist ist das Fasziensystem mindestens beteiligt, wenn nicht sogar hauptsächlich betroffen.

1. Plantarfasziitis

Das ist eine Reizung (Entzündung) der Fußsohlenfaszie (Plantarfaszie), bemerkbar in der Abdruckphase des Fußes. Läufer klagen dann meist über scharfe, stechende Belastungsschmerzen dicht an der Ferse (Kalkaneus) oder etwas weiter vorn in der

Wer macht was beim Laufsport?

Hauptsächlich beanspruchte Muskulatur	Belastete Faszienkette	Vorschläge für ein optimales Faszientraining
Primäre Bewegungsmuskulatur	Vordere Faszienkette (v. a. im Bereich der Beine und des Rumpfes)	Rollout von Beinen und Schulter-Nacken-Arm-Region
• Oberschenkelmuskeln		
• Schienbeinmuskulatur		
• Wadenmuskulatur		
Schwungmuskulatur	Hintere Faszienkette (v. a. im Bereich der Beine und Rumpfes)	Triggeranwendung an den Beinen
• Schulter-Arm-Muskeln		
Stabilisation	Innere + Äußere Faszienkette der Schulter-Arm-Region	Triggeranwendung im Hüftbereich (Gesäß: M. piriformis; Leiste: M. rectus femoris)
• Bauchmuskulatur		
• Beckenmuskulatur		

Fußsohle. Ärztlich abgrenzen lassen sollten Sie die Beschwerden zum Fersensporn. Die Therapie: Ruhe (Trainingspause bis zur Schmerzfreiheit) mit Physiotherapie. Starke Schmerzen einstellen lassen (nichtsteroidale Antirheumatika oder Kortikosteroide). In Absprache mit Arzt und Physiotherapeut ist ein Faszientraining sehr sinnvoll und hat zudem einen präventiven Charakter.

2. Achillessehnenbeschwerden

Die Achillessehne schließt sich der Plantarfaszie direkt an, sie ist der Übergang zur Wadenmuskulatur. Unterschieden wird einmal die Lokalisation der Beschwerden: direkt am Ansatz der Sehne am Fersenbein (Kalkaneus) oder in ihrem sehnigen Verlauf zur Wadenmuskulatur. Sind die Beschwerden belastungsabhängig im sehnigen Verlauf, handelt es sich häufig um einen entzündlichen Zustand der Sehne (Tendinitis) oder um eine Entzündung der bindegewebigen, mehrschichtigen Hüllstrukturen (Peritendinitis). Chronisch degenerative Veränderungen heißen Tendinose.

Lassen Sie sich ärztlich oder physiotherapeutisch untersuchen und beraten. Meist treten die Beschwerden nach einer bestimmten Belastungszeit (z. B. nach 15 Minuten Joggen) auf, werden während des Laufens wieder besser und steigen bei weiterer Belastung wieder. Eine Tendinose hinterlässt bleibende Veränderungen der Sehnenstruktur: z. B. Verdickungen, Ausdünnungen (die auch zu Rissen neigen können) oder knötchenartigen Veränderungen. Therapie: Eine akute Entzündung erfordert immer eine Trainingspause bis zur Schmerzfreiheit. Ansonsten sind Physiotherapie und ein Faszientraining zielführend.

3. Shin Splints (Tibiakantensyndrom oder Periostitis tibiae)

Die typischen Beschwerden eines Tibiakantensyndroms sind stechende, intensive Schmerzen an der Vorderkante des Schienbeins (Tibia). Sietreten bei Belastung (Laufen) auf und vor allem, wenn Sie die Tibiakante abtasten. Häufig finden Sie dann ein etwa fünf bis zehn Zentimeter großes Schmerzgebiet. Auslöser sind meist veränderte Trainingsbedingungen, z. B. Wechsel des Laufuntergrunds (Halle → Tartanbahn, Waldboden → Asphalt), neues Schuhwerk, abrupter Anstieg der Trainingsintensität oder des -umfangs. Kritisch ist besonders die Steigerung der Laufleistung auf über 30 bis 32 Kilometer pro Woche. Therapie: Anpassung des Schuhwerks (Ganganalyse, Abrollverhalten) und Physiotherapie. Da auch das Periost (die Knochenhaut) ein Teil unseres Fasziensystems ist, hilft ein Faszientraining (präventiv oder kurativ bei Schmerzfreiheit). Grundsätzlich sind alle Anteile des Fasziensystems trainierbar! Und mit den richtigen Belastungsreizen versorgt kann ein Fasziensystem einen enormen Beitrag zu Ihrer funktionellen Gesundheit leisten.

4. Patellaspitzensyndrom

Das Patellaspitzensyndrom ist eine lokal begrenzte Entzündung der Patellarsehne an der unteren Spitze der Kniescheibe. Sie kommt meist durch einen gesteigerten Laufumfang oder ungewohnte, sehr intensive Trainingseinheiten zustande. Der Schmerz ist belastungsabhängigen und entsteht bei direktem Druck. Therapie: Meist eine Laufpause bis zur Schmerzfreiheit und konservative Therapie (Physiotherapie). Auch hier gilt: Der Kapsel-Band-Apparat des Kniegelenks gehört in den Faszienverbund, sodass auch Faszientraining helfen kann.

5. Runners Knee (Ilio-tibiales-Band-Syndrom – ITBS)

Beschwerden in der äußeren Kniegelenksregion sind oft dieser Bandstruktur (dem Tractus iliotibialis) zuzuordnen. Bei dem klassischen Läuferknie liegt der Hauptschmerzpunkt oberhalb des äußeren Kniegelenksspaltes. Denn beim Laufen kommt es zu einer intensiven mechanischen Reibung des iliotibialen Bands mit dem äußeren Rollhügel (laterale Femurkondyle) des Oberschenkelknochens. Ursache sind oft bestehende Fußfehlstellungen oder ungünstiges Abrollverhalten während des Laufens. Liegt der Hauptschmerz eher unterhalb des äußeren Gelenksspaltes (an der Tibia), spricht man von einer Ansatztendinose des iliotibialen Bandes. Therapie: ärztliche Abklärung und physiotherapeutische Behandlung (die auch auf die angrenzenden Gelenke – Fuß oder Hüfte – ausgedehnt werden kann). Auch Faszientraining ist sinnvoll.

6. Femoro-patellares Schmerzsyndrom

Das Syndrom verursacht lokal sehr gut abgrenzbare Beschwerden, die genau unter (hinter) der Kniescheibe sitzen. Sie treten belastungsabhängig beim Laufen auf, aber auch sehr deutlich nach längerem Sitzen, wenn das Knie lange gebeugt war. Denn dabei erhöht sich der Anpressdruck der Kniescheibe in das Gleitlager des Oberschenkelknochens, was zu vermehrter mechanischer Reibung führt. Als Ursachen kommen ungünstige Lauftechniken, zu kleine Patella (Dysplasie = knöcherne Fehlanlage), zu starker Muskelzug oder zu hohe Spannungskräfte des Fasziensystems infrage. Therapie: Sie richtet sich darauf, die Schmerzen zu reduzieren und die Ursache zu eliminieren.

7. LWS-Beschwerden

LWS-Beschwerden bei Läufern sind meist funktionelle Störungen aufgrund einseitiger Belastungen (z.B. muskuläre Dysbalancen). Sie wirken sich dann auf die Strukturen der LWS-Gelenke mit den zugehörigen Gelenkkapseln, auf das ISG (Ileosakralgelenk) oder auf die lumbale Rückenfaszie, aus. Sie zeigen sich über Schmerz und Steifigkeit. Therapie: Ein stabilisierendes und ausgleichendes Faszientraining.

Hinweise zum Radfahren

Radfahren ist ebenfalls eine eher beindominante Sportart, die der Rumpf stabilisieren muss. Den Armen und den faszialen Ketten der Armregion kommt eine eher stützende und stabilisierende Funktion zu. Vor allem muss der Oberkörper die kraftvollen Bewegungen der Beine stabilisieren und so die benachbarten Gelenkregionen (ISG und Lendenwirbelsäule) vor Überlastungen oder auch einseitiger Belastung und Abnutzung schützen.

Häufige Verletzungen beim Radfahren

Beim Radfahren/Mountainbiken sind die Belastungen, verglichen mit Laufsportarten, etwas geringer. Den Hauptteil der Körperlast tragen Sattel und Lenker, was aber die Wirbelsäule und die Handgelenke einer etwas höheren Belastung aussetzt. Allerdings treten beim intensiven Training im Radfahren ähnliche Überlastungsprobleme auf wie beim Laufsport.

Die Druckbelastung durch die Schockwellen wirkt besonders auf Füße, Knie, Hüftgelenke, Handgelenke, Ellbogen, Schulter und auch auf die Lendenwirbelsäule. Besonders

Wer macht was beim Radsport?

Hauptsächlich beanspruchte Muskulatur	Hauptsächlich belastete Faszienkette	Vorschläge für ein optimales Faszientraining
Primäre Bewegungsmuskulatur	Vordere Faszienkette (v. a. im Bereich der Beine)	Rollout von Beinen und Schulter-Nacken-Arm Region
• Oberschenkelmuskeln		
• Schienbeinmuskulatur		
• Wadenmuskulatur		
Stützmuskulatur	Hintere Faszienkette (v. a. im Bereich der Beine)	Triggeranwendung an den Beinen (Wadenmuskulatur, Oberschenkel-rückseite) und Schulter
• Schulter-Arm-Muskeln		
Stabilisation		
• Bauchmuskulatur		
• Beckenmuskulatur		

stark treten diese Kräfte bei Fahrten über unebenes Gelände und bei holprigen Bergabfahrten auf. Bei intensiven Trainings und bei höherem Trainingsumfang können die Spitzenbelastungen durchaus verletzungsträchtig für die Gelenke und deren Kapsel-Band-Apparat inklusive der umgebenden Faszienketten sein. Die Folgen sind dann funktionelle Störungen und kleinen strukturellen Verletzungen (Mikrotraumata). Faszientraining kann für Radsportler einen erheblichen präventiven Charakter haben.

Eine allgemeine Anmerkung noch: An dieser Stelle und am Ende jeder einführenden Seite zur jeweiligen Sportart finden Sie einen Hinweis wie den folgenden. Er zeigt Ihnen, mit welcher Wiederholungszahl Sie das Training am besten gestalten.

Wiederholungszahl

- Einsteiger: 3 × 8–12 Wiederholungen
- Fortgeschrittene: 5 × 15–18 Wiederholungen
- Topfit: 5 × 25–50 Wiederholungen

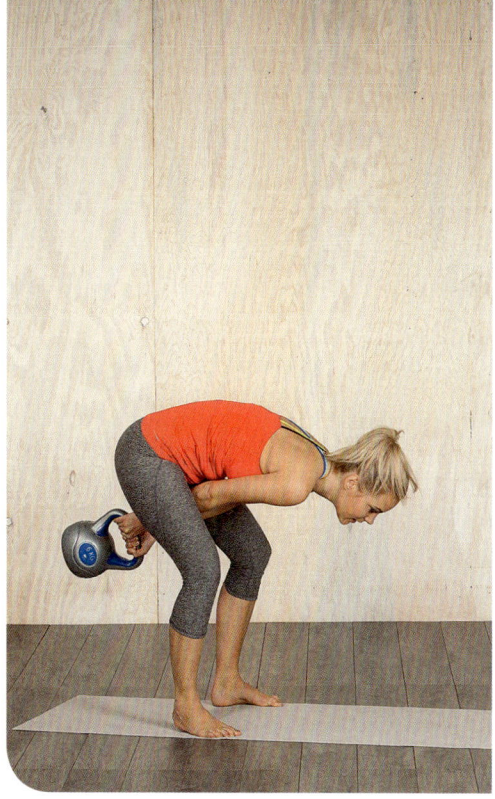

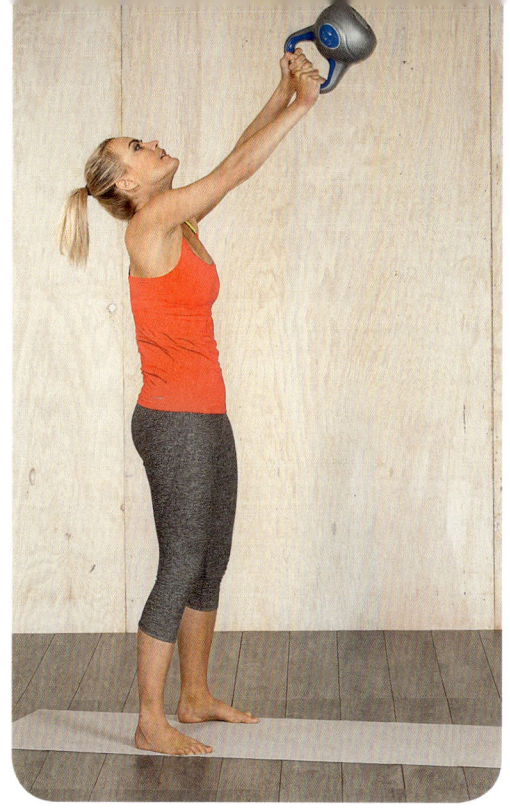

⬥ Die Bewegung geht fließend und schwungvoll nach hinten, bevor sie nach vorn beschleunigt.

⬥ Beherrschen Sie den Schwung der Bewegung und des Gewichtes, während Sie den Oberkörper aufrichten.

Kettlebell durch die Beine (FE)

Ausgangsposition: Im Stand haben Sie die Kettlebell fest in beiden Händen für die kommende Schwungbewegung. Die Beine stehen weiter als schulterbreit auseinander, um die Kettlebell durch die Beine nach hinten schwingen zu können (vorbereitende Gegenbewegung).

Durchführung: In einer fließenden Bewegung lassen Sie die Kettlebell zwischen den Beine hindurch nach hinten schwingen, bevor Sie sie mit beiden Armen nach vorn oben beschleunigen. Beginnen Sie zuerst mit einer aufwärts gerichteten Schwungbewegung bis zur Schulterhöhe. Wenn Sie die Kräfte der Bewegung und des Gewich-

tes kontrollieren können, nehmen Sie die Kettlebell bis über den Kopf. Halten Sie dabei (Bauch- und Rückenmuskeln) kontrolliert angespannt und führen Sie die Kettlebell wieder nach unten zwischen den Beinen hindurch.

Endposition: Aufgerichtete Position mit angehobenem Gewicht über dem Kopf. Dabei sind der Rücken und die Arme gestreckt.

Zu beachten: Zu Beginn sind kontrollierbare Bewegungen wichtig. Beherrschen Sie die Schwungkraft der Bewegung und des Gewichtes während der Aufrichtung Ihres Oberkörpers.

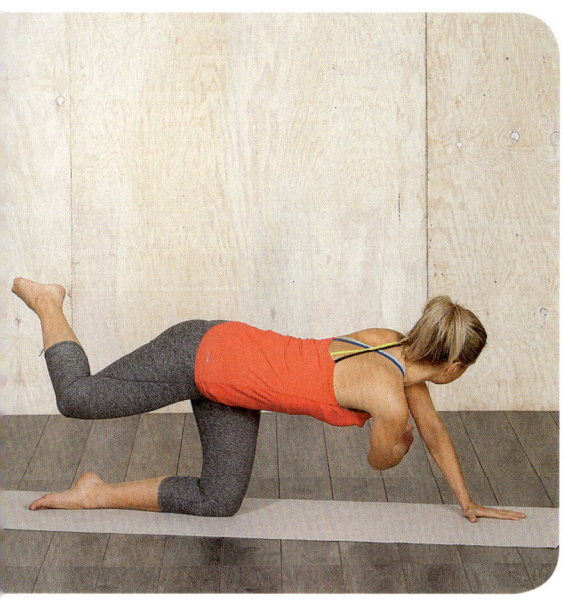

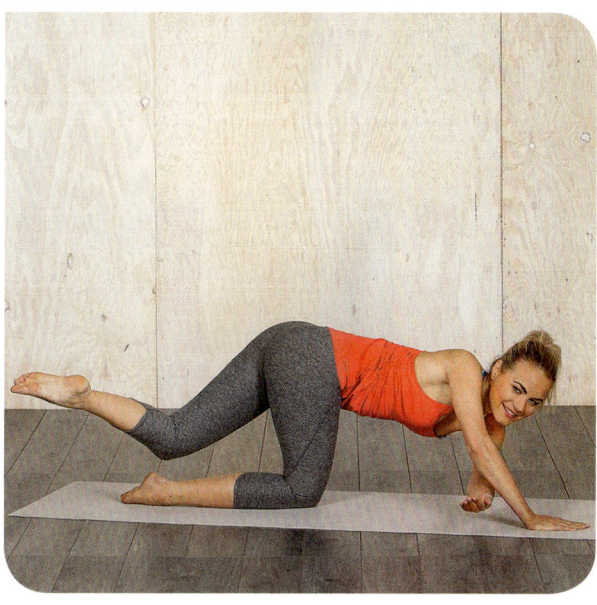

⬥ Bewegen Sie Arm und Bein in einer Richtung unter Ihrem Körper durch.

⬥ Sind Sie trainiert, können Sie die Geschwindigkeit der Bewegung erhöhen.

Seitlich schieben (FE + FR + FS)

Ausgangsposition: Begeben Sie sich in den Vierfüßlerstand und beginnen Sie damit, einen Arm und das gleichseitige Bein vom Boden abzuheben. Das erfordert eine gute rotatorische Stabilisationsfähigkeit Ihrer Rumpfmuskeln und der zugehörigen myofaszialen Ketten.

Durchführung: Ihr linker Arm und Ihr linkes Bein sind an der linken Mattenkante. Bewegen Sie den angehobenen rechten Arm unter Ihren stützenden linken Arm hindurch auf die Körpergegenseite (nach links). Das angehobene rechte Bein bewegt sich in dieselbe Richtung. Arm und Bein kommen wieder zurück und Sie machen gleich einen »Schritt«

mit Arm und Bein auf der Matte nach rechts: Nun sind Ihr rechter Arm und das rechte Bein an der rechten Mattenkante aufgestellt. Wiederholen Sie die Bewegung mit dem linken Arm und dem linken Bein zur rechten Körperseite hin.

Endposition: Das Bewegungsende ist erreicht, wenn ein Arm unter dem stützenden Arm hindurch und das abgehobene Bein ebenfalls weit auf die Körpergegenseite gebracht wurden.

Zu beachten: Mit zunehmender Bewegungskontrolle können Sie den Wechsel rechts/links mit mehr Tempo durchführen.

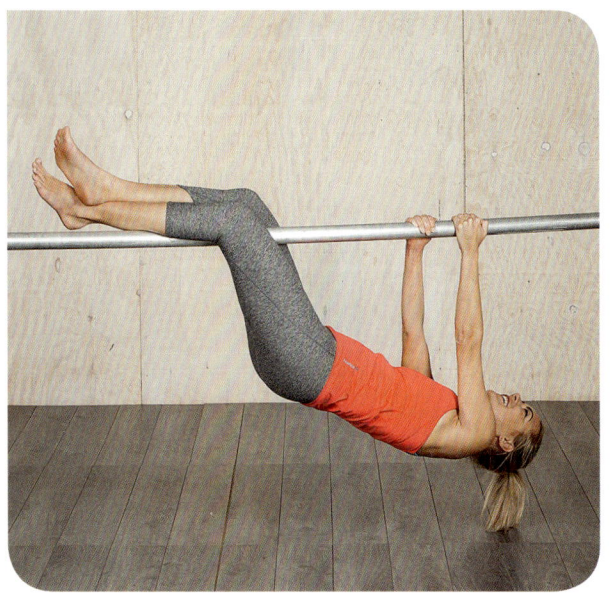

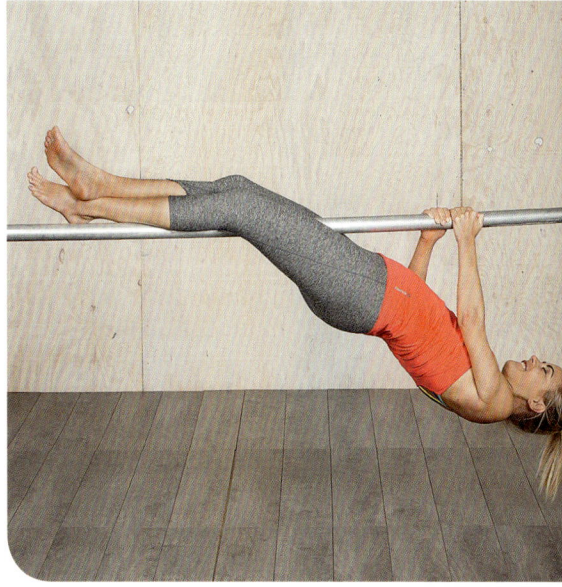

⌂ Hängen, Hangeln, Lösen – eine Stange gibt Ihnen viele Trainingsmöglichkeiten.

⌂ Halten Sie sich abrutschsicher an der Stange fest. Lassen die Kräfte nach, pausieren Sie.

»Hangman« (FE)

Ausgangsposition: Praktischerweise gibt es diese Umrandungen an vielen Fußballplätzen, bestimmt auch irgendwo an Ihrer Trainingsstrecke. Hängen Sie sich mit Händen und Beinen von unten an die Stange.

Durchführung: In dieser Ausgangsposition haben Sie mehrere Übungsmöglichkeiten:
- Variante 1: Ziehen Sie sich mit Armen und Beinen nach oben und versuchen Sie, sich mit dem ganzen Körper so dicht wie möglich an die Stange heranzuziehen.
- Variante 2: Hangeln Sie sich an der Stange hängend an der Stange entlang – vorwärts und wieder zurück.
- Variante 3: Lösen Sie im Wechsel Arm oder Bein von der Stange. In der Progres-

sion können Sie diagonal Arm und Bein von der Stange nehmen – dann hängen Sie nur noch an der anderen Diagonalen.

Endposition: Das Bewegungsende ist erreicht, wenn Sie die Sequenz einmal in beide Richtungen durchgeführt haben. Während der gesamten Bewegung ist der Oberkörper in einer etwas erhöhten Grundspannung (vor allem die Bauchmuskeln). Diese ermöglicht Ihnen, die Bewegung des Rumpfes gut zu kontrollieren, während sich Arme und Beine in Bewegung befinden.

Zu beachten: Halten Sie sich abrutschsicher an der Stange fest. Lassen die Kräfte nach, gönnen Sie sich rechtzeitig eine Pause.

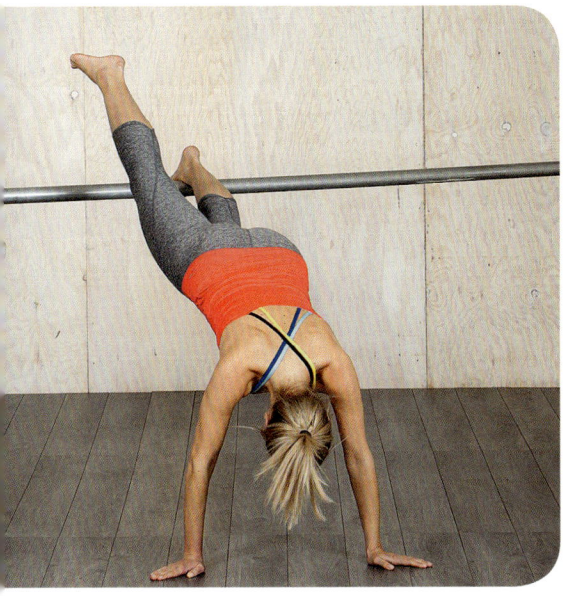

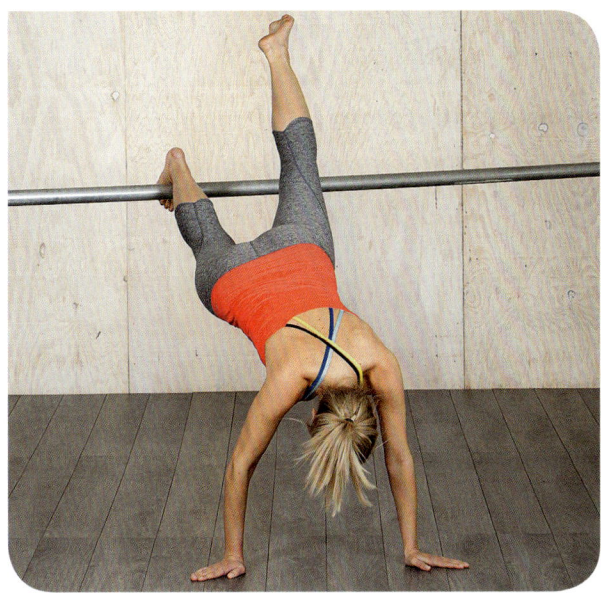

⬧ Bein abheben, an der Stange entlanglaufen – trainieren Sie mit dem, was Sie finden.

⬧ Stabilisieren Sie die Körpermitte während der Bewegungen, um Ihre Wirbelsäule zu schützen.

Bodenloser Liegestütz (FE + FR)

Ausgangsposition: Sie sind in der Liegestützposition mit den Füßen auf der Stange. Halten Sie eine angepasste Rumpfspannung zur Kontrolle der Wirbelsäule. Dabei haben Sie die Hände etwas mehr als schulterbreit aufgestellt und die Handflächen sind so gedreht, dass es während der Übung nicht unangenehm oder gar schmerzhaft wird.

Durchführung:
- Übungsvariante 1: Heben Sie im Wechsel ein Bein von der Stange ab. Später können Sie auch den diagonalen Arm mit anheben.
- Übungsvariante 2: Laufen Sie in der Liegestützposition (mit Füßen auf der Stange) an der Stange entlang nach rechts und

links. Dabei können Sie Arm und Bein in der Diagonalen bewegen (rechter Arm immer mit linkem Bein zusammen – linker Arm immer mit rechtem Bein) oder Sie nehmen Arm und Bein auf derselben Seite zusammen in der Fortbewegung.

Zu beachten: Stabilisieren Sie die Körpermitte während der Bewegungen an der Stange entlang, um Ihre Wirbelsäule zu schützen. Ihre Körperlängsachse stabilisieren Sie am besten, indem Sie Ihre Bauchmuskelspannung erhöhen und anpassen. So bleibt der Rumpf stabil, während Arme und Beine ausreichend Spielraum für die eigentliche Übung behalten.

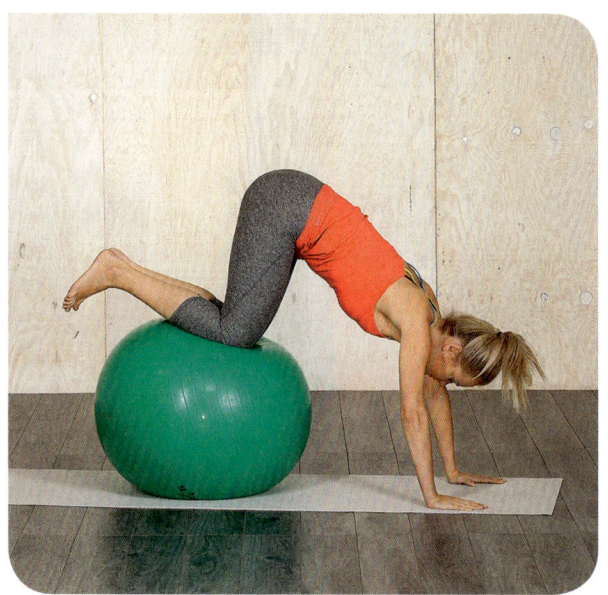

⬆ Nutzen Sie kleine Hüpfbewegung, um im unteren Rücken elastischer zu werden.

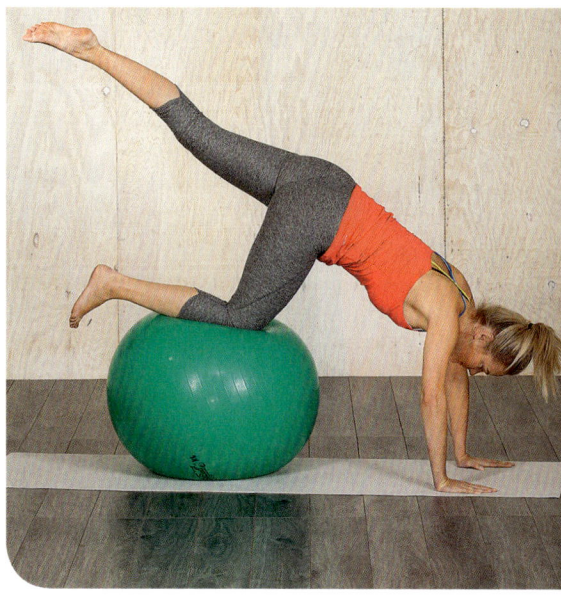

⬆ Wichtig ist eine stabile Ausgangsposition – vergewissern Sie sich darüber!

Knieball (FE + FR)

Ausgangsposition: Kniestand auf dem Pezziball. So kommen Sie in diese Position: Beginnen Sie in der Bauchlage auf dem Ball, rollen Sie nach vorn, bis Ihre Oberschenkel auf dem Ball sind und ziehen Sie dann die Knie unter die Hüftgelenke.

Durchführung: Verlagern Sie das Körpergewicht auf eine Seite und strecken Sie das entlastete Bein nach hinten aus. Stabilisieren Sie sich in dieser Position und bringen Sie das Knie wieder auf den Ball zurück, bevor Sie die Bewegung mit dem anderen Bein durchführen. Sie können auch kleine federnde Bewegungen auf dem Ball durchführen, indem Sie sich rhythmisch mit bei-

den Knien in den Ball hineindrücken (kleine »Hüpfbewegung«). Nutzen Sie dieses Hüpfen, um im unteren Rücken elastischer zu werden. Das Gleiche funktioniert auch mit nur einem Knie auf dem Ball (das andere Bein ist abgehoben und nach hinten gestreckt).

Endposition: In einer stabilen Stützposition haben Sie ein Bein nach hinten gestreckt.

Zu beachten: Eine stabile Ausgangsstellung ist die Vorbedingung für eine gute Durchführung der Bewegung. Lassen Sie viel Sorgfalt bezüglich Stabilisation und Spannungskontrolle des Rumpfs walten.

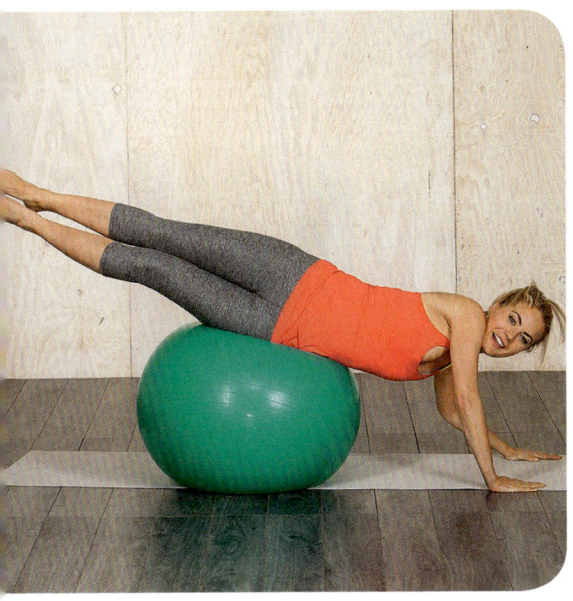

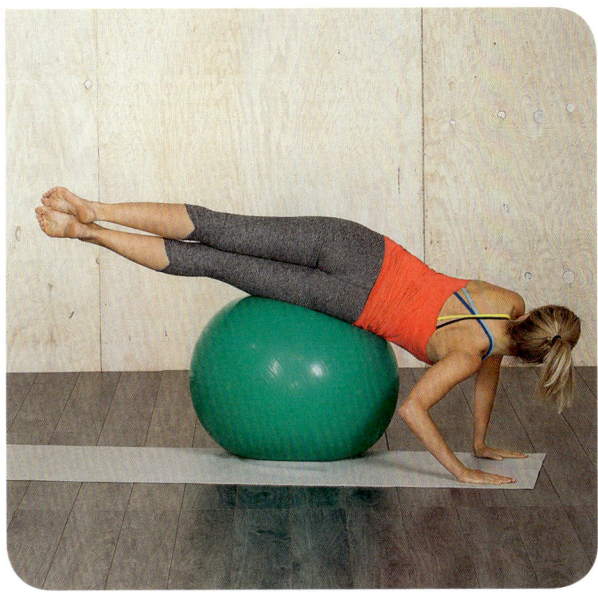

⬥ Ihr Oberkörper macht die Drehung mit, die Hände stützen. Die Beine sind zusammen und gestreckt.

⬥ Machen Sie die Übung anfangs langsam und kontrolliert, bitte keinen Schwung einsetzen.

Spirale (FE + FR)

Ausgangsposition: Begeben Sie sich in Bauchlage auf den Ball. Dabei liegt Ihr Becken etwa in der Mitte des großen Gymnastikballs. Stützen Sie sich mit beiden Händen auf dem Boden ab, die Hände bleiben während der gesamten Übung an Ort und Stelle: Die Handpositionen dürfen Sie während der Übung nicht verändern.

Durchführung: Drehen Sie das Becken auf dem Ball so weit auf eine Seite, bis das Becken senkrecht zum Boden steht. Ihr Oberkörper macht diese Drehung mit und die Hände stützen. Halten Sie Ihre Beine während der Drehbewegung zusammen und gestreckt.

Endposition: Das Bewegungsende ist erreicht, wenn Ihr Becken senkrecht zum Boden steht.

Zu beachten: Führen Sie die Bewegung zu Beginn langsam und kontrolliert durch und vermeiden Sie Schwungbewegungen. Erst wenn Ihr Timing passt und Sie die Drehbewegung kontrollieren können, sollten Sie die Geschwindigkeit der Bewegung erhöhen und Ihr Becken mit Schwung auf dem Ball drehen.

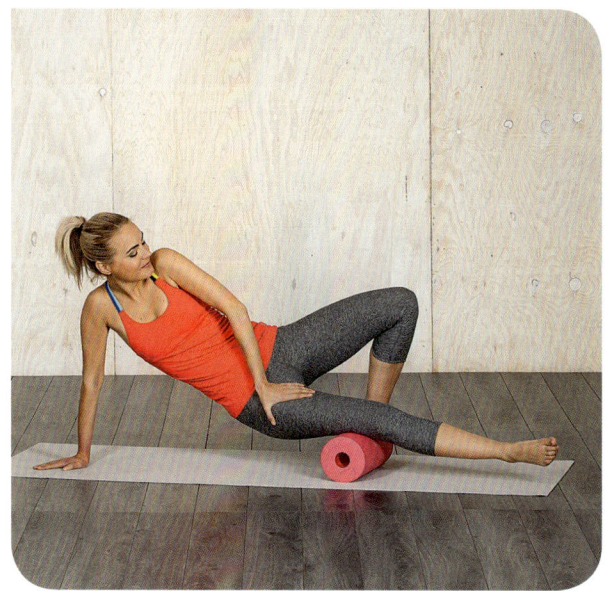

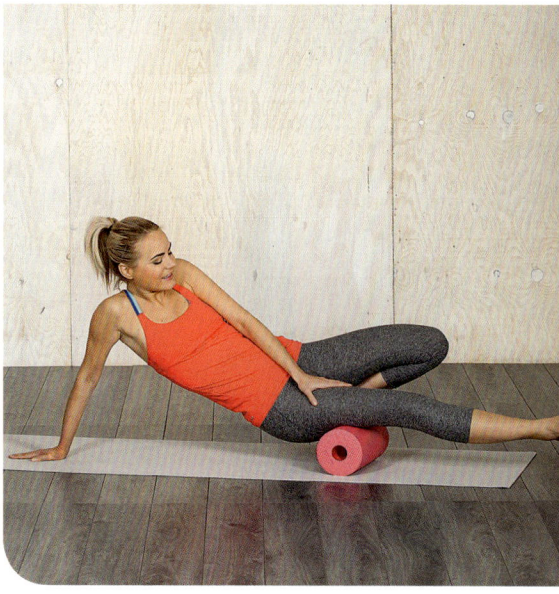

⬧ Sie erreichen den Gelenkspalt, die äußere Gelenkkapsel, das iliotibiale Band und das Seitenband.

⬧ Der stützende Arm kann »mitlaufen«. Halten Sie Ihren Rumpf während der Rollbewegung stabil.

Rollout Tractus iliotibialis (R)

Ausgangsposition: Gerade der Tractus iliotibialis (das iliotibiale Band) in Kniegelenksnähe ist bei vielen Läufern, und manchmal Radfahrern, eine Problemzone. Diesen Bereich können Sie mit einem effektiven Rollout versorgen: Starten Sie in Seitlage auf der Rolle. Bringen Sie die Rolle dabei knapp unterhalb des Kniegelenkspaltes unter Ihr Bein. Stützen Sie sich auf Ihrer Hand oder auf dem Ellbogen für das Rollout ab.

Durchführung: Schieben Sie Ihr Bein über die Rolle nach unten (in Richtung Füße). Dabei bewegt sich die Rolle über den Gelenkspalt, die äußere Gelenkkapsel, das iliotibiale Band und das Seitenband nach oben in den Oberschenkel hinein. Dann rollen Sie

zurück und die Bewegung beginnt von vorn. Führen Sie die Bewegung zu Beginn eher langsamer durch und fühlen Sie der Entspannung Ihres Kapsel-Band-Bereichs nach. Natürlich sollten Sie dieses Rollout auch am anderen Bein durchführen.

Endposition: Das Ende des Rollouts ist erreicht, wenn sich die Rolle oberhalb des Kniegelenkspaltes auf der Außenseite des Oberschenkels befindet.

Zu beachten: Sie können mit dem stützenden Arm während des Rollouts »mitlaufen«, der stützende Arm bewegt sich in die Richtung der Rolle. Halten Sie Ihren Rumpf während der Rollbewegung stabil.

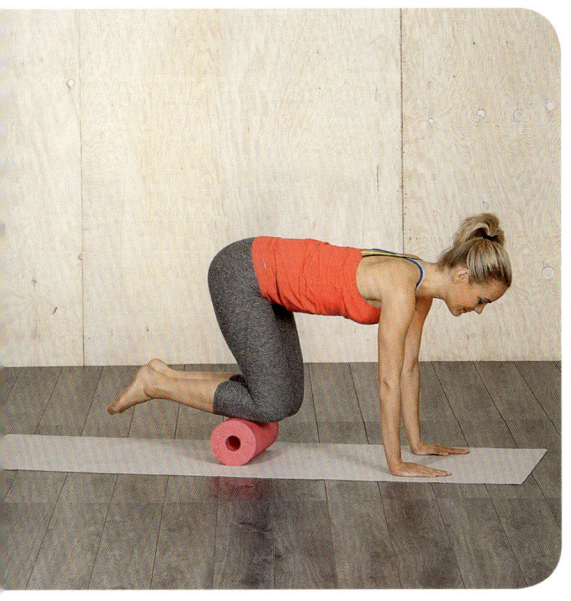

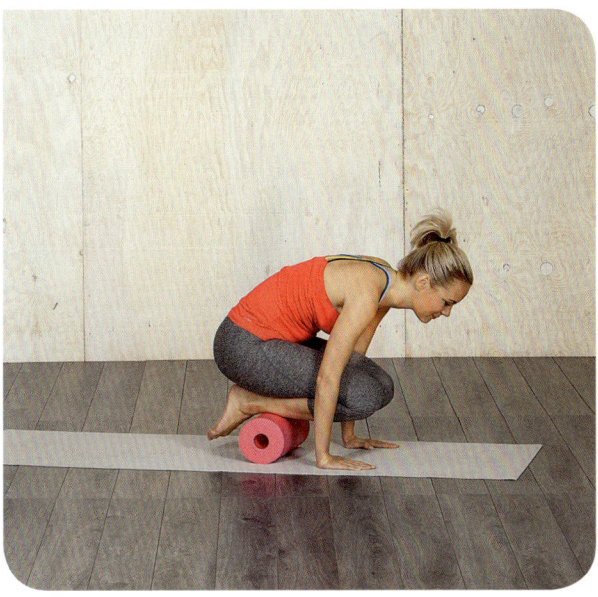

⬥ Sie können stärker über die Außenkante rollen, indem Sie sich auf einen Unterschenkel setzen.

⬥ An empfindlichen Stellen halten Sie den Druck einen Augenblick, bevor Sie weiterrollen.

Rollout Schien- und Wadenbein (R)

Ausgangsposition: Das Rollout für die beim Laufen und Radfahren stark beanspruchte Schien- und Wadenbeinmuskulatur beginnt im Vierfüßler, beide Unterschenkel liegen auf der Faszienrolle. Mit den Armen stützen Sie sich vor der Rolle auf dem Boden ab.

Durchführung: Für das Rollout beugen Sie Hüfte und Knie an – Sie ziehen die Knie unter den Oberkörper und rollen dabei die Unterschenkel nach unten aus. Dabei bewegt sich die Rolle nach unten in Richtung Füße. Sie können auch vermehrt über die Unterschenkelaußenkante rollen, indem Sie sich mit dem Gesäß verstärkt auf einen Unter-

schenkel setzen. Dadurch verlagert sich der Hauptdruck auch nach außen auf die Peroneus-Muskelgruppe.

Endposition: Das Ende des Rollout ist erreicht, wenn die Rolle am Sprunggelenk, knapp oberhalb Ihres Fußrückens, angekommen ist.

Zu beachten: Lassen Sie die Rolle langsam am Unterschenkel entlang nach unten laufen. Suchen Sie gezielt verhärtete oder druckempfindliche Stellen auf. Dort können Sie den Druck eine Zeit lang halten, bevor Sie die Bewegung weiterführen.

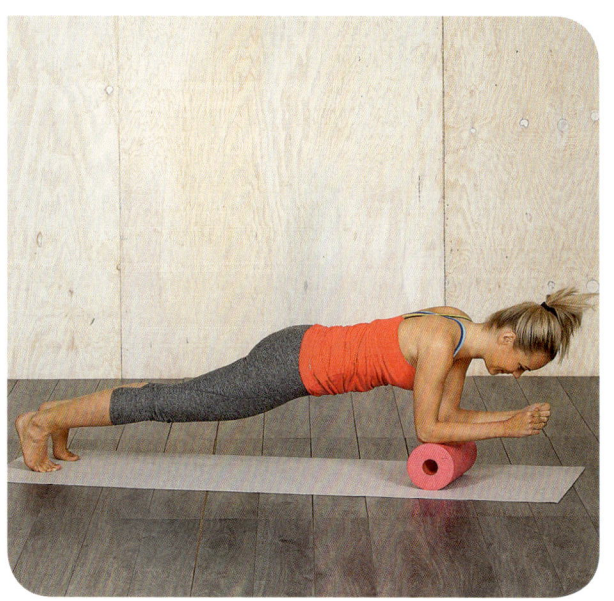

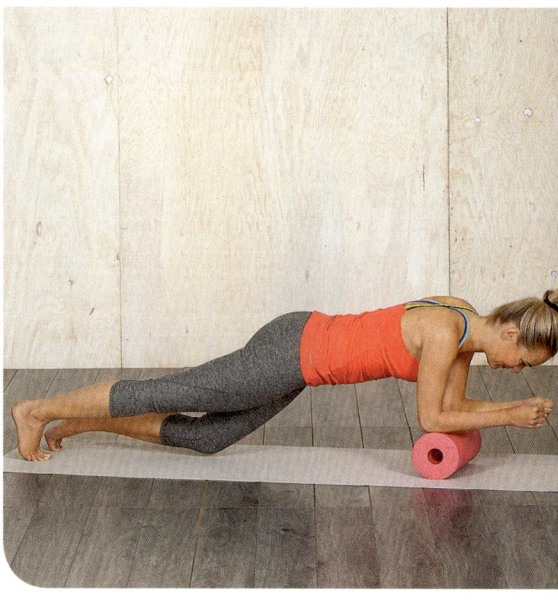

⬗ Machen Sie sich fest wie ein »Dielenbrett«. Behalten Sie aber noch dynamische Bewegungsfähigkeit.

⬗ Kontrollieren Sie die Rumpfspannung, atmen Sie fließend weiter.

Rumpf stabilisieren (FE)

Ausgangsposition: Die Muskulatur Ihres Rumpfs stabilisieren Sie mit einer beweglichen Unterlage (z. B. Faszienrolle oder Ball). Stützen Sie Ihre Unterarme auf der Rolle ab, Sie befinden sich in einer Liegestützposition. Stellen Sie mit gestreckten Beinen die Zehen auf dem Boden auf. Aktivieren Sie Ihre Rumpfmuskeln, um die Körpermitte in dieser »Plank-Position« zu stabilisieren. Machen Sie sich fest wie ein »Dielenbrett«, Arme oder Beine bleiben aber beweglich.

Durchführung: Ist die Ausgangsposition stabil, beugen Sie abwechselnd die Knie an. Bewegen Sie Ihre Knie elastisch und geschmeidig auf den Boden zu, während Ihre Füße die Position beibehalten. Halten Sie während

der Beinbewegungen die Körpermitte stabil (kein starkes Hohlkreuz). Als Variante können Sie im Wechsel (rechts/links) einen Arm über den Kopf – in Verlängerung Ihres Oberkörpers – nach vorn strecken.

Endposition: Das Bewegungsende ist erreicht, wenn ein Knie knapp vor dem Boden gehalten wird.

Zu beachten: Dynamische Beweglichkeit zu halten, ist sehr anspruchsvoll. Kontrollieren Sie die Körpermitte mit der Rumpfspannung und koordinieren Sie eine fließende Atmung dazu. Bitte nicht die Luft anhalten! Denn sonst ermüden Sie schneller, da dem Körper die Energie fehlt.

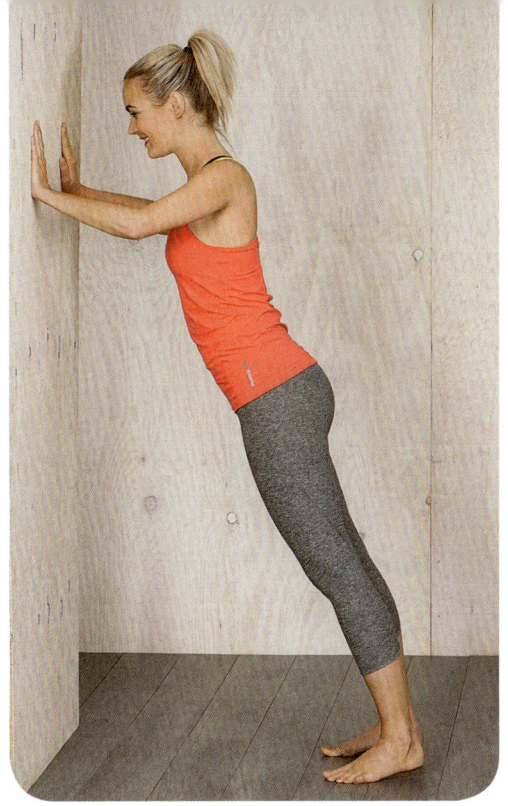

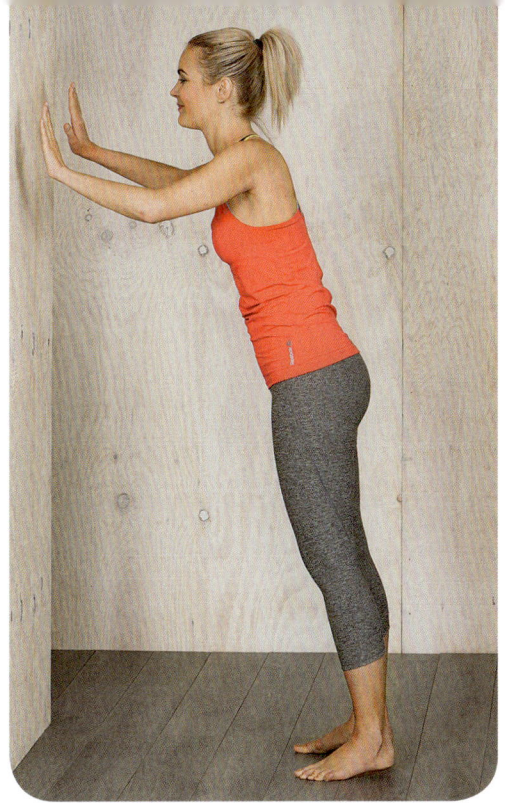

⬥ Als vorbereitende Gegenbewegung sinkt Ihr Oberkörper ein wenig gegen die Wand.

⬥ Halten Sie den Oberkörper gerade, kontrollieren Sie die Muskelspannung.

Stehende Schwungliegestütz (FE + FR)

Ausgangsposition: Sie stehen an der Wand und stützen sich mit beiden Händen ab. Alternativ können Sie diese Übung auch während Ihres Trainings an einem Baumstamm oder einer Hauswand machen.

Durchführung: Lassen Sie Ihren Oberkörper ein wenig gegen die Wand sinken (vorbereitende Gegenbewegung, um die elastischen Kraftfähigkeiten der Faszienketten zu nutzen). Nehmen Sie den so generierten Schwung für die nun folgende Abstoßbewegung: Stoßen Sie sich von der Wand ab und fangen Sie sich wieder mit beiden Armen ab.

Sie können diese Übung auch mit nur einem Arm machen. Oder Sie stoßen sich mit beiden Armen ab und fangen sich mit nur einem Arm wieder auf (oder umgekehrt).

Endposition: Das Ende der Bewegung ist die gestützte Körperposition nach dem Abfangen der Stoßbewegung.

Zu beachten: Halten Sie Ihren Oberkörper möglichst gerade, kontrollieren Sie Ihre dynamische Rumpfspannung während der Durchführung.

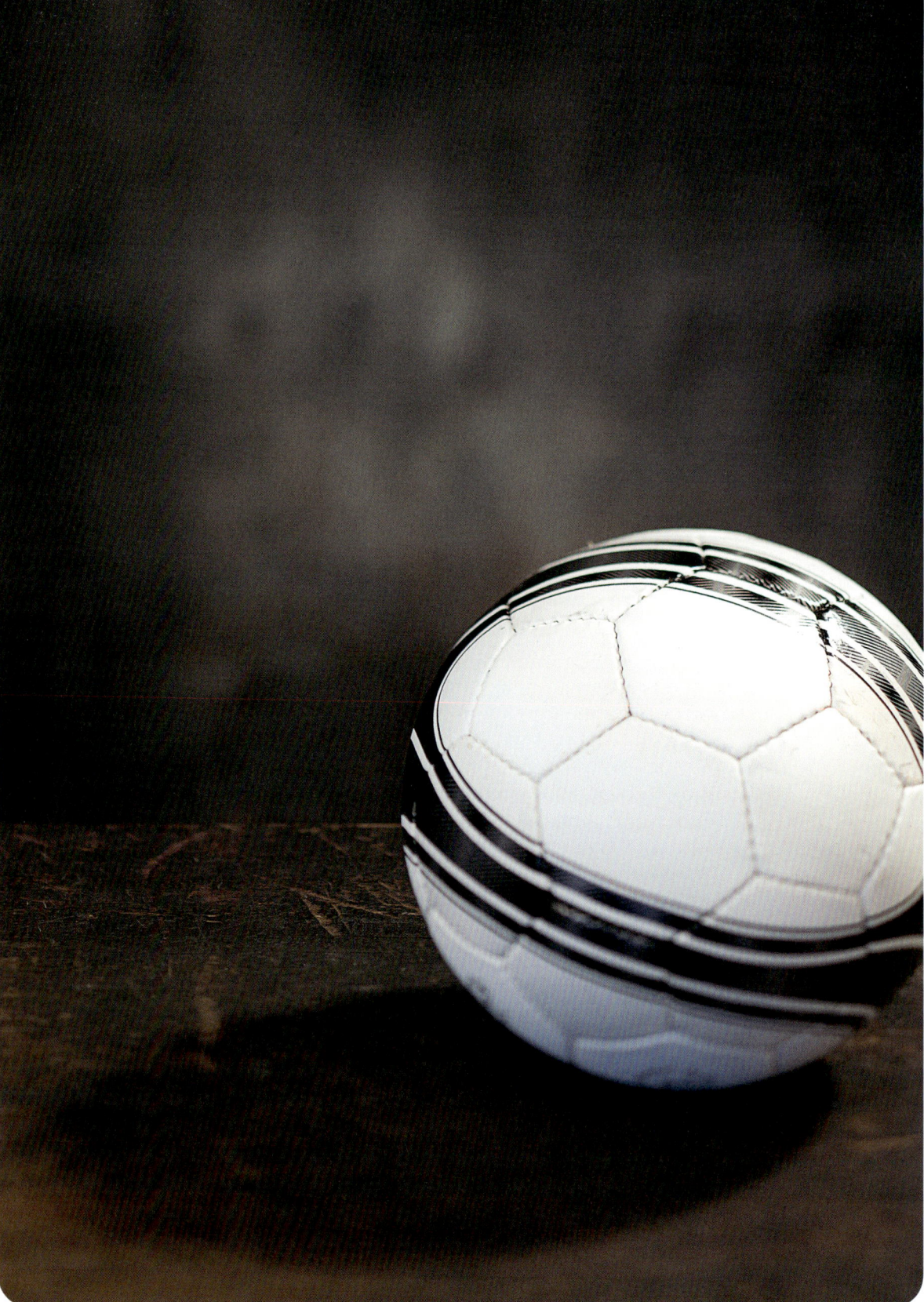

Faszienworkout für Fußballspieler

Schon wieder ist der Gegenspieler in die Beine gegrätscht. Wie Sie den eigenen Körper resistenter gegen Kräfte von außen machen, lesen Sie auf den folgenden Seiten.

Fußball gilt als Kontaktsportart. Und genau dieser Gegnerkontakt hat einen großen Einfluss auf die Verletzungen – etwa die Hälfte kommt so zustande. Aber es sind Immerhin noch fast 30 Prozent der Verletzungen, die durch Überbelastung oder technische Schwächen selbst verschuldet sind. Knappe 15 Prozent der Verletzungen sind dem Terrain (unebener Platz, schlechter Rasenzustand) geschuldet und immerhin fünf Prozent sind auf das Sportgerät (Ball) zurückzuführen. Die Therapien sind, abhängig von Art und Schwere der Verletzung, sehr verschieden. Aber vor allem der Prävention kommt eine sehr große Bedeutung zu – der Fußballsport hat das funktionelle Faszientraining bereits für sich entdeckt.

Häufige Verletzungen beim Fußball

Neben den typischen Überlastungen der unteren Extremität treten häufig direkte Verletzungen an Sprung- und Kniegelenken oder der Muskulatur der Beine auf. Oft sind ungünstige Zustände verkettet: Durch chronische Überlastung sind die Strukturen geringer belastbar. Kommt der unkontrollierte Gegnerkontakt hinzu, ist die Verletzung schnell passiert. Interessant ist zudem folgende Beobachtung: Fußballspieler neigen dazu, sich immer wieder dieselbe Verletzung zuzuziehen. Ausreichende Zeit für die aktive Rehabilitation von (auch alten) Verletzungen, scheint deshalb enorm wichtig für die Prävention erneuten Schadens zu sein. Lesen Sie nun über die Top 3 der verletzungsanfälligsten Körperregionen im Fußball.

Sprunggelenke

Auf Platz 1 der Verletzungen bei Fußball-Traumen des Sprunggelenks: Distorsion (Umknicken mit Verdrehung von Unterschenkel und Fußgelenk), Inversionstrauma (Supinationstrauma, der Fuß knickt über die Fußaußenkante um) und das Eversionstrauma (Pronationstrauma, Risiko für die Innenbänder, der Fuß knickt über die Fußinnenkante um). Alle Traumen belasten die Bänder stark, eventuell reißen sie. Auch knöcherne Frakturen sind möglich.

Zudem können durch die permanente mechanische Belastung beim »Ballschießen« am oberen Sprunggelenk (OSG) knöcherne und knorpelige Veränderungen entstehen, die chronifizieren. Dabei kommt es im OSG häufig zu einer Synovialitis (Knochenhautentzündung) und zu »osteophytären Anbauten« an der vorderen Tibiakante (Schienbeinkante am OSG). Dadurch versucht der Organismus, den Knochen zu verbreitern, um die Belastung besser verteilen zu können. Dass aber provoziert leider andere Belastungen, die auch ungünstig sind. Auch sind die Knorpel im Sprunggelenk oft verändert oder verletzt, das sind dann häufig Vorboten einer arthrotischen Degeneration.

men Distorsionsverletzungen (Verdrehen inklusive Abknicken) sehr häufig vor. Vor allem bei fixiertem Unterschenkel (evtl. durch Stollenschuhe im Rasen) erfährt das Kniegelenk enorme Kräfte, die der Kapsel-Band-Apparat und die umgebenden Faszien absorbieren müssen. Sind die Belastungen zu hoch, treten Verlängerungsverletzungen, Teilrupturen oder Komplettrupturen – vor allem an den Stabilisationsbändern des Kniekomplexes – auf. Die ernsteren Verletzungen des Knies betreffen häufig die Kreuzbänder, die seitlich angeordneten Führungsbänder des Kniegelenks (Ligamentum kollaterale fibulare/ Außenband – Ligamentum kollaterale tibiale/Innenband) und die Menisken. Auch am Kniegelenk verändern sich die Knorpel als Beginn für eine arthrotische Degeneration der Gelenkflächen.

Kniegelenke

Platz 2 Verletzungen im Fußball, und damit immer noch in der Champions-League, nimmt das Kniegelenk ein. Wieder kom-

Muskelverletzungen

Den 3. Platz belegt die Gruppe der Muskelverletzungen. Muskelverletzungen sind oft als Spätfolgen von Überlastungen in Trai-

Wer macht was beim Fußball?

Hauptsächlich beanspruchte Muskulatur	Belastete Faszienkette	Vorschläge für ein optimales Faszientraining
Primäre Bewegungsmuskulatur	Vordere Faszienkette (v. a. im Bereich der Beine)	Rollout von Beinen und Schulter-Nacken-Arm Region
• Unterschenkelmuskulatur		
• Oberschenkelmuskeln		
Schwungmuskulatur	Hintere Faszienkette (v. a. im Bereich der Beine)	Triggeranwendung an den Beinen
• Schulter-Arm-Muskeln		
Stabilisation		
• Bauchmuskulatur	Innere + Äußere Faszienkette der Schulter-Arm-Region	
• Beckenmuskulatur	Spirallinie	

ning oder Wettkampf (24–36 Stunden nach der Belastung): Muskelkater. Größere Verletzungen betreffen die Kontinuität des Muskels und seiner Bestandteile (Fasern, Faszien usw.). Treten sehr hohe Kräfte auf, häufig kombiniert als Eigen- und Fremdkräfte, kommt es zu Faserrissen, Bündelrissen oder Komplettrissen der Muskulatur. Therapie: Bei Muskelverletzungen kommt die PECH-Regel zum Tragen: direkt nach der Entstehung: Pause, Eis, Compression, Hochlagern (eben: PECH).

Bei den Muskelverletzungen können Sie verschiedene Entstehungsmechanismen unterscheiden. Kommt es zu einer Krafteinwirkung von außen – durch einen Kontakt mit dem Gegenspieler, einen direkten Schlag oder Stoß auf den Muskel oder durch den Aufprall nach einem Sturz – heißt das gemeinhin »Kontusion«. Es ist also eine Art Prellung des Muskelgewebes. Das Ausmaß der resultierenden Verletzung ist dann abhängig vom Zustand des Muskels bei der Krafteinwirkung. Trifft die Kraft auf einen entspannten Muskel, wird sich die Kraft weiter nach innen (in die Tiefe des Muskelgewebes) fortsetzen und den Muskel gegen den dort befindlichen Knochen pressen. Die Folgen sind in dem Fall meist tiefliegende Traumatisierungen.

War der Muskel zum Zeitpunkt der Krafteinwirkung in einem kontrahierten (angespannten) Zustand, sind meist die oberflächlichen Muskelanteile betroffen. Durch sehr hohe, und vor allem schnell oder ruckartig auftretende, Kontraktionskräfte (Muskeleigenkräfte bei Aktivität und Spannung), kommt es vornehmlich in den Übergangszonen zwischen Muskel und Sehnen zu sogenannten Dehnungsverletzungen. Sie führen gerne zu Faserrissen im Muskelgewebe.

Wiederholungszahl

- Einsteiger: 3 × 8–12 Wiederholungen
- Fortgeschrittene: 5 × 15–18 Wiederholungen
- Topfit: 5 × 25–50 Wiederholungen

Verletzung und Heilung

Faserrisse können Sie in drei Grade einteilen:
- Grad 1: Entstanden sind kleine Verletzung mit geringer Faserbeteiligung und wenig Funktionsverlust.
- Grad 2: Mehrere Fasern sind zerstört. Diese Verletzung zeigt sich durch eine deutlichere Funktionseinschränkung.
- Grad 3: Ausgedehnten Verletzungen der Muskelfasern sind vorhanden, evtl. auch Faserbündelriss mit Faszienzerstörung, sie zeigen ebenfalls umfangreiche Funktionsverluste.

Die Wundheilung des muskulären Gewebes erfolgt so: Bei einem normalen Verlauf beginnt die Regeneration direkt nach der Verletzung mit einer Entzündung. Dieser Entzündungszustand dauert etwa (abhängig von der Größe der Verletzung) drei bis sieben Tage. Im fließenden Übergang folgt daraufhin eine sogenannte »Proliferationsphase«. Darin bildet der Körper neues Gewebe, das an der verletzten Stelle eingebaut wird. Diese Gewebeneubildung nimmt beim Muskelgewebe 14–21 Tage in Anspruch. Die letzte Phase besteht aus einem permanenten Umbau und einer Anpassung des neuen Gewebes an die tatsächlich vorherrschenden Belastungen und Aktivitäten. Wiederum abhängig vom Ausmaß der Verletzung und der Anzahl der beteiligten Muskelfasern dauert sie 60–300 Tage.

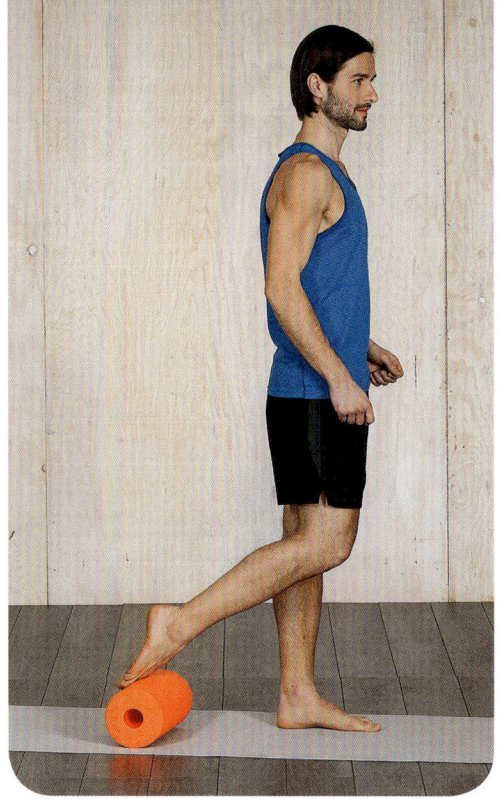

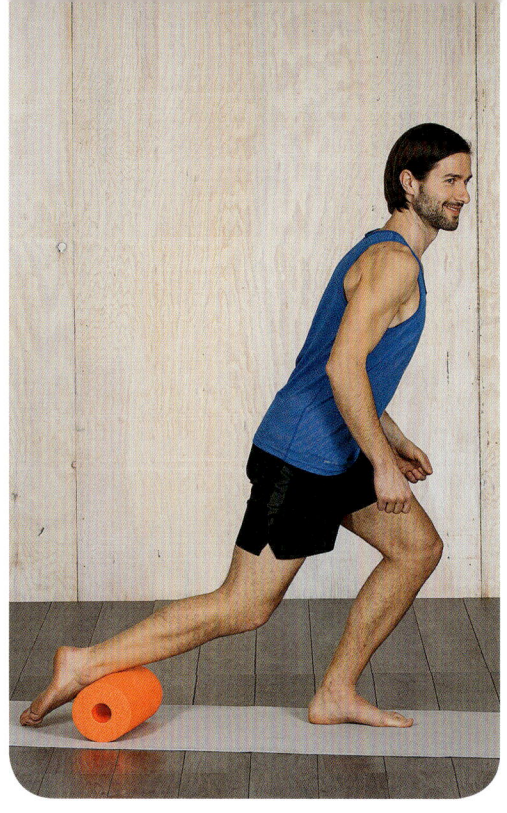

⬧ Sie aktivieren die oberflächliche Frontallinie und trainieren Ihre Koordination.

⬧ Ist Ihr Gleichgewicht trainiert, können Sie den Druck auf die Rolle erhöhen.

Rollout Sprunggelenk und Fußrücken (R)

Ausgangsposition: Sie sind in einer sicheren Standposition und haben Ihren Fuß mit den Zehen auf der Faszienrolle nach hinten abgelegt. Ihr Standbein sollte sicher stehen, Sie müssen beim Rollout (beim Strecken des Beins nach hinten) das Gleichgewicht halten können.

Durchführung: Rollen Sie Ihren Fußrücken über die Rolle ab, indem Sie Ihr Bein nach hinten strecken. Dabei bewegt sich die Blackroll über den Fußrücken auf das Schienbein zu und überrollt die vordere Seite des Sprunggelenks. Zusätzlich zum Rollout des Fußabschnittes der oberflächlichen Frontallinie (OFL), meistern Sie bei dieser Übung hohe Anforderungen an koordinative Aspekte im Einbeinstand und trainieren Ihre Gleichgewichtsfähigkeit.

Endposition: Das Rolloutende ist an den Zehen oder knapp oberhalb des Sprunggelenks, wenn die Rolle an der Vorderseite Ihres Unterschenkels angekommen ist.

Zu beachten: Wenn Sie die Bewegung perfektioniert haben und Ihnen das Gleichgewicht kein Problem mehr bereitet, können Sie sukzessive den Druck auf die Rolle erhöhen und damit die Faszienarbeit intensivieren. In der Progression können Sie das Rollout auch in einer Liegestützposition durchführen. Dabei erhöhen Sie den Druck auf die Rolle.

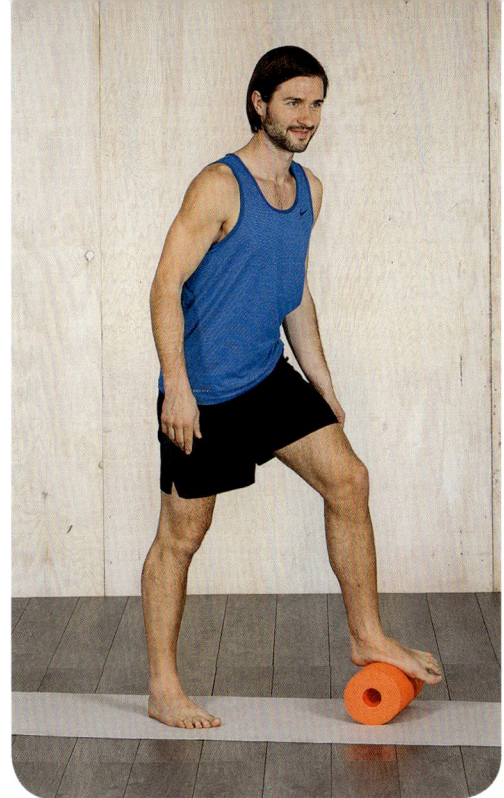

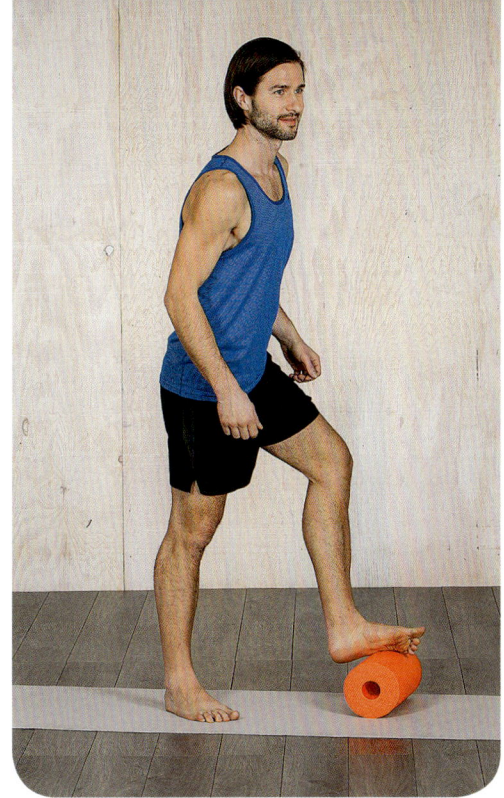

⬥ Im Stehen können Sie die Intensität des Rollouts über Ihr Körpergewicht bestimmen.

⬥ Das Knie sollte sich nicht zu weit nach außen oder innen verdrehen. Bewegen Sie nur den Fuß.

Rollout Fußseiten (R)

Ausgangsposition: Das Rollout des Fußlängsgewölbes können Sie im Stehen oder im Sitzen vornehmen. Im Stehen können Sie den Druck durch Verlagerung des Körpergewichtes effektiver verstärken und damit Ihre Faszienketten (hier vor allem die untersten Anteile der oberflächlichen Rückenlinie) intensiver bearbeiten. Stellen Sie einen Fuß auf die Faszienrolle.

Durchführung: Rollen Sie Ihren Fuß verstärkt über die Fußinnenkante nach vorn und hinten ab. Verstärken Sie den Druck zuerst nur in eine Richtung. Danach folgt das Abrollen der Fußaußenkante. Sie können aber auch z. B. auf der Innenkante nach vorn rollen und auf der Außenkante wieder zurück. So verbinden Sie durch ein leichtes Kippen des Fußes beide Seiten des Längsgewölbes miteinander.

Endposition: Das Ende der Rolloutbewegung ist entweder vorn bei den Zehenballen oder hinten kurz vor der Ferse erreicht.

Zu beachten: Versuchen Sie, während des Rollouts von Fußinnen- oder -außenseite das Knie nicht zu weit zu verdrehen. Halten Sie die Kniescheibe dabei stets nach vorn positioniert, um Fehlbelastungen zu verhindern. Verändern Sie hauptsächlich die Position Ihres Fußes.

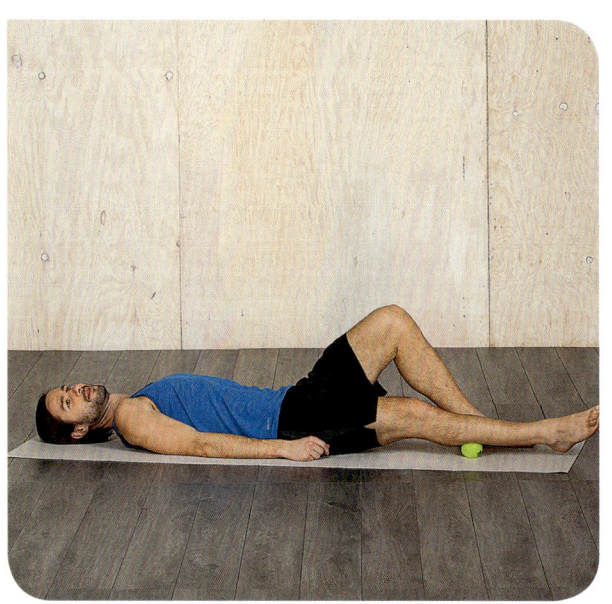

⬙ Beginnen Sie zwischen den beiden Waden-köpfen, arbeiten Sie sich nach innen und au-ßen vor.

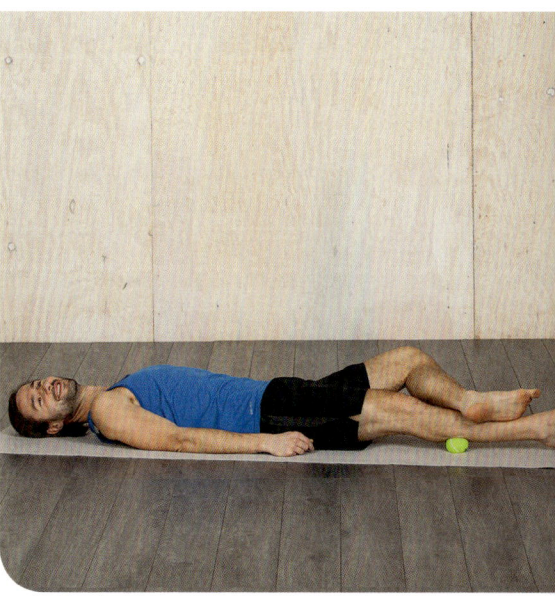

⬙ Die Schmerzen sollten nach spätestens zwei Minuten nachgelassen haben.

Wade triggern (Tr)

Ausgangsposition: Um die Wade effektiv triggern zu können, hat sich die Rückenlage bewährt. Legen Sie sich auf den Rücken und positionieren Sie den Ball genau in Ihrer verspannten Wadenzone. Beginnen Sie mit dem Bereich zwischen den beiden Wadenköpfen und arbeiten Sie sich nach innen und außen in die Muskulatur vor.

Durchführung: Haben Sie die verspannte Zone Ball lokalisiert, bewegen Sie Ihr Bein auf dem Ball ein wenig nach innen und außen. Dadurch verlagern Sie den Ball in der Wadenmuskulatur und drücken immer wieder auf andere Anteile des Muskelgewebes. Sie können auch einen besonders intensi-

ven Druckpunkt längere Zeit halten und die Gewebereaktion abwarten. Um die Triggertechnik zu intensivieren, können Sie ein Bein auf dem anderen ablegen. So kommt mehr Druck auf den Ball.

Zu beachten: Die Schmerzen sollten sich in den ersten 1–2 Minuten verändern. Geschieht das nicht, sollten Sie den Ball umpositionieren. Um die Triggertechniken später weiter zu intensivieren, können Sie die Ballgröße ändern. Dabei gilt: Je kleiner der Ball, desto intensiver der Druck. Als Ballalternativen eignen sich ein Squashball, ein Lacrosseball oder – im Sinne einer intensiven Variante – auch ein Golfball.

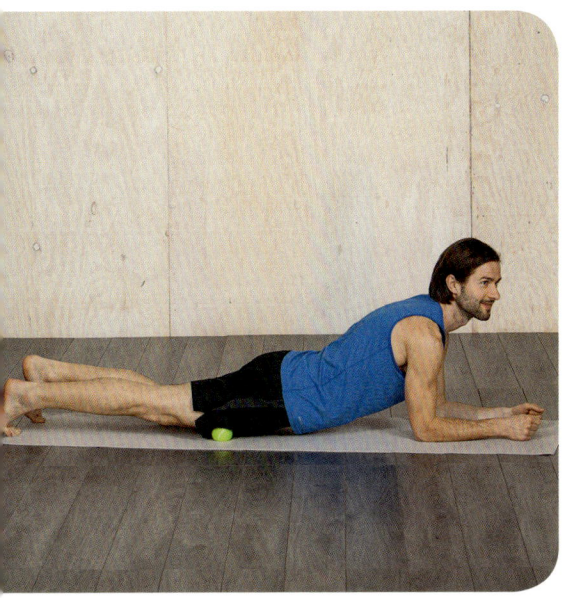

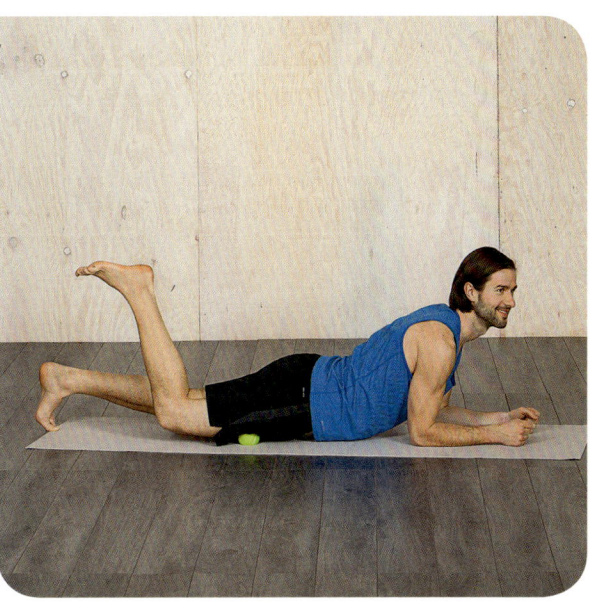

⬣ Beugen und strecken Sie das Knie, verändert sich die Muskellänge. Das verändert die Effekte.

⬣ Um die Triggertechniken zu intensivieren, können Sie die Ballgröße ändern.

Oberschenkel vorn triggern (Tr)

Ausgangsposition: Nehmen Sie die Bauchlage ein, um den M. quadrizeps femoris zu triggern. In dieser Position können Sie den Druck und die Intensität der Triggertechniken optimal kontrollieren und dosieren. Auch die Position des Balls, und damit den Kontakt zum bearbeiteten Gewebe, können Sie durch einfaches Bewegen des Beins (Rotation in der Hüfte, Beugung der Knie usw.) verändern und anpassen.

Durchführung: Positionieren Sie den Ball unter Ihren verspannten und druckempfindlichen Muskelbereichen und halten Sie den Druck 1–2 Minuten. Die Beschwerden sollten nachlassen. Zudem können Sie noch Ihr Knie beugen und wieder strecken. Dadurch verändert sich die Muskellänge, was den Ball an andere Kontaktstellen mit dem Muskelgewebe bringt und den Effekt deutlich verändert.

Zu beachten: Verändert sich der Schmerz in der Triggerzone nicht in der angegebenen Zeit, positionieren Sie den Ball um. Um die Triggertechniken weiter zu intensivieren, können Sie wieder die Ballgröße ändern: Je kleiner der Ball, desto intensiver die Wirkung des Drucks. Wieder haben Sie die Möglichkeit, einen Squash-, Lacrosse- oder Golfball zu verwenden. Die Unterschiede in der Ballhärte tragen natürlich zu einer gesteigerten Intensität bei.

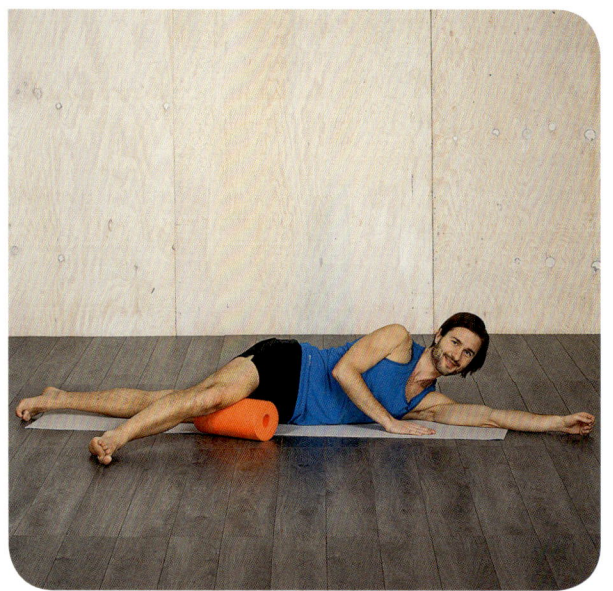

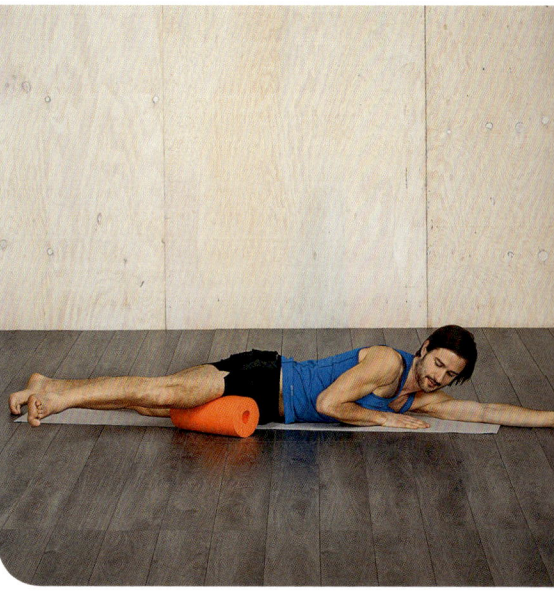

⬥ Durch eine kleine Drehung des Beins nach innen erreichen Sie die Adduktorenregion gleichmäßig.

⬥ Sie können das Rollout darüber beeinflussen, wie stark Sie mit Ihrem Bein gegen die Rolle drücken.

Rollout Adduktoren (R)

Ausgangsposition: Legen Sie sich auf eine Körperseite. Das obenliegende Bein bringen Sie nach vorn auf die Faszienrolle. Dieses Rollout können Sie sowohl mit gestrecktem als auch mit gebeugtem Knie durchführen. Positionieren Sie die Rolle knapp oberhalb des Kniegelenks auf der Innenseite des Oberschenkels.

Durchführung: Drehen Sie sich langsam in Richtung Bauchlage. Das Becken kippt dabei nach vorn und Sie schieben Ihr Bein (die Innenseite des Oberschenkels) über die Rolle. Dabei verlagert sich die Faszienrolle an der Oberschenkelinnenseite in Richtung Leiste nach oben. Da die Adduktorenmuskeln die Innenseite des Oberschenkels fast von der

Rückseite bis zur Vorderseite umspannen, können Sie durch eine kleine Drehung des Beins nach innen oder außen alle diese Anteile der Adduktorenregion gleichmäßig ausrollen und entspannen.

Endposition: Das Ende dieser Rolloutbewegung ist erreicht, wenn die Rolle kurz vor der Leiste angekommen ist.

Zu beachten: Sie können die Intensität des Rollouts darüber beeinflussen, wie stark Sie mit Ihrem Bein nach unten gegen die Rolle drücken. Oder Sie verlagern während des Rollouts das Körpergewicht in die Rollbewegung nach vorn. Auch dieses Vorgehen erhöht den Druck auf die Rolle.

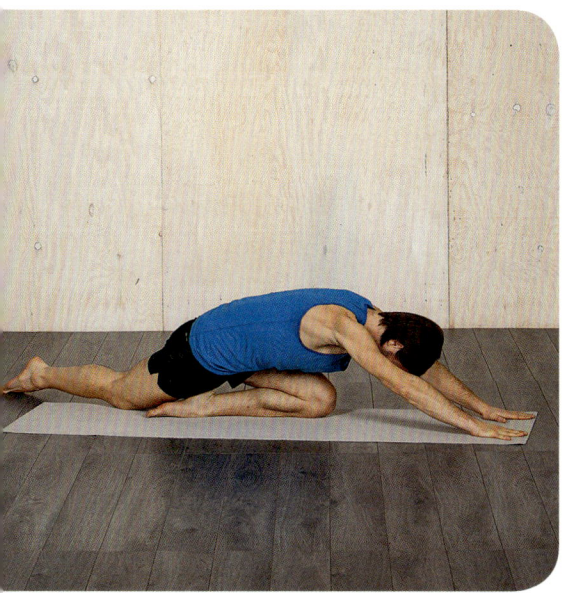

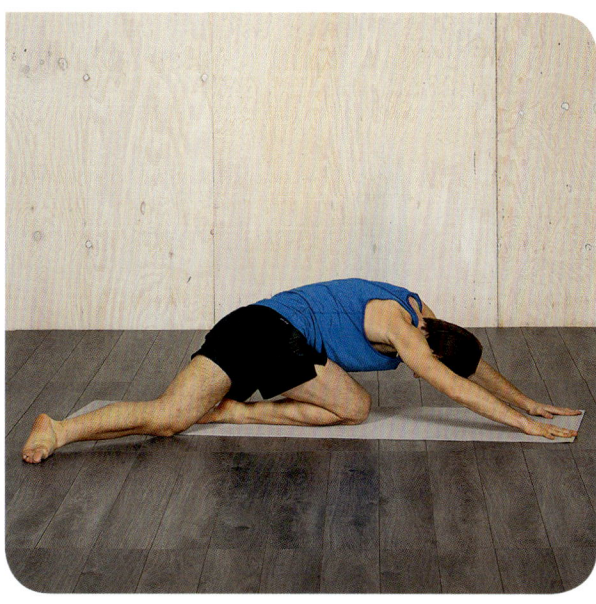

⬙ Halten Sie den Rücken gestreckt, unterstützen Sie Ihr Bein durch einen kontrollierten Druck.

⬙ Sind Sie trainiert, können Sie Beinwechsel und Beinstreckung beschleunigen.

Rückseite strecken (FE + FR + FS)

Ausgangsposition: Vom Vierfüßlerstand lassen Sie Ihr Gesäß nach hinten auf die Fersen absinken. Dieser Fersensitz ist die Ausgangsposition für die nächste Übung. Die Arme bleiben lang nach vorn gestreckt und die Hände halten Kontakt mit dem Boden.

Durchführung: Strecken Sie ein Bein weiter nach hinten. Dazu können Sie das Bein auf dem Boden entlangschieben, ohne das gesamte Bein abzuheben. Halten Sie Ihren Rücken dabei gleichmäßig gestreckt und unterstützen Sie die Beinbewegung durch einen kontrollierten Druck mit Ihren Armen. Bringen Sie dann das gestreckte Bein über die Körpermitte zur Gegenseite. So strecken Sie die Laterallinie und können auch auf die Rückenlinie einwirken. Danach bringen Sie das Bein wieder in die Ausgangsstellung zurück und üben mit dem zweiten Bein.

Endposition: Wenn das Bein komplett gestreckt ist und so weit wie möglich auf die Gegenseite geneigt wurde, ist der aktive Bewegungsweg zu Ende.

Zu beachten: Mit zunehmend verbesserter Kontrolle der Bewegung können Sie die Bewegungsgeschwindigkeit beim Beinwechsel und der Streckbewegung steigern. Oder Sie beschleunigen nur einen Teil der Bewegung: z.B. die Streckbewegung oder den Seitenwechsel. Das variiert Trainingsschwerpunkte.

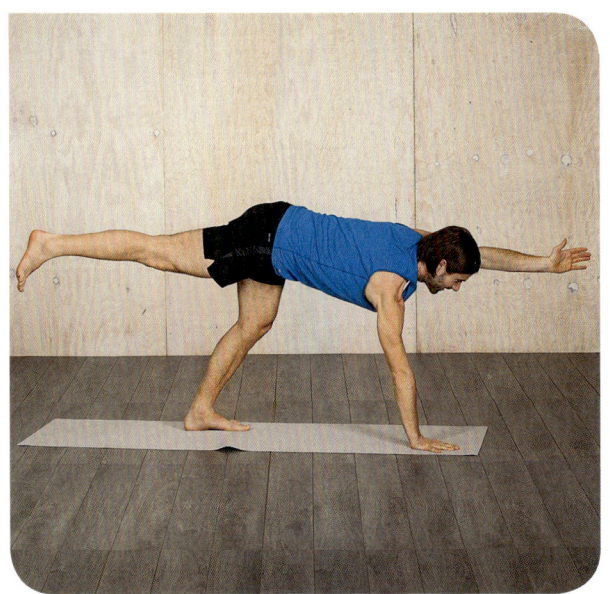

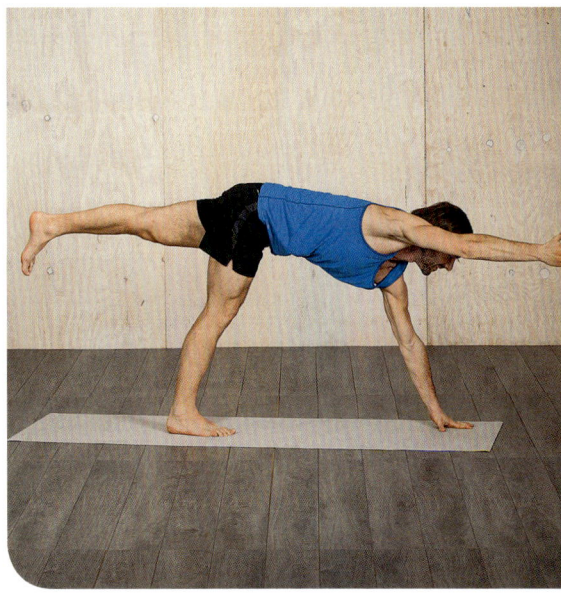

⬥ Halten Sie Arm und Bein mit dem Oberkörper möglichst in einer geraden Linie.

⬥ Kontrollieren Sie die Geschwindigkeit der Bewegung und halten Sie das Gleichgewicht.

Pumpschwengel (FE + FR)

Ausgangsposition: Aus dem Bärenstand haben Sie viele Möglichkeiten, Gleichgewicht und koordinative Fähigkeiten durch destabilisierende Bewegungen zu trainieren. Stützen Sie sich dazu auf Händen und Füßen ab, wobei der Abstand zwischen Händen und Füßen in etwa Ihrer Beinlänge entspricht.

Durchführung: Aus dem Bärenstand heraus heben Sie diagonal Arm und Bein (z. B. rechter Arm mit linkem Bein) zusammen an und strecken die Gliedmaßen. Halten Sie diese Position 8–10 Sekunden, bevor Sie die Diagonale wechseln (nun: linker Arm mit rechtem Bein). Heben Sie Arm und Bein soweit vom Boden ab, dass Arm und Bein mit dem Oberkörper möglichst in einer gerade Linie stehen. Zusätzlich können Sie Arm und Bein – aus dieser gehaltenen Position heraus – mit einer kleinen Bewegung noch weiter nach oben anheben.

Endposition: Wenn Arm und Bein mit dem Oberkörper eine Linie bilden, ist das Bewegungsende erreicht.

Zu beachten: Kontrollieren Sie die Bewegungsgeschwindigkeit und halten Sie das Gleichgewicht.

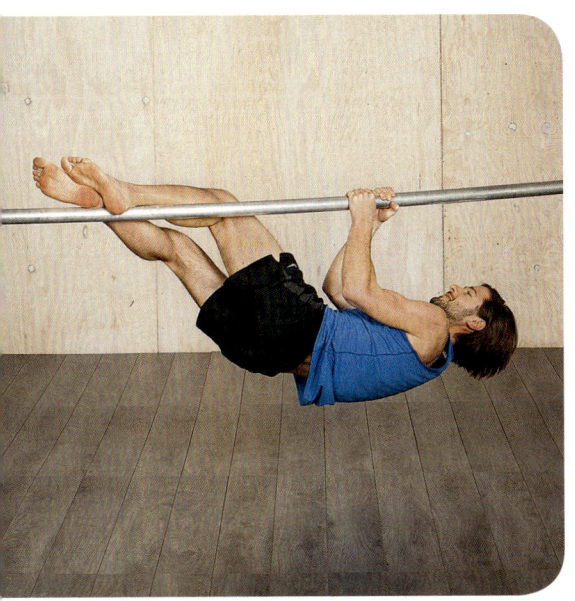

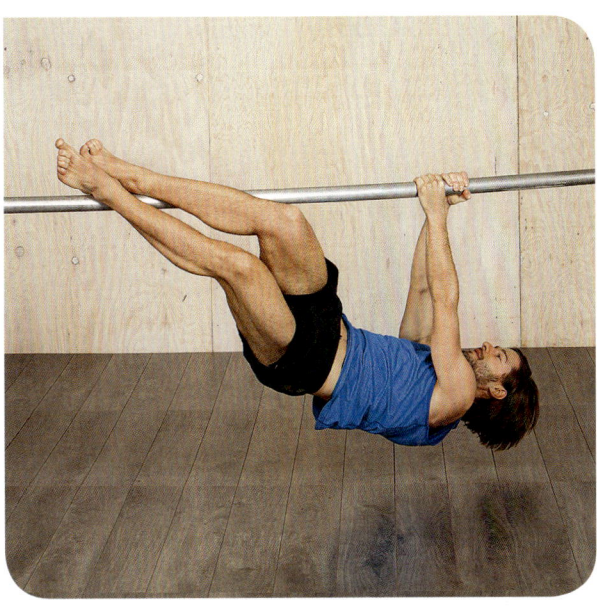

⬆ Springen Sie mit beiden Beinen vom Boden ab und schlingen Sie sie außen um die Stange.

⬆ Führen Sie die Sprungbewegung sorgfältig aus, um nicht von der Stange abzurutschen.

Tanz an der Stange (FE)

Ausgangsposition: Die Metallstangen am Fußballfeld bieten hervorragende Möglichkeiten für ein fasziales Workout. Pull- und Push-Übungen, Übungen in hängenden Positionen oder auch Sprungübungen sind machbar. Hängen Sie Ihren Oberkörper längs von unten an die Stange – dazu halten Sie sich mit beiden Händen an der Stange fest, während beide Füße noch auf dem Boden stehen. Achten Sie darauf, dass Ihre Hände nicht von der Stange abrutschen können.

Durchführung: Springen Sie mit beiden Beinen vom Boden ab und schwingen Sie beide Füße von außen um die Stange. Ihre Füße hängen sich nun an der Stange ein, sodass Ihr Körper komplett an der Stange hängt.

Wenn Ihre Füße wieder festen Bodenkontakt haben, führen Sie die Sprungbewegung auf die Gegenseite durch.

Endposition: Das Ende einer Bewegungswiederholung ist erreicht, wenn Sie beide Füße von außen an der Stange eingehängt und den Oberkörper stabilisiert haben.

Zu beachten: Führen Sie diese Sprungbewegung sehr sorgfältig aus, um nicht von der Stange abzurutschen. Starten Sie mit weniger Wiederholungen (zu Beginn genügen auch 3–5 auf jede Seite). Steigern können Sie immer noch, wenn Sie die Bewegung sicher kontrollieren können.

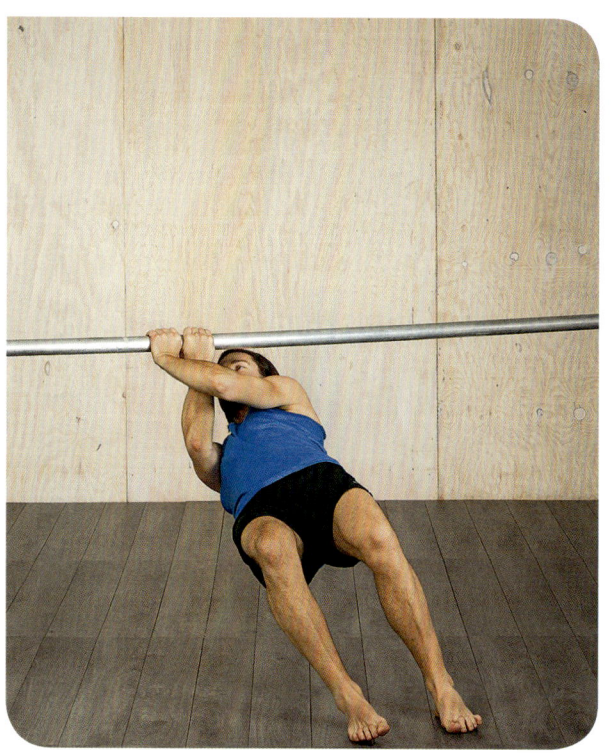

⬆ Ziehen Sie den Oberkörper so weit nach oben, dass die Schulter über die Stange ragt.

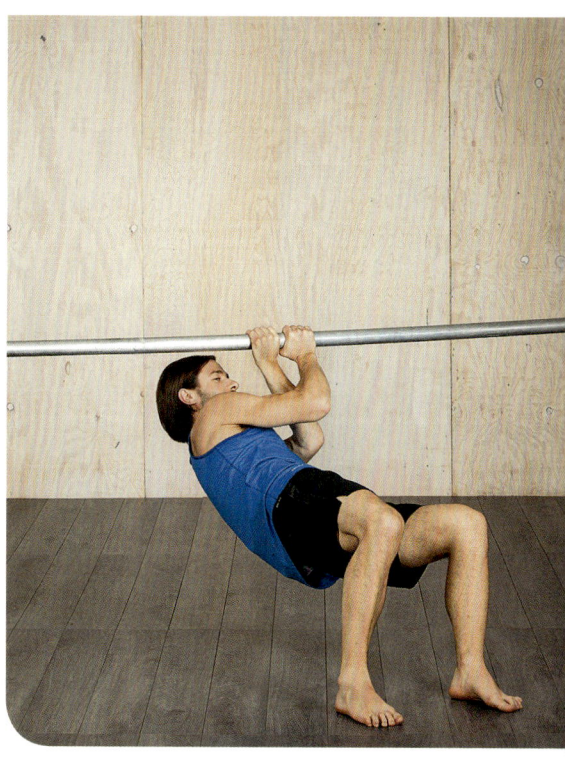

⬆ Kontrollieren Sie den Schwung beim Drehen.

Schwebender Klimmzug (FE)

Ausgangsposition: Nun hängen Sie Ihren Oberkörper quer zum Geländer von unten an die Stange. Mit den Händen halten Sie sich fest, während Ihre Füße auf dem Boden stehen. In dieser Ausgangsposition können Sie Klimmzüge machen.

Durchführung: Sie greifen mit einem Arm über die Körpermitte auf die andere Seite, halten sich wieder von vorn an der Stange fest und ziehen Ihren Oberkörper in einer Drehbewegung so weit nach oben, dass Ihre obere Schulter über die Stange hinausragt. Ihre Beine helfen dabei über Druck nach unten mit und stabilisieren Sie während der Drehung des Oberkörpers und des Beckens. Führen Sie die Bewegung auch in die andere Richtung durch. Dann beginnt der andere Arm die Bewegung.

Endposition: Sobald Ihre obere Schulter über die Stangenhöhe hinausragt, ist das Bewegungsende erreicht.

Zu beachten: Kontrollieren Sie die Schwungbewegung Ihres Körpers beim Drehen. Verhindern Sie unbedingt ein unkontrolliertes »Überdrehen« in einer der Bewegungsrichtungen. Dazu benötigen Sie eine angepasste Spannungserhöhung und -kontrolle der Bauchmuskulatur (der geraden und der schrägen Bauchmuskulatur) während der Drehung.

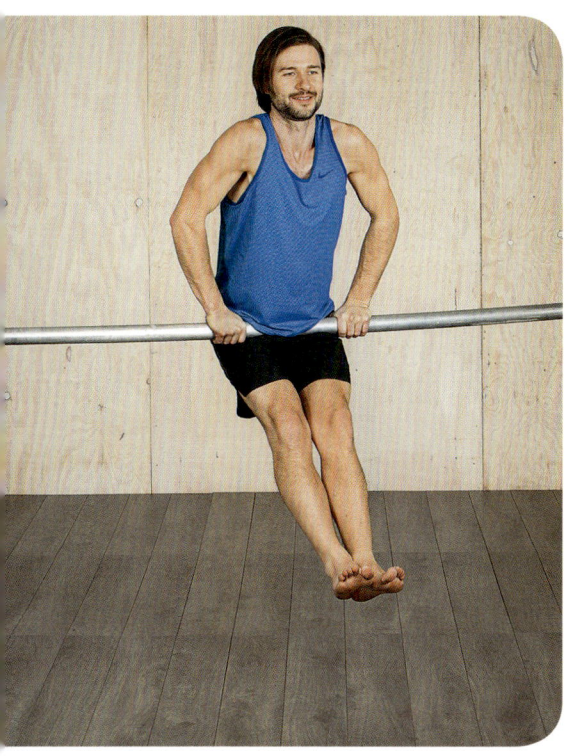

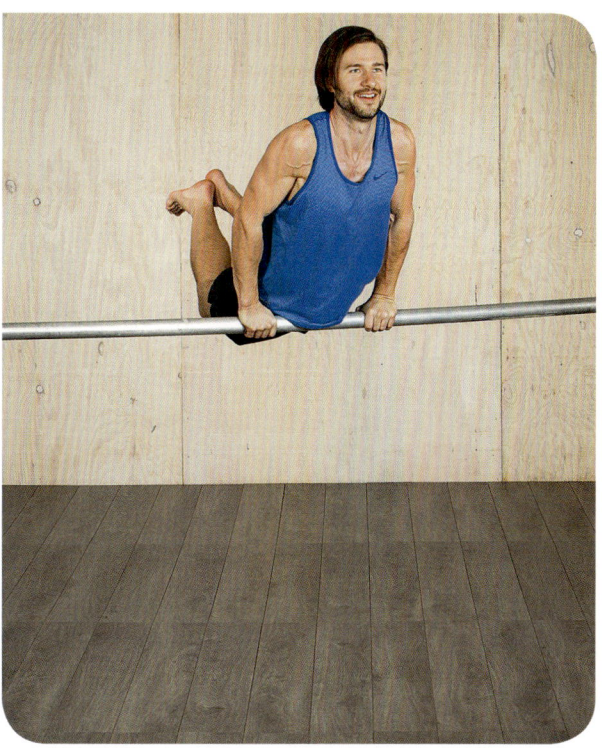

⬧ Durch den Schwung der Beine aktivieren Sie die elastischen Kräfte Ihres Fasziensystems.

⬧ Bremsen Sie den Schwung nach vorn rechtzeitig ab, damit Sie nicht mit der Stange kollidieren.

Stützschwung (FE)

Ausgangsposition: Stützposition mit beiden Armen auf der Stange. Ihre Beine baumeln in der Luft und die Leiste wird auf der Höhe der Stange gehalten.

Durchführung: Schwingen Sie Ihre Beine nach vorn unter der Stange hindurch, um die elastischen Kräfte Ihres Fasziensystems für die Rückbewegung zu aktivieren. Die Leiste bleibt in Kontakt zur Stange. Dann nehmen Sie den generierten Schwung mit nach hinten und schwingen die gestreck-

ten Beine und das Becken nach hinten. Diese Schwungbewegung (vor – zurück) aktiviert wiederholt Ihre Frontal- und Rückenlinie.

Endposition: Das Ende der Bewegung besteht in der nach hinten geschwungenen Position.

Zu beachten: Bremsen Sie Ihren Schwung bei der Bewegung nach vorn rechtzeitig ab, damit Sie nicht zu hart mit der Leiste oder dem Becken gegen die Stange knallen.

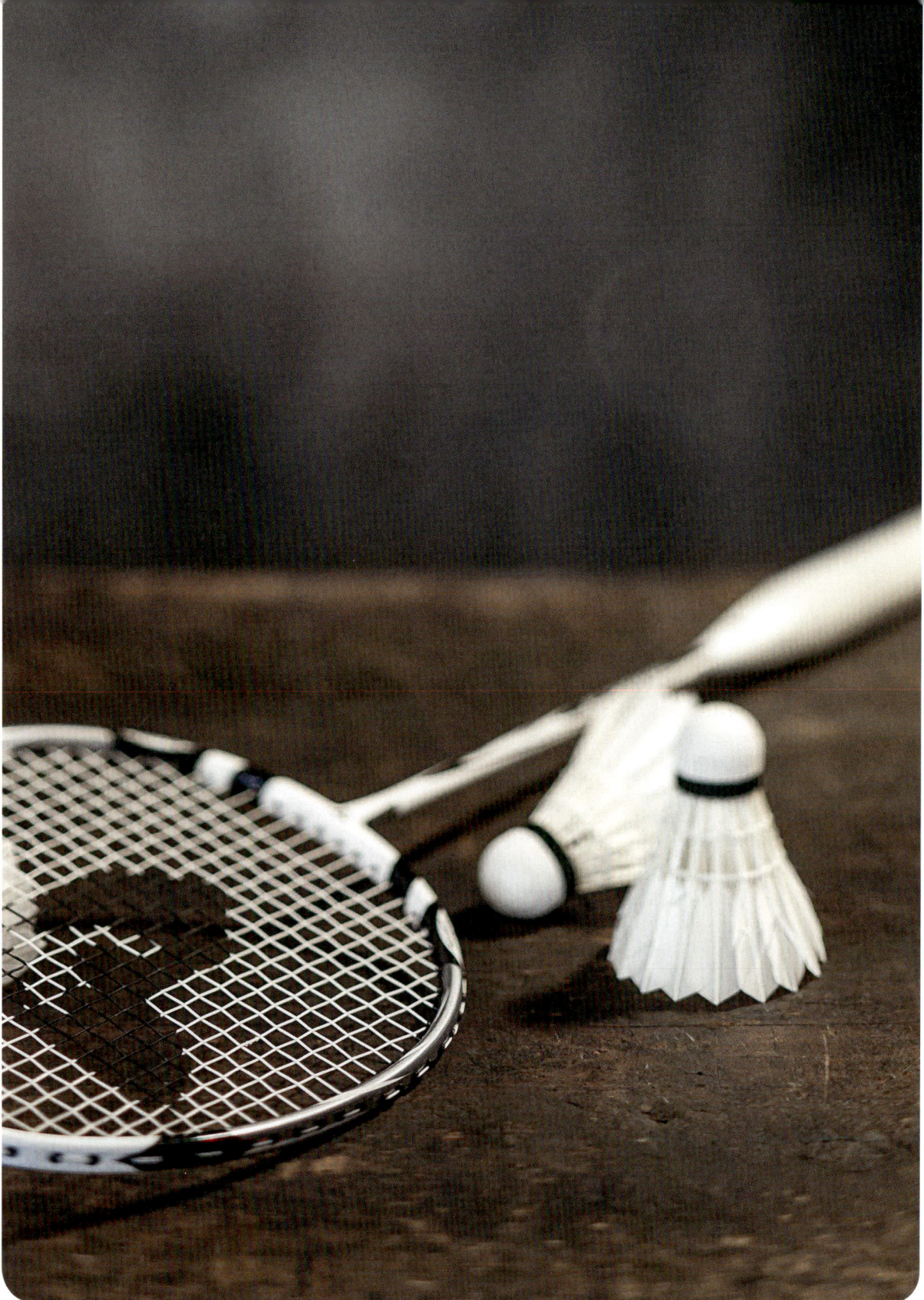

Faszientraining für Rückschlagsportler

Oberkörper und Beine stehen bei den Rückschlagsportlern im Fokus. Über starke Faszien können Sie viele Stöße und abrupte Stopps besser kompensieren.

Rückschlagsportarten wie Tennis, Badminton und Squash fordern vornehmlich Arme und Schulter-Nacken-Region in Sachen Kraft, Elastizität und Beweglichkeit. Die Beinmuskulatur ist nicht nur, wie beim Laufsport, lediglich in die Haupt-Laufrichtung beansprucht, sondern durch schnelle Richtungswechsel und abrupte Starts und Stopps sowie Seitwärtsbewegungen in alle Richtungen belastet und aktiviert. Dies verlangt dem Fasziensystem einiges ab. Die langen Hebel der Beinbewegungen kombiniert mit der hohen und schnellen Kraftentwicklung der Bein- und Hüftmuskulatur belasten die Faszienketten enorm. Diese hohen Zug- und Druckkräfte fordern vor allem Elastizität und Stabilität.

Rückschlagsportarten gelten allgemein als relativ verletzungsarme Sportarten. Da die Rückschlagsportarten besonders durch ihren repetitiven (wiederholenden) Charakter gekennzeichnet sind, treten erwartungsgemäß dennoch Überlastungsschäden und funktionelle Störungen auf.

Häufige Verletzungen bei Rückschlagsportarten

Bei einem intensiven Lauftraining zur Rückschlagsportart treten, wie bei Laufsportarten und im Fußball, oft die typischen Überlastungssyndrome der unteren Extremitäten auf. Sportartspezifisch finden Sie die Überlastungen der oberen Extremitäten (der Arme: Handkomplex, Ellbogen und Schulter). Diese Regionen melden sich bei trainierten Rückschlagsportlern häufig bei Materialwechsel (neuer Schläger, neue Bälle) oder nach Technikmodifikationen und intensiven Technikschulungen (Rückhand, »Über-Kopf-Spiel« usw.)

Ellbogen
Am Ellbogen tritt eine »radiale Epikondylitis (der klassische Tennisellbogen) auf. Das ist eine entzündliche Überlastung der Sehnenbereiche am äußeren Ellbogen mit Periostreizung. Oft findet sich auch eine spezielle Mitbeteiligung der Unterarmmuskeln

(Tendopathie/Tendinose in der Ansatzregion des M. extensor carpi radialis brevis) und der beteiligten Armnerven.

Schultern

Auch die Schultergelenke sind hin und wieder gereizt, vor allem an der Rotatorenmanschette. Das ist ein Verbund von Muskeln, der unter anderem für die Stabilität der Schultergelenke verantwortlich ist. Sind die Belastungen zu intensiv, kommt es zu Faserrissen, Bündelrissen oder Komplettrissen in der Rotatorenmanschette. Seltener sind Verletzungen an der Hand oder an der Wirbelsäule. Therapie: Wichtigste Prävention sind ausreichendes Warm-up (v. a. der individuellen Schwachstellen) und ein variantenreiches Training – was sich durch ein abgestimmtes Faszientraining wunderbar ergänzen lässt.

Untere Extremität

Die häufigsten akuten Verletzungen betreffen im Rückschlagsport die Sprunggelenke (OSG-Distorsionen, siehe dazu auch Verletzungen beim Fußball, Seite 111), mus-

Wiederholungszahl

- Einsteiger: 3 × 8–12 Wiederholungen
- Fortgeschrittene: 5 × 15–18 Wiederholungen
- Top Fit: 5 × 25–50 Wiederholungen

kuläre Verletzungen von Ober- und Unterschenkel (M. gastrocnemius, M. rectus femoris) und Einblutungen ins Nagelbett (abrupte Stoppbewegungen) vor allem der Großzehe.

Aktive Stabilität als Grundlage für sportliche Leistungsfähigkeit

Stabilität ist stets ein Produkt aus ausreichender neuraler Aktivität (das heißt genügend Nervenimpulse, die an das Zielgewebe – meist Muskeln – gesendet werden) und funktioneller Muskel- und Bandarbeitsfähigkeit. Im Wesentlichen müssen Sie die beteiligten Muskeln im Gelenkverbund (Agonisten, Antagonisten und Synergisten) systematisch innervieren und aktivieren, um dem Gelenk die für die Aktivität erfor-

Wer macht was bei Rückschlagsportarten?

Hauptsächlich beanspruchte Muskulatur	Hauptsächlich belastete Faszienkette	Vorschläge für ein optimales Faszientraining
Primäre Bewegungsmuskulatur	Innere + äußere Faszienkette der Schulter-Arm-Region	Rollout von Beinen und Schulter-Nacken-Arm-Region
Sekundäre Bewegungsmuskulatur		
• Schulter-Arm-Muskeln	Vordere Faszienkette	Triggeranwendung an den Beinen
• Oberschenkelmuskeln	(v. a. im Bereich der Beine)	und in der Schulterregion
• Schienbeinmuskulatur		
• Wadenmuskulatur	Hintere Faszienkette	
	(v. a. im Bereich der Beine)	
Stabilisation		
• Bauchmuskulatur	Seitliche Faszienkette	
• Beckenmuskulatur		
	Spirallinie	

derliche Stabilität zu geben. Stabilität ist immer auch die Fähigkeit eines Systems (hier eines Gelenksystems), nach der Einwirkung von inneren oder äußeren Kräften wieder in den Ausgangszustand zurückzukehren.

Vor allem beim Sport wirken diese Kräfte destabilisierend auf ein Gelenk ein. Die einzelnen Bauteile müssen sich bewegen, werden deformiert und belastet. Nach der einwirkenden Kraft und der durchgeführten Bewegung sollte der normale Zustand wieder hergestellt werden können. Und: Je stabiler ein System ist, desto schneller und sicherer stellt sich dieser Zustand wieder her, ohne dass sich Rückstände (Verletzungen) aufgrund der Belastung zeigen und etablieren. Dazu leisten die Fasziensysteme mit ihrer hohen Rezeptorendichte einen wesentlichen Beitrag. Je aktiver unser Fasziensystem im sportlichen Geschehen agieren kann, desto besser ist auch die funktionelle Stabilität der beteiligten Gelenke.

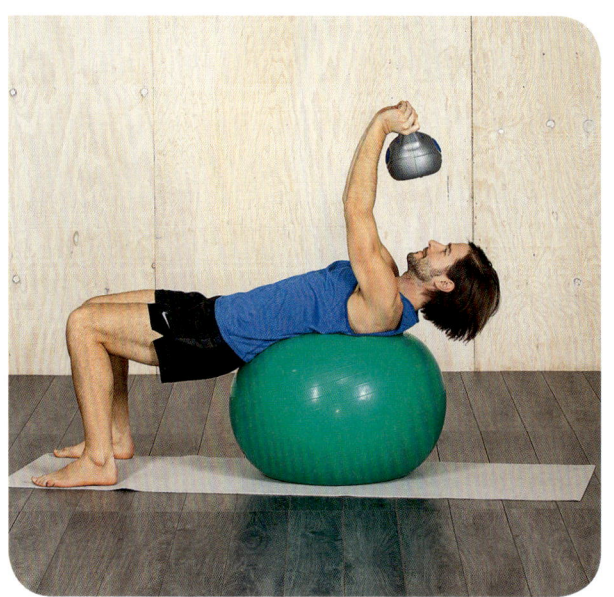

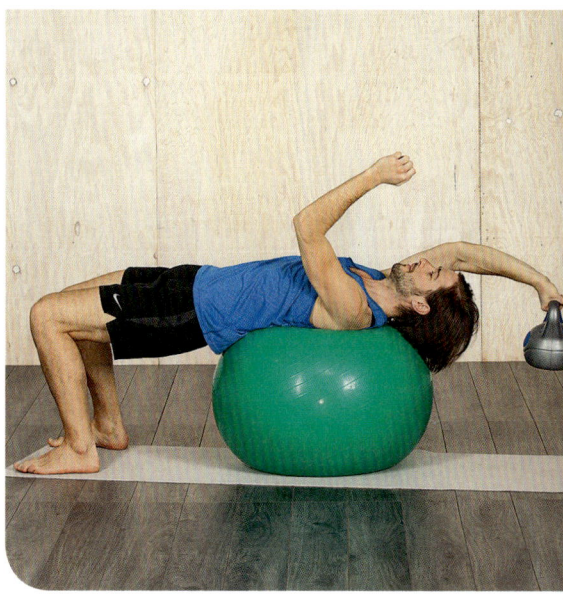

⬦ Die Knie sind um etwa 90 Grad gebeugt, Oberschenkel und Oberkörper sind so in gerader Linie.

⬦ Kontrollieren Sie die Bewegungen Ihrer Schulter. Steigern Sie sich langsam!

Schwebende Hantel (FE)

Ausgangsposition: Sie liegen in Rückenlage auf dem Pezziball. Beide Hände halten ein Gewicht über der Brust (eine Kettlebell, aber eine Kurzhantel funktioniert auch). Die Knie sind um etwa 90 Grad gebeugt und das Becken sollte nicht weit absinken (Oberschenkel und Oberkörper sind so in einer geraden Linie).

Durchführung: Eine Hand lässt nun das Gewicht los und Sie führen das Gewicht mit einem Arm nach unten, bis Ihr Arm ebenfalls in der Linie »Oberkörper – Oberschenkel« liegt. Dann heben Sie den Arm mit Ge-

wicht wieder in die Ausgangsposition an und wiederholen die Bewegung mit dem anderen Arm.

Endposition: Wenn Ihr Arm mit Gewicht in gleicher Linie mit Oberkörper und Oberschenkel liegt, ist die Bewegung zu Ende.

Zu beachten: Kontrollieren Sie die Bewegungen Ihrer Schulter. Haben Sie das optimale Timing für die Bewegung, können Sie die Aufwärtsbewegung mit einem kleinen Schwung beginnen und diese Beschleunigung nutzen.

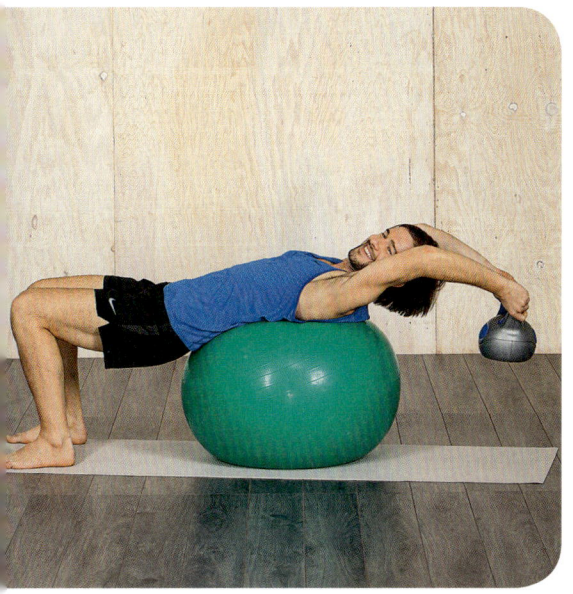

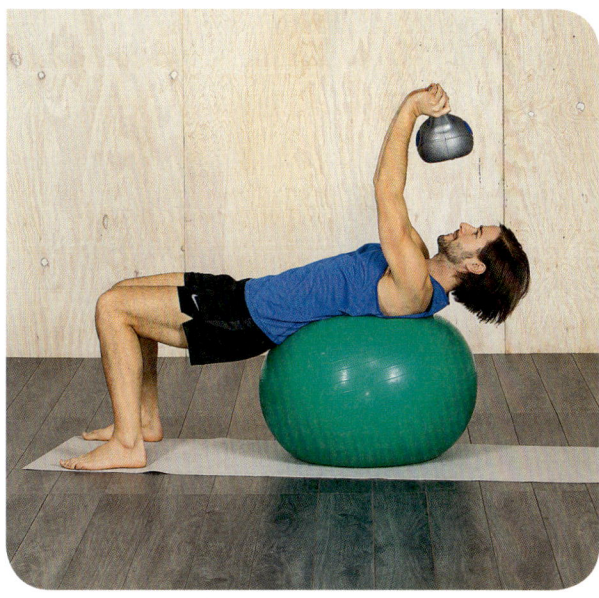

⬧ Ein federndes Schwingen Ihrer Arme in die Gegenrichtung leitet die Aufwärtsbewegung ein.

⬧ Kontrollieren Sie die Schultern und halten Sie Ihre Körpermitte stabil.

Überzüge (FE)

Ausgangsposition: Sie sind in Rückenlage auf dem Pezziball, wobei der Ball zwischen unterem Rippenbogen und Schulter liegt. Sie haben die Füße aufgestellt und die Knie um etwa 90 Grad gebeugt. Beide Hände halten das Gewicht hinter dem Kopf. In der Ausgangsposition befinden sich Arme, Oberkörper und Oberschenkel in einer (möglichst) geraden Linie.

Durchführung: Bringen Sie das Gewicht mit beiden Armen nach oben über die Brust. Ihre Arme zeigen nun senkrecht nach oben zur Decke. Ein leicht federndes Schwingen Ihrer Arme in die Gegenrichtung leitet die Aufwärtsbewegung ein (dabei hebt sich auch Ihr Becken leicht nach oben an). Dann lassen Sie das Gewicht langsam wieder nach unten sinken und beginnen mit der nächsten Wiederholung. Gleichen Sie die Armbewegungen mit Ihrem Rumpf und dem Becken aus.

Endposition: Wenn Sie das Gewicht über Ihrer Brust haben, ist die Aufwärtsbewegung zu Ende.

Zu beachten: Kontrollieren Sie die Schultern bei dieser Bewegung und halten Sie die Körpermitte stabil.

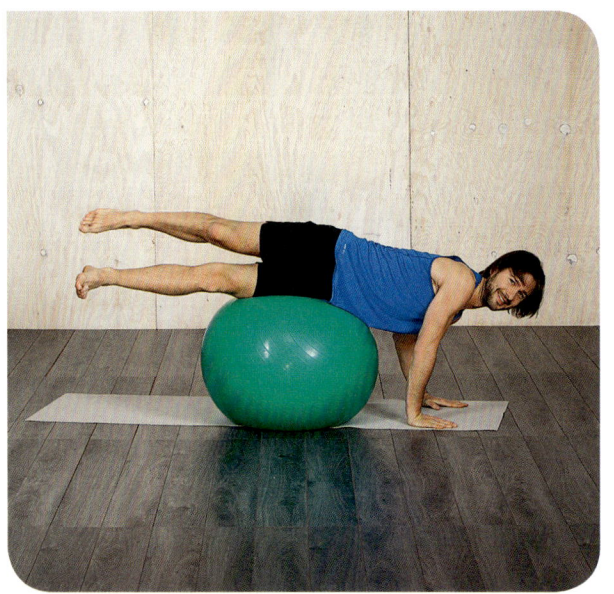

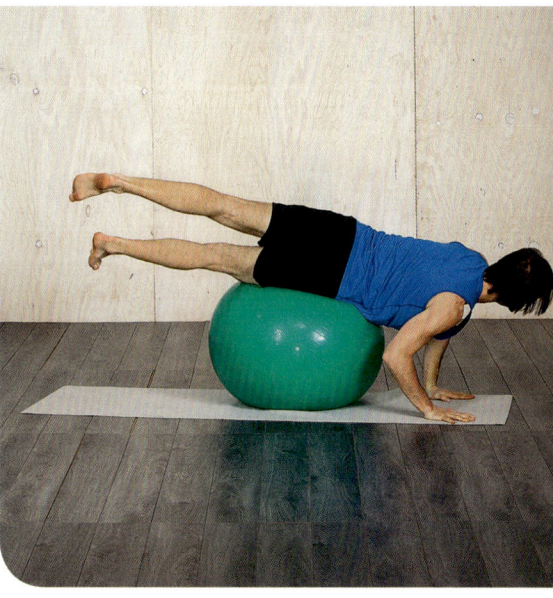

◈ Ihre Hände bleiben während der Übung stets an einer Stelle – das ist am sichersten.

◈ Kontrollieren Sie Ihre Körpermitte und die Drehbewegung des Beckens und der Wirbelsäule.

Beckenkreisel (FE + FR)

Ausgangsposition: Beginnen Sie die Übung in Bauchlage auf dem Pezziball. Sie sind mit dem Becken auf dem Ball und mit Ihren Armen stützen Sie sich vor dem Ball auf dem Boden ab. Für die kommenden Drehbewegungen benötigen Sie eine dynamische Rumpfspannung, die Ihnen bestmögliche Bewegungskontrolle der Beinhebel und der Beckendrehung ermöglicht.

Durchführung: Ihre Hände sollten während der Übung stets an einer Stelle verbleiben. Das sichert Ihnen eine bessere Stabilität und Bewegungskontrolle während der Drehbewegungen. Drehen Sie sich nun auf

eine Seite und strecken Sie das oben liegende Bein nach hinten und das unten liegende Bein gestreckt nach vorn. Führen Sie die Drehung wieder kontrolliert zurück in die Ausgangsposition und drehen Sie sich auf die andere Seite.

Endposition: Das Ende der Bewegung ist die Seitenlage auf dem Ball, Ihr oberes Bein ist nach hinten und das untere Bein nach vorn gestreckt (Scherenschlag mit den Beinen).

Zu beachten: Kontrollieren Sie Ihre Körpermitte und die Drehbewegung des Beckens und der Wirbelsäule.

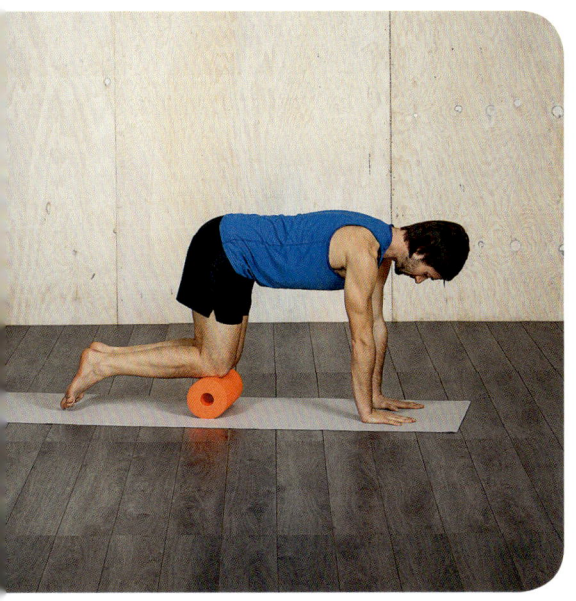

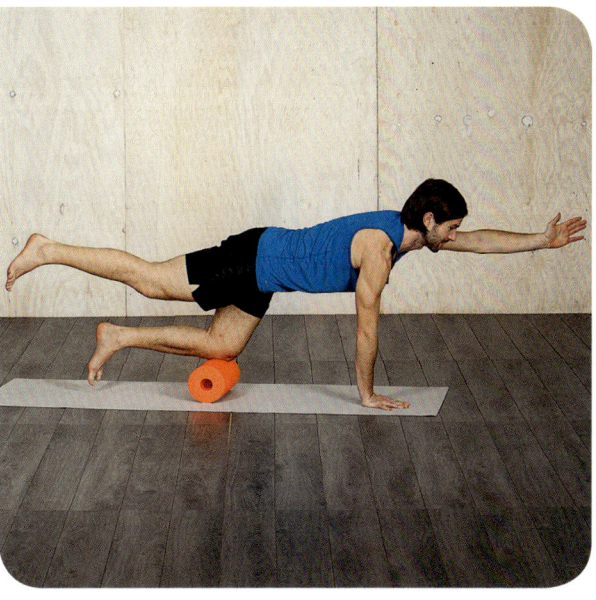

⬑ Sie können diese Übung damit beginnen, zunächst nur die Beine im Wechsel nach hinten zu strecken.

❯❯ Anfangs können Sie sich mit einem Fuß am Boden abstützen, bevor Sie es ohne Bodenkontakt versuchen.

Stabilisierende Brücke (FE)

Ausgangsposition: Begeben Sie sich in die Vierfüßlerposition mit den Knien auf der Faszienrolle. Die bewegliche Unterlage sorgt für mehr Stabilisationsarbeit und fordert so stärker Muskel-Nerv-Impulse zur Aktivierung der Stabilisationsmuskeln. Die Füße haben keinen Kontakt zum Boden, sondern sind nach hinten gestreckt.

Durchführung: Aus der stabilisierten Ausgangsposition heraus strecken Sie diagonal Arm und Bein (linker Arm mit rechtem Bein und umgekehrt) aus. Arm und Bein heben Sie so weit vom Boden ab, dass sie mit dem Oberkörper in einer geraden Linie stehen.

Die Diagonalen wechseln fließend. Sie können diese Übung auch damit beginnen, zunächst nur die Beine im Wechsel nach hinten zu strecken. Dann, als zweiten Schritt, heben Sie nur die Arme im Wechsel ab und der dritte Schritt verbindet dann die Arm- und Beinbewegung in der Diagonalen.

Endposition: Stabiles Strecken und Halten von Arm und Bein in der Diagonalen.

Zu beachten: Zu Beginn können Sie sich noch mit einem Fuß am Boden abstützen, bevor Sie die Übung ohne Bodenkontakt der Füße durchführen.

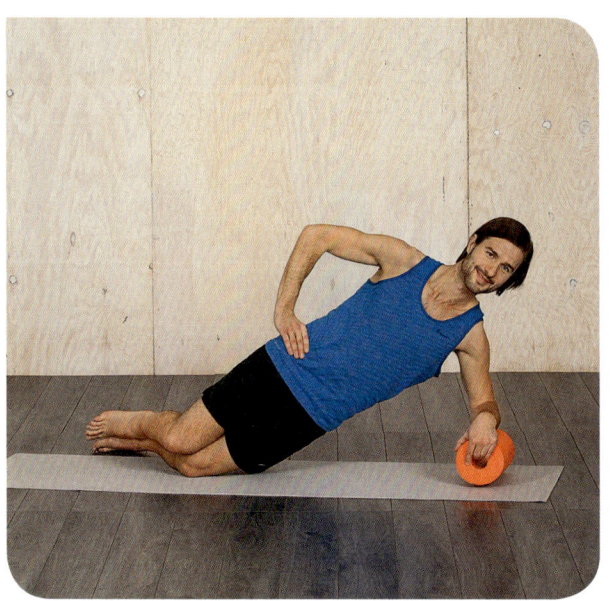

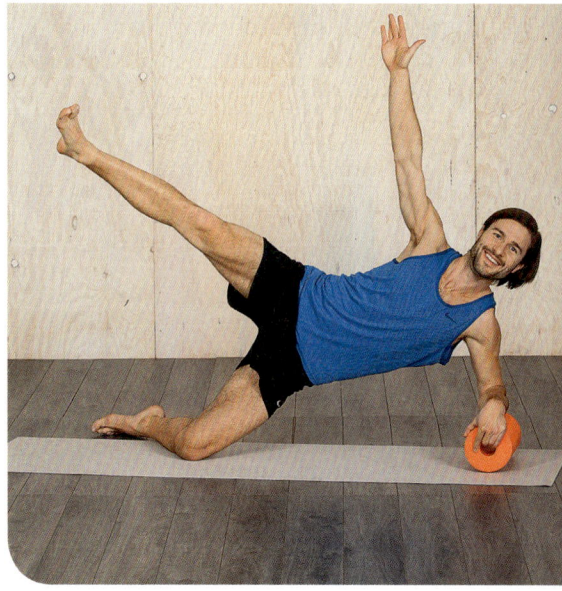

⬆ Heben Sie Becken, Bein und Arm nahezu gleichzeitig an. Das aktiviert Ihre Laterallinie.

⬆ Lassen Sie das Becken nicht abkippen und halten Sie den Oberkörper gerade.

Fliegen lernen (FE)

Ausgangsposition: Im Seitstütz haben Sie die Knie um etwa 90 Grad gebeugt und stützen sich mit einem Unterarm auf der Faszienrolle ab. Oberkörper, Becken und Oberkörper halten Sie in einer möglichst geraden Linie und der Nacken verläuft in einer Linie mit der Wirbelsäule. Das Becken liegt zu Beginn noch am Boden.

Durchführung: Nach einem leichten Druck Ihres oberen Beins gegen das untere Bein (vorbereitende Gegenbewegung) heben Sie das Becken, das obere Bein und den oberen Arm vom Boden ab. Das Anheben von Becken, Bein und Arm sollte nahezu gleichzeitig geschehen. So aktivieren Sie die elastischen Kräfte Ihrer Laterallinie effektiv.

Endposition: Das Ende der Übung ist erreicht, wenn Sie Ihr Becken, Bein und Arm vom Boden abgehoben und diese Position stabilisiert haben.

Zu beachten: Wenn Sie vom Boden abheben, solle die Aktivität in einer geraden Bewegung nach oben (Richtung Decke) stattfinden. Vermeiden Sie, dass das Becken abkippt oder sich der Oberkörper nach vorn oder nach hinten neigt. Denn: Kann das Becken oder der Oberkörper nach vorn oder hinten drehen, bewirkt das eine weiterlaufende Bewegung in der Wirbelsäule, die Sie während der Übung nur schwer kontrollieren können.

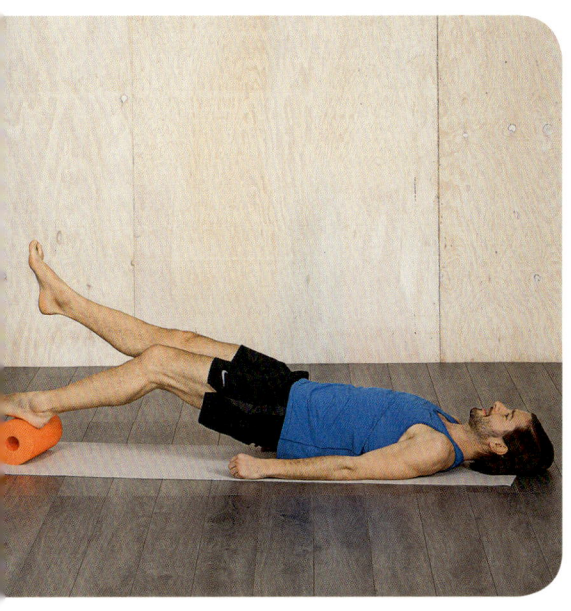

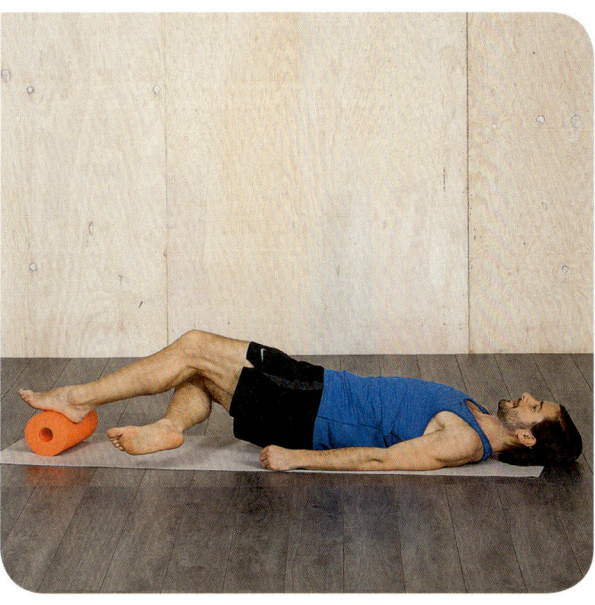

⬥ Während der Drehung darf sich das Becken auf derselben Seite mit nach unten absenken.

⬥ Kontrollieren Sie die Drehbewegung Ihres Beckens und der unteren Lendenwirbelsäule.

Luftkicks (FE + FR)

Ausgangsposition: In Rückenlage nehmen Sie Ihre Füße auf die Faszienrolle (als bewegliche Unterlage zur Steigerung der Intensität). Die Knie sind um etwa 90 Grad angebeugt und Sie stützen sich mit den Armen, etwa 45 Grad seitlich vom Körper, am Boden ab.

Durchführung: Heben Sie ein Bein von der Rolle ab und strecken Sie es zuerst nach vorn. Dann beugen Sie Ihr angehobenes Bein im Knie an und bewegen den Fuß unter dem Standbein hindurch, bis Ihr Unterschenkel parallel zum Boden verläuft. Dabei darf sich

Ihr Becken ebenfalls auf derselben Seite mit nach unten absenken. Stellen Sie Ihr Bein wieder auf der Rolle auf und wiederholen Sie die Bewegung mit dem anderen Bein.

Endposition: Das Ende der Bewegung ist erreicht, wenn sich Ihr Unterschenkel unter Ihrem Standbein parallel zum Boden befindet und das Becken nicht mehr weiter absinkt.

Zu beachten: Kontrollieren Sie die Drehbewegung Ihres Beckens und der unteren Lendenwirbelsäule.

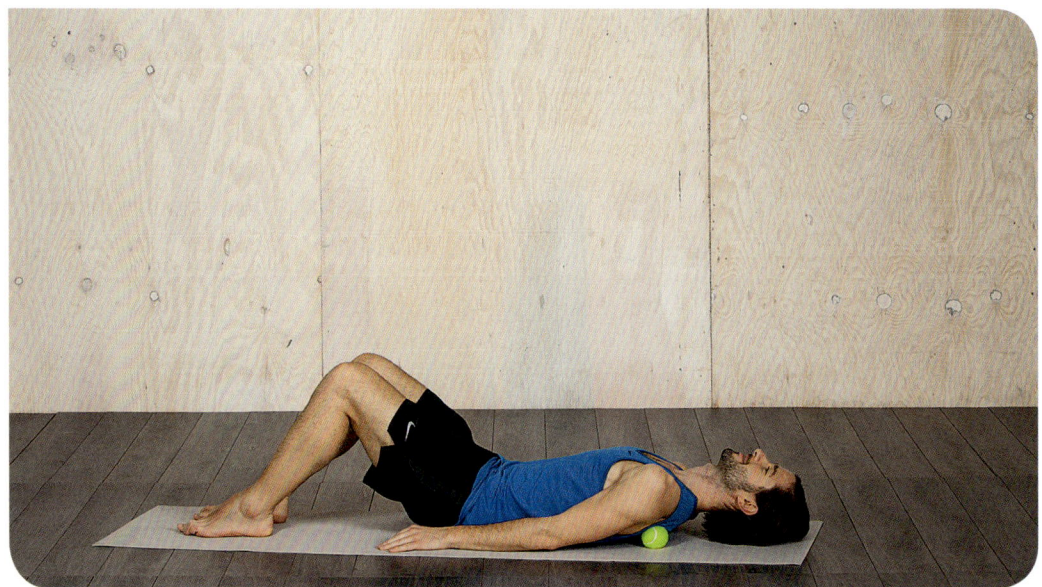

⬥ Sie können den Ball rund um das Schulterblatt positionieren, das bringt Druck auf alle myofaszialen Bahnen.

Schulter triggern (Tr)

Ausgangsposition: Bringen Sie sich in eine bequeme Rückenlage. Die Unterlage sollte nicht zu weich sein, damit der Triggerball (Tennisball, Golfball usw.) einen intensiven Druck in Ihre Weichteile ausüben kann.

Durchführung: Positionieren Sie den Ball nun unter der Weichteilbahn zwischen Schulterblatt und Wirbelsäule. Die Muskeln und myofaszialen Linien geben dem Druck mit der Zeit nach und entspannen. Sie können den Ball rund um das Schulterblatt (natürlich auch auf der anderen Körperseite) positionieren und den Druck damit auf alle Anteile der myofaszialen Bahnen und der Muskeln bringen.

Zu beachten: Der Druckschmerz sollte innerhalb ersten 1–2 Minuten nachlassen (Symptome wie Druckempfinden, Schmerz usw.). Stellen sich diese Verbesserungen nicht ein, sollten Sie den Druck des Balls etwas verlagern. Vermeiden Sie Druck auf knöcherne Bereiche (Schulterblatt, Wirbelsäule, Rippen), da Knochen dem Druck nicht sehr effektiv nachgeben können. Dadurch riskieren Sie nur einen Periostschmerz (Schmerz durch Druck auf die Knochenhaut). Bleibt der Ball unter muskulären Strukturen liegen, kann die Muskulatur sich auf den Druck hin entspannen und der Schmerz wird sich reduzieren, meist komplett verschwinden.

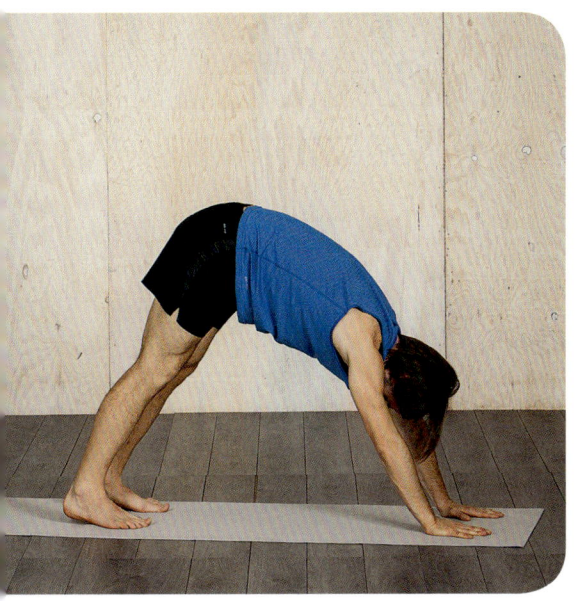

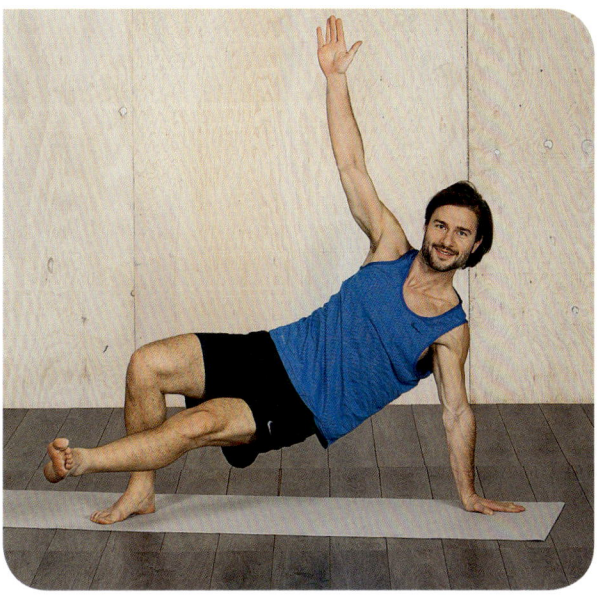

⬥ Halten Sie das Becken die ganze Zeit angehoben und strecken Sie Ihre Wirbelsäule.

⬥ Kontrollieren Sie die Drehbewegungen und bremsen Sie rechtzeitig für eine stabile Endposition.

Auf Achse (FE)

Ausgangsposition: Stellen Sie sich im Bärenstand (auf Händen und Füßen) rutschsicher auf eine Matte. Haben Sie keine Matte zur Hand, funktioniert diese Übung auch barfuß oder in Sportschuhen auf dem normalen Boden.

Durchführung: Sie heben diagonal Arm und Bein vom Boden ab. Das Bein bringen Sie unter Ihrem Körper hindurch auf die Gegenseite, während Sie mit dem diagonalen Arm das Gleichgewicht ausbalancieren können. Ihr Oberkörper dreht sich dabei einmal um (nun zeigt der Rücken nach unten zum Boden) und Sie stützen sich mit der anderen

Diagonale (Arm und Bein) sicher am Boden ab. Einmal umgedreht, strecken Sie Ihr angehobenes Bein lang vom Körper weg und Ihr angehobener Arm macht dasselbe in die andere Richtung. Halten Sie das Becken angehoben und strecken Sie Ihre Wirbelsäule.

Endposition: Ihr Oberkörper ist einmal umgedreht und Sie strecken diagonal Arm und Bein in entgegengesetzten Richtungen vom Körper weg.

Zu beachten: Kontrollieren Sie die Drehbewegungen und bremsen Sie rechtzeitig für eine stabile Endposition.

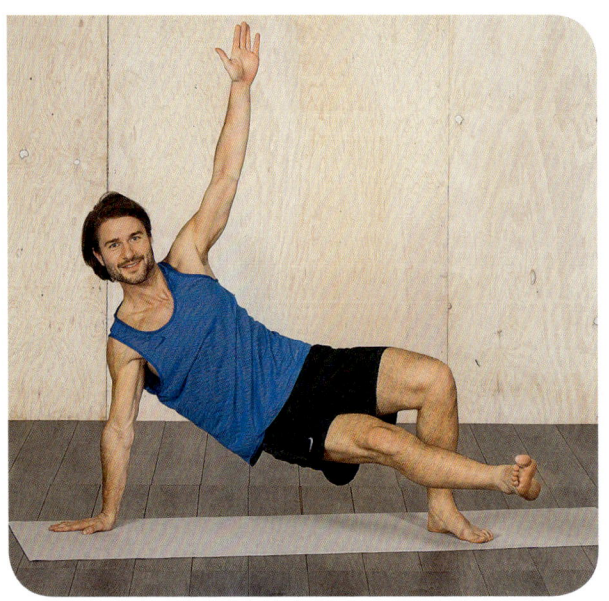

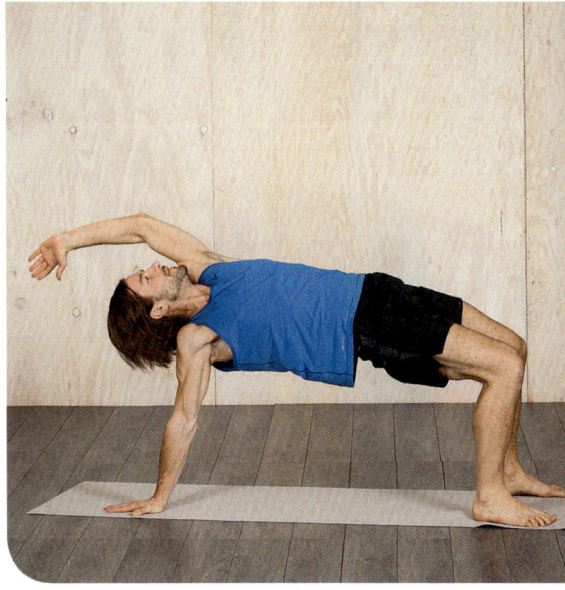

⬢ Der angehobene Arm führt die Oberkörperbewegung an – der Arm geht dem Oberkörper voraus.

⬢ Kontrollieren Sie die Streckbewegungen, halten Sie die Endposition anfangs nicht zu lange.

Bogen spannen (FE)

Ausgangsposition: Die Ausgangsposition für diese Übung ist die Endposition der letzten Übung. Einziger Unterschied: Ihre beiden Beine sind auf dem Boden aufgestellt und die Bewegung betrifft nun hauptsächlich den Oberkörper und den Arm. Sie sind im umgekehrten Vierfüßler und haben zusätzlich einen Arm angehoben.

Durchführung: Heben Sie die Hüften noch weiter vom Boden ab und strecken Sie den Oberkörper (Becken und Wirbelsäule) lang nach oben hinten. Mit dem angehobenen Arm führen Sie die Oberkörperbewegung an – strecken Sie den Arm Ihrem Oberkörper voraus. Sie stützen sich stabil auf Ihrem Arm und Ihren Beinen ab. Stabilisieren Sie diese

Position einige Sekunden. Ergänzend können Sie kleine Bewegungen mit dem Nacken oder dem Arm (Schulter, Ellbogen) durchführen. Auch das Becken können Sie in der Endstellung ein wenig weiter anheben und wieder absenken. Diese dynamisch-elastischen Bewegungen aktivieren Ihre myofaszialen Linien stärker zu aktivieren.

Endposition: Sie stützen sich auf einem Arm und Ihren Beinen mit langgestrecktem Rücken und Nacken. Ihre Körperrückseite zeigt dabei zum Boden.

Zu beachten: Kontrollieren Sie die Streckbewegungen und halten Sie die Endposition am Anfang nicht zu lange.

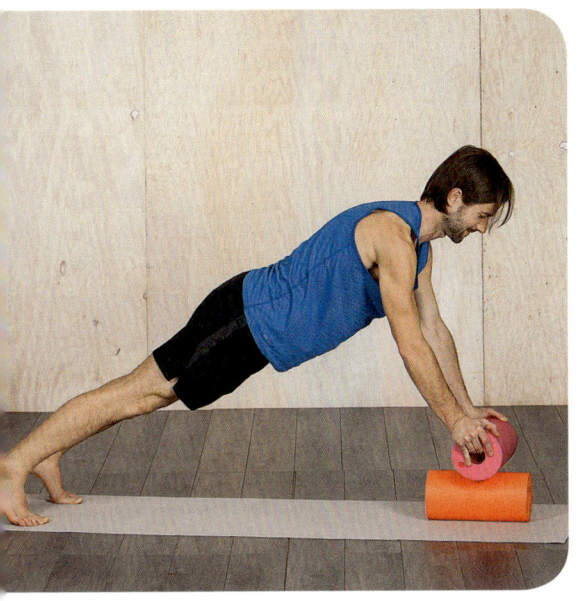

⬦ Anfangs können Sie die Knie als zusätzlichen Halt auf dem Boden absetzen.

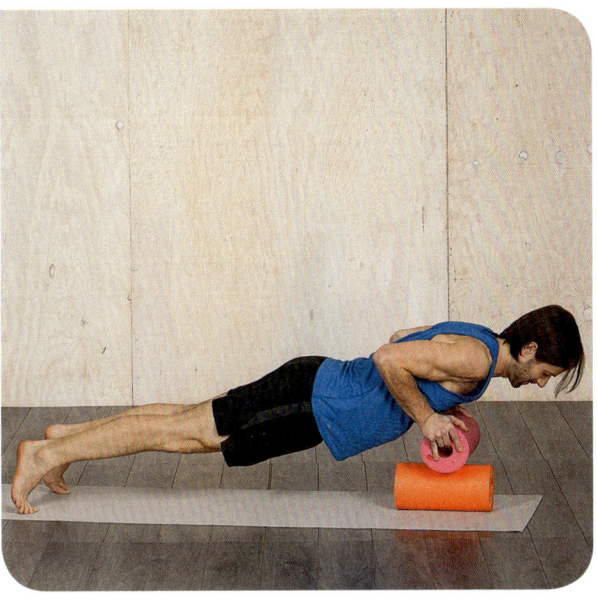

⬦ Sie brauchen und trainieren: dynamische Rumpfspannung und koordinatives Geschick.

Auf Doppelrolle (FE)

Ausgangsposition: Sie befinden sich in der Liegestützposition und stützen sich auf einer Blackroll ab. Diese liegt wiederum auch auf einer Faszienrolle – als beweglicher Untergrund für mehr koordinativen Anspruch in der Progression eines Faszientrainings.

Durchführung: Stabilisieren Sie die Position auf der gedoppelten Faszienrolle und führen Sie so die Liegestütze durch. Sie können zu Beginn auf den Knien bleiben und mit zunehmender Koordinationsfähigkeit und Stabilität die Beine wieder strecken.

Endposition: Das Ende der ersten Teilbewegung ist erreicht, wenn Sie die Liegestützposition auf den zwei Rollen mit gebeugten Ellbogen stabilisiert haben. Dabei sollten Sie Ihre Körperlängsachse (mit aufgerichteter Wirbelsäule) stabil halten.

Zu beachten: Eine dynamische Rumpfspannung ist ebenso erforderlich, wie ein koordinatives Geschick, um die zwei Faszienrollen aufeinander zu kontrollieren. Nur wenn Sie die Körpermitte über die Bauchmuskelspannung stabilisieren, sind auch koordinative Ausgleichbewegungen auf den zwei Rollen in stabiler Lage machbar.

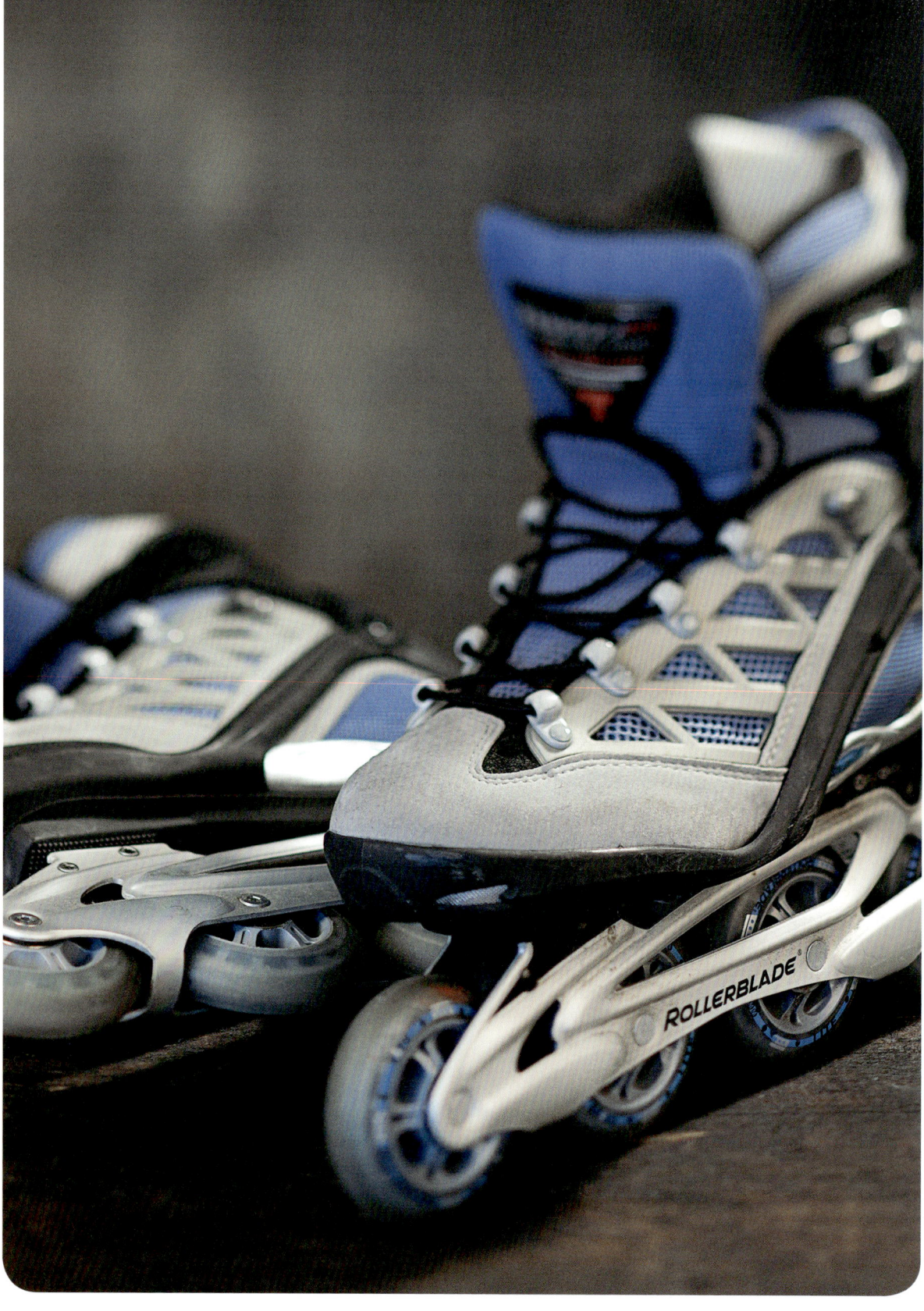

Faszienworkout für Reiter, Skater und Eisläufer

Auch wenn die Sportarten auf den ersten Blick nicht so viel miteinander gemein haben, entwickeln sie oft vergleichbare Ungleichgewichte im Körper.

Die Verletzungsstatistiken zeigen, dass Reiter, Inlineskater und Schlittschuhläufer sehr anfällig für Verletzungen sind. Welche Verletzung entsteht, hängt dabei davon ab, wie Unfallhergang und Sturzverlauf waren. In diesen Sportarten dominieren, neben den klassischen Überlastungsschäden an Wirbelsäule, Knie- und Hüftgelenken, Unfallverletzungen. Da in allen dieser Sportarten ein bewegliches Sportgerät (Pferd, Skates) den Bodenkontakt herstellt und es koordiniert kontrolliert werden muss, steckt genau darin die unfalltechnische Herausforderung.

Bei Reitern besonders gefährdet sind Becken und Wirbelsäule, wohingegen bei Inlineska-tern und Schlittschuhläufern öfter die Armgelenke (durch den Versuch, sich noch abzustützen), Hand, Ellbogen und Schulter verletzt werden.

Von Verletzungen durch Unfall/Sturz oder aufgrund fehlerhafter Technik abgesehen, treten trainingsbedingt eher die typischen Überlastungen auf, ähnlich wie bei anderen Sportarten. Beispiel: Überlastungen der unteren Extremität betreffen die gleichen Bereiche wie bei Laufsportlern und Fußballspielern.

Verletzungen bei Reitern/ Skatern/Schlittschuhläufern

Muskuläre Dysbalancen treten vor allem im Bereich der Hüftbeugemuskeln, der Gesäßmuskulatur sowie der Bauch- und Rückenmuskeln auf – im Sinne eines unteren gekreuzten Syndroms. Reiter sind anfällig für lokale Überlastungen bei den Adduktoren und sie haben eine deutliche Tendenz zu Be-

---

Wiederholungszahl

- Einsteiger: 3 × 8–12 Wiederholungen
- Fortgeschrittene: 5 × 15–18 Wiederholungen
- Top Fit: 5 × 25–50 Wiederholungen

Wer macht was bei Reitern und Skatern?

Hauptsächlich beanspruchte Muskulatur	Hauptsächlich belastete Faszienkette	Vorschläge für ein optimales Faszientraining
Primäre Bewegungsmuskulatur	Vordere Faszienkette (v. a. im Bereich der Beine/des Rumpfes	Rollout von Beinen, Rumpf und Schulter-Nacken-Arm-Region
• Oberschenkelmuskeln		
• Schienbeinmuskulatur		
• Wadenmuskulatur		
Sekundäre Bewegungsmuskulatur	Hintere Faszienkette (v. a. im Bereich der Beine/des Rumpfes)	Triggeranwendung an den Beinen und in der Schulterregion
• Schulter-Arm-Muskulatur		
Stabilisation		
• Bauchmuskulatur	Seitliche Faszienkette	
• Beckenmuskulatur	Spirallinie	

schwerden in der Lendenwirbelsäule. Das liegt an den Defiziten in der Stabilität im Becken-Rumpf-Bereich, die die Sportart erheblich belastet. Die Empfehlung lautet: Training der Faszien vor allem in diesem Bereich in den Bewegungsalltag zu integrieren. Das sorgt für mehr Elastizität und eine bessere Kraftübertragung.

Bei Skatern und Schlittschuhläuferinnen treten häufig ähnliche Schwierigkeiten auf. Vor allem durch die Schwungbewegungen von Armen und Beinen treten in den Übergangszonen (Lende – Becken – Hüfte und Nacken – Schulter – Arme) hohe Belastungsspitzen auf, die nicht selten die Gelenkkapseln überlasten und verletzen. Auch dagegen können Sie sich mit Faszienübungen wunderbar wappnen.

Motorisches Profil Reiten

Das Auf- und Absitzen sowie der gehaltene Spreizsitz beim Reiten stellen an Ihren Be-wegungsapparat motorische Anforderungen in den Bereichen Kraft, Beweglichkeit und Geschicklichkeit. Während des Reitens erweitert sich dieses Anforderungsprofil um die Gleichgewichts-, Antizipations- und Reaktionsfähigkeit.

Aus der Perspektive des Stoffwechsels gesehen ist das Reiten eine eher Langzeitausdauer geprägte Belastungsform mit überwiegend aerobem Stoffwechsel. Im Muskelarbeitsprofil überwiegen eher die statischen Arbeitsformen, geprägt durch die Erfordernis, den Körper aufrecht zu kontrollieren. Nur so können Sie technisch einwandfrei mit dem Pferd interagieren.

Dynamische Muskelarbeitsformen treten dagegen während des Reitens eher selten auf. Zusammenfassend dominieren beim Reiten Koordination und Beweglichkeit vor Kraftanforderungen.

Motorisches Profil Schlittschuhlaufen

Auch in dieser Sportart stehen die Anforderungen an Koordination-, Gleichgewichts- und Reaktionsfähigkeit weit oben. Wobei die Dynamik in den Bewegungsabläufen einen deutlich größeren Stellenwert einnimmt als im Vergleich beim Reiten. Auch ist die Anforderung an die individuelle Beweglichkeit beim Eiskunstlaufen in diesen Disziplinen deutlich höher. Das Muskelarbeitsprofil weist zwar auch hohe Ansprüche an eine statische Körperhaltung auf, jedoch dominieren in diesem Fall die dynamischen Anteile bei den Bewegungsübergängen und den Fortbewegungszyklen meist deutlich vor den statischen Elementen. Je nach Disziplin (Distanzrennen, Eishockey oder Eiskunstlauf) dominieren wiederum spezielle Anforderungen an Technik, Körperkontrolle und muskulärem Arbeitsprofil (Schnellkraft oder auch Ausdaueranteile).

Motorisches Profil Inlineskaten

Da die Bewegungsabläufe nahezu identisch sind, können Sie das Anforderungsprofil von Schlittschuhläufern übernehmen.

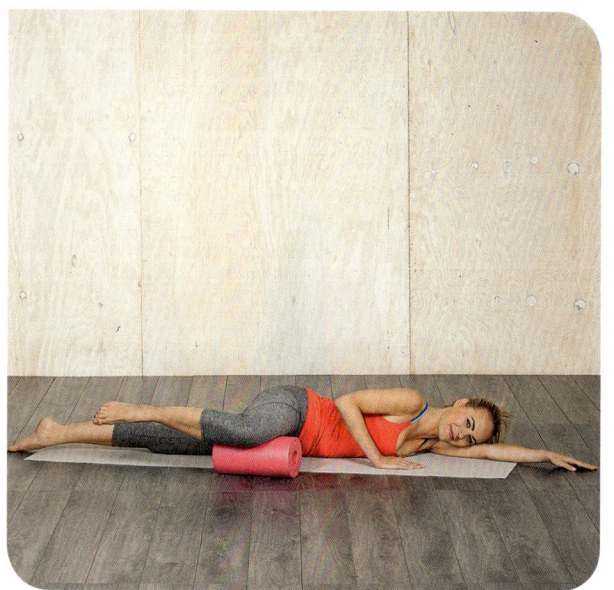

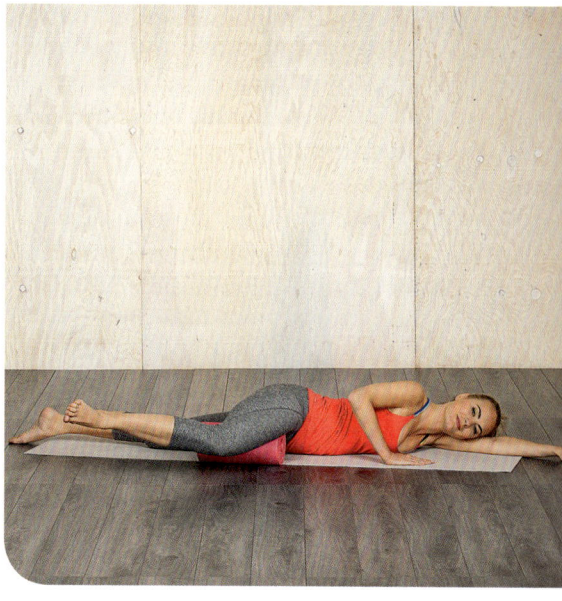

⬆ Das Gewicht Ihres Oberschenkels und aktiver Druck kontrolliert die Intensität des Rollouts.

⬆ Lassen Sie Ihren Oberkörper nicht nach vorn fallen, bremsen Sie die Bewegung kontrolliert.

Rollout Adduktoren (R)

Ausgangsposition: Sie liegen in Seitlage auf der Matte, das obere Bein liegt mit gebeugtem Knie auf der Faszienrolle. Die Rolle ist vor dem Kniegelenk positioniert. Sie können sich während des Rollouts mit der oberen Hand auf dem Boden abstützen.

Durchführung: Drehen Sie Ihren Oberkörper vorwärts in Richtung Bauchlage und schieben Sie mit der Beckendrehung gleichzeitig Ihr Bein nach vorn über die Rolle. So bewegt sich die Faszienrolle an der Innenseite Ihres Oberschenkels nach oben auf die Leiste zu. Der Rückweg endet wieder vor dem Kniegelenk. Mit dem Gewicht Ihres Oberschenkels

und Ihrem aktiven Druck in die Rolle können Sie die Intensität des Rollouts kontrollieren und anpassen.

Endposition: Das Bewegungsende ist entweder vor der Leiste oder knapp vor dem Kniegelenk.

Zu beachten: Halten Sie die Körpermitte während der Drehbewegung von Becken und Wirbelsäule stabil und kontrollieren Sie permanent die Bewegungsgeschwindigkeit. Lassen Sie Ihren Oberkörper nicht nach vorn fallen, sondern bremsen Sie die Bewegung kontrolliert.

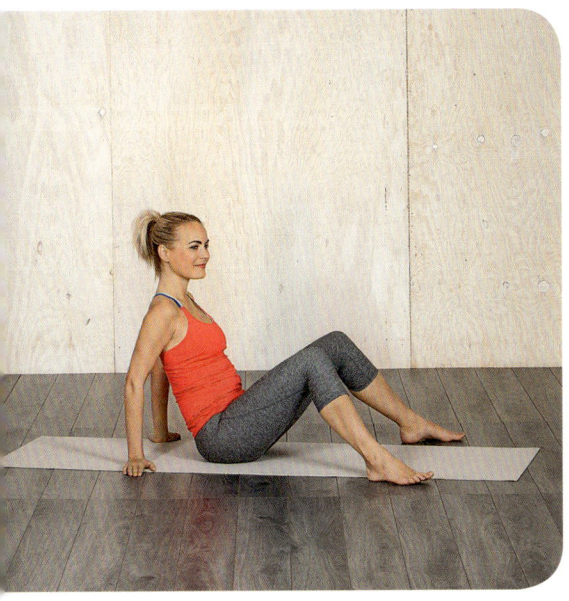

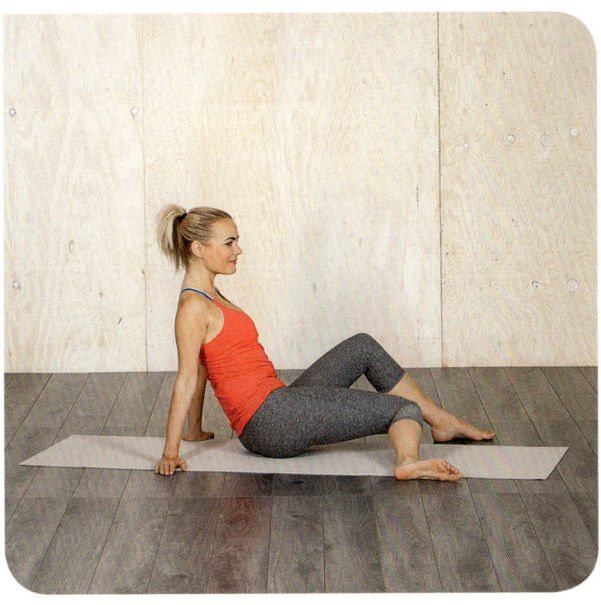

⬦ Bei Spannungen in der Leiste stoppen Sie und führen nun kleine federnde Bewegungen durch.

⬦ Lassen Sie Ihr Bein gerade stehen und halten Sie Ihr Knie in der Ausgangsposition.

Beinknick (FE + FR)

Ausgangsposition: Setzen Sie sich auf den Boden und stellen Sie Ihre Füße im Abstand einer Unterschenkellänge nebeneinander auf. Mit dieser Übung mobilisieren Sie Ihre Hüftgelenke und den Hüftabschnitt der oberflächlichen Frontallinie. Richten Sie Ihren Oberkörper auf und stabilisieren Sie die Knie.

Durchführung: Für Ihre Hüftmobilisation zielen Sie mit einem Knie auf das Sprunggelenk Ihres anderen Fußes. Sie drehen ein Bein in der Hüfte nach innen, indem Sie das Knie auf den anderen Fuß zubewegen. Bei Spannungen oder Druckgefühl in der Leiste stoppen Sie die Bewegung, führen Sie an dieser Stelle kleine federnde Bewegungen

mit dem Bein durch. Achten Sie auf Veränderungen von Spannung und Druckgefühl in der Leiste. Lassen Sie Ihr Knie immer wieder ein wenig weiter absinken und heben Sie es in derselben kleinen Bewegung wieder etwas an. Führen Sie diese Bewegung auch mit dem anderen Bein auf der anderen Seite durch.

Endposition: Das Ende der Bewegung ist erreicht, wenn Ihr Knie möglichst dicht am anderen Fuß ist.

Zu beachten: Lassen Sie dabei Ihr anderes Bein möglichst gerade stehen und halten Sie Ihr Knie in der Ausgangsposition, ohne nach außen abzuweichen.

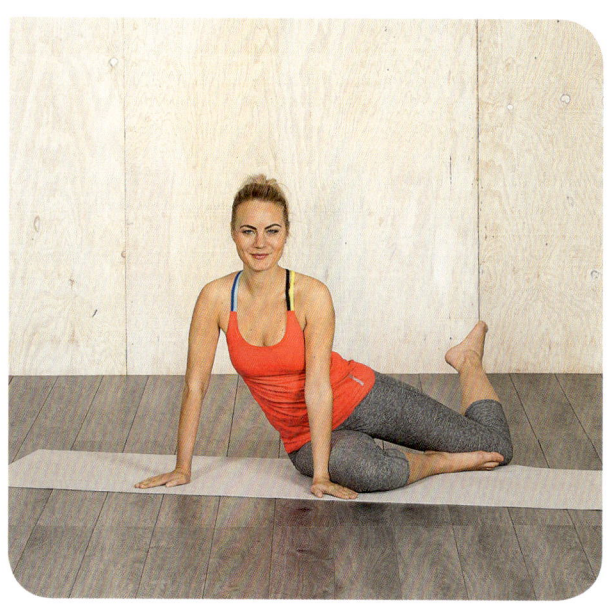

⬥ Knie und der Oberschenkel bleiben relativ unbewegt liegen – nur Fuß und Unterschenkel heben sich.

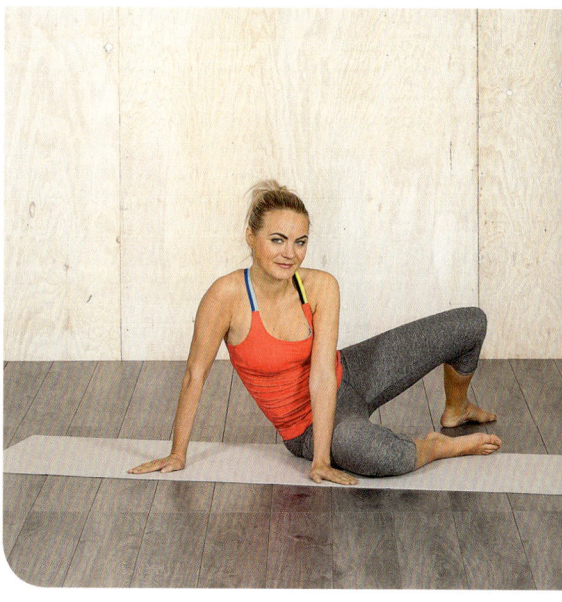

⬥ Lassen Sie zu große Ausweichbewegungen des Oberkörpers nicht zu.

Hüfte rotieren 1 (FE + FR)

Ausgangsposition: Aus einer seitlichen Sitzposition heraus arbeiten Sie weiter an der Elastizität Ihrer Hüftregion und verbessern die Drehfähigkeit Ihrer Hüftgelenke – hier des Hüftgelenks des oberen/hinteren Beins. Das untere Bein nehmen Sie in der sitzenden Position etwas nach vorn, bis die Fußsohle Ihr anderes Knie berührt. Halten Sie dabei den Oberkörper aufgerichtet und stützen Sie sich mit beiden Armen auf dem Boden ab.

Durchführung: In dieser Position bewegen Sie Ihr hinteres Bein von einer Innen- in eine Außenrotation. Für die Innenrotation heben Sie Ihr hinteres Bein vom Fuß her vom Boden ab. Knie und Oberschenkel bleiben relativ unbewegt auf dem Boden liegen – lediglich Fuß und Unterschenkel heben. Der zweite Teil der Bewegung – die Außenrotation der Hüfte – schließt sich nahtlos an. Wenn der Fuß wieder auf dem Boden ist, heben Sie Ihr Knie ab, während der Fuß Bodenkontakt behält.

Endposition: Das Ende der Innenrotation besteht in einem möglichst großen Fuß-Boden-Abstand, während das Ende der Außenrotation in einem großen Knie-Boden-Abstand besteht.

Zu beachten: Vermeiden Sie zu große Ausweichbewegungen mit dem Oberkörper.

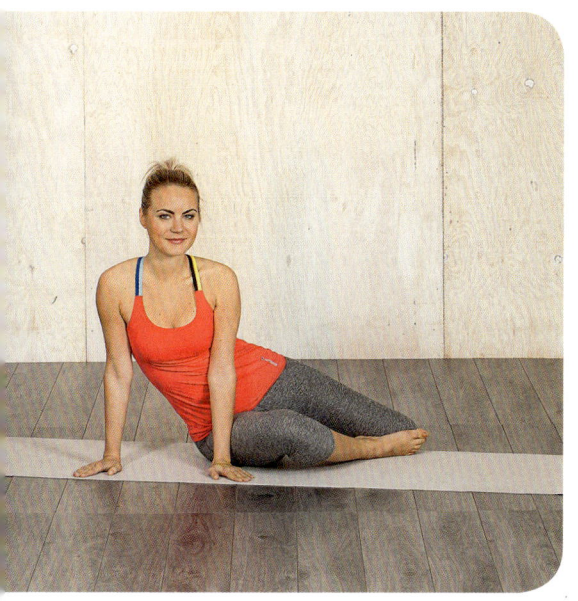

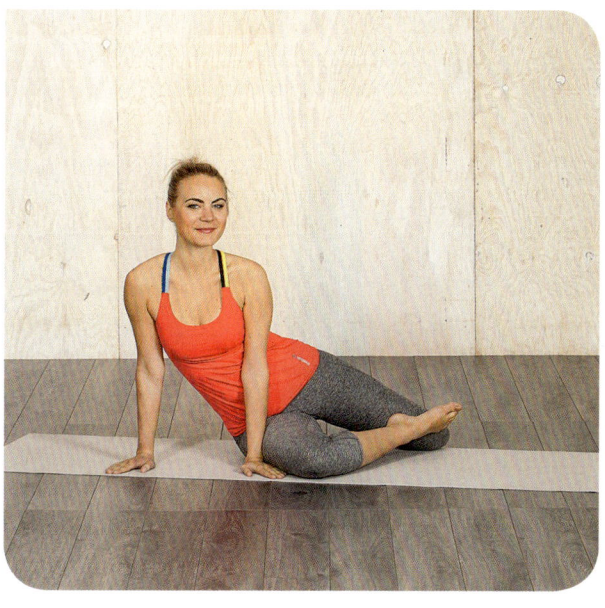

⬥ Der Fuß bleibt relativ unbewegt liegen –
nur Knie und Oberschenkel heben sich vom
Boden ab.

⬥ Wundern Sie sich nicht – der Bewegungsausschlag bei dieser Übung ist relativ gering.

Hüfte rotieren 2 (FE + FR)

Ausgangsposition: Sie beginnen aus einer
seitlichen Sitzposition heraus – nun liegt der
Fokus auf dem Hüftgelenk des unteren/vor-
deren Beins. Das untere Bein nehmen Sie in
der sitzenden Position etwas nach vorn, bis
die Fußsohle das andere Knie berührt. Halten Sie dabei den Oberkörper aufgerichtet,
stützen Sie sich mit beiden Armen auf dem
Boden ab.

Durchführung: Bewegen Sie das vordere
Bein von einer Innen- in eine Außenrotation.
Für die Innenrotation heben Sie das Knie
des vorderen Beins vom Boden ab. Der Fuß
bleibt relativ unbewegt auf dem Boden liegen – lediglich Knie und Oberschenkel heben sich. Der zweite Teil der Bewegung –
die Außenrotation der Hüfte – schließt sich
nahtlos an. Wenn das Knie wieder auf dem
Boden ist, heben Sie Ihren Fuß und den Unterschenkel ab, während das Knie den Bodenkontakt behält.

Endposition: Das Ende der Innenrotation
besteht in einem möglichst großen Knie-Boden-Abstand, während das Ende der Außenrotation in einem großen Fuß-Boden-Abstand besteht.

Zu beachten: Da das untere, vordere Bein
in der Ausgangsposition bereits in einer Außenrotation eingestellt ist, kommt bei der
Übung lediglich ein kleiner Bewegungsausschlag zustande.

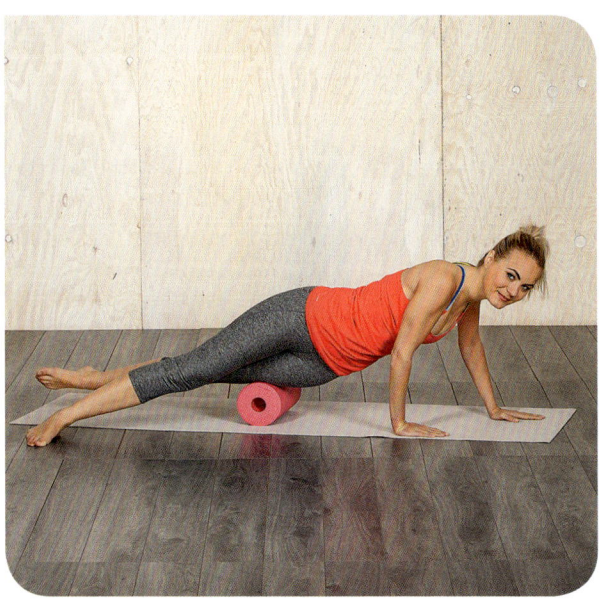

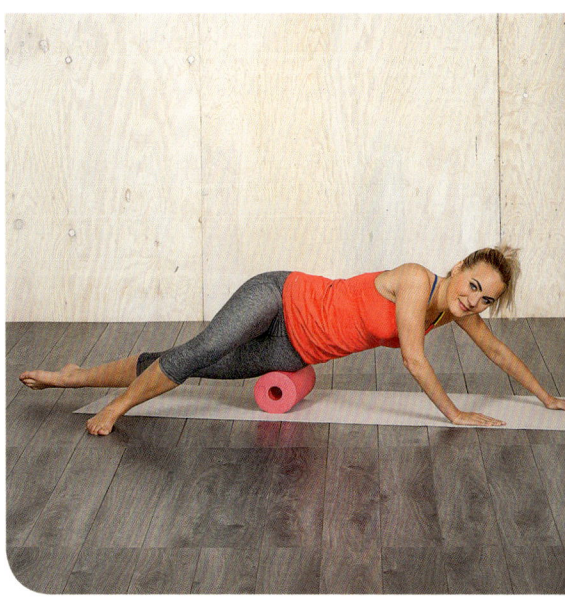

⬙ Kippen Sie das Becken leicht nach vorn oder hinten, so erreichen Sie verschiedene Anteile der Laterallinie.

⬙ Halten Sie Ihre Körpermitte während des gesamten Rollouts stabil.

Rollout Tractus iliotibialis (R)

Ausgangsposition: In einer Seitlage positionieren Sie die Blackroll unter der Außenseite Ihres Oberschenkels. Starten Sie etwa in der Mitte der Oberschenkelaußenseite. So haben Sie noch ausreichend Bewegungsweg nach oben bis zur Hüfte. Stützen Sie sich mit beiden Händen auf dem Boden ab und stabilisieren Sie so den Oberkörper.

Durchführung: Schieben Sie sich mit den Armen über die Rolle nach unten weg. Dabei bewegt sich die Rolle an Ihrem Oberschenkel entlang der Außenseite nach oben in Richtung Hüfte. Führen Sie die Bewegung langsam und kontrolliert durch – geben Sie Ihrer Laterallinie damit Zeit für die Anpassungsreaktionen und einen Wasseraustausch in den elastischen Fasern. Sie können das Becken leicht nach vorn oder hinten kippen, um verschiedene Anteile der Laterallinie auszurollen.

Endposition: Wenn die Faszienrolle oberhalb des Hüftknochens (Trochanter major) angekommen ist, ist das Rollout zu Ende.

Zu beachten: Halten Sie Ihre Körpermitte während des gesamten Rollout stabil.

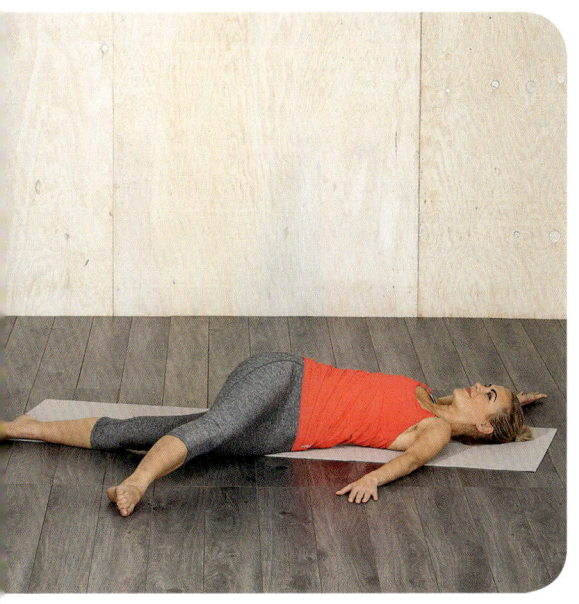

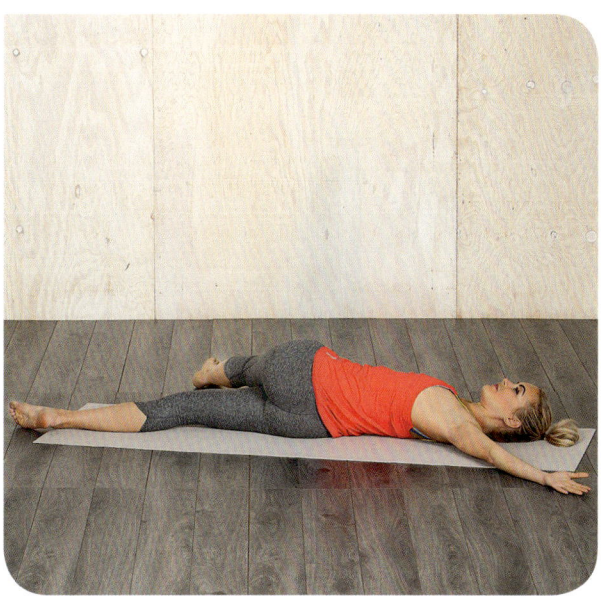

⬘ Die Übung fordert über die diagonal verschraubte Drehdehnlagerung die Frontal- und Spirallinie.

⬘ Beginnen Sie langsam, das schont die elastischen Fähigkeit der Lendenwirbelbereiche.

Drehdehnung (FE + FR + FS)

Ausgangsposition: Aus der Rückenlage heraus haben Sie ausreichende Bewegungskapazitäten für die langkettige Drehbewegung in beide Richtungen.

Durchführung: Starten Sie die Übung, indem Sie ein Bein lang nach oben (zur Decke) strecken. Halten Sie es gestreckt und drehen Sie das Becken mit dem gestreckten Bein langsam zur Gegenseite. Wenn Sie also Ihr linkes Bein nach oben strecken, geht die Drehbewegung zu Ihrer rechten Körperseite hin. Dort legen Sie Ihr gestrecktes Bein auf dem Boden ab und versuchen, beide Schultern auf dem Boden liegen zu lassen. So entsteht eine diagonal verschraubte Drehdehnlagerung für die Frontal- und die Spirallinie. In

dieser Position können Sie auch kleine geschmeidige Bewegungen in Fuß-, Knie- oder Hüftgelenken durchführen. Kommen Sie zurück in die Ausgangsstellung – und los geht die Bewegung auf der anderen Seite.

Endposition: Wenn Ihr Fuß den Boden auf der Gegenseite berührt und Sie beide Schultern noch am Boden halten können, ist die Bewegung zu Ende.

Zu beachten: Üben Sie anfangs eher langsam, um die elastischen Fähigkeiten der Lendenwirbelbereiche nicht zu überlasten. Später können Sie diese Übung mit Schwung durchführen. Geben Sie Ihrer Frontal- und Spirallinie Zeit, sich zu gewöhnen.

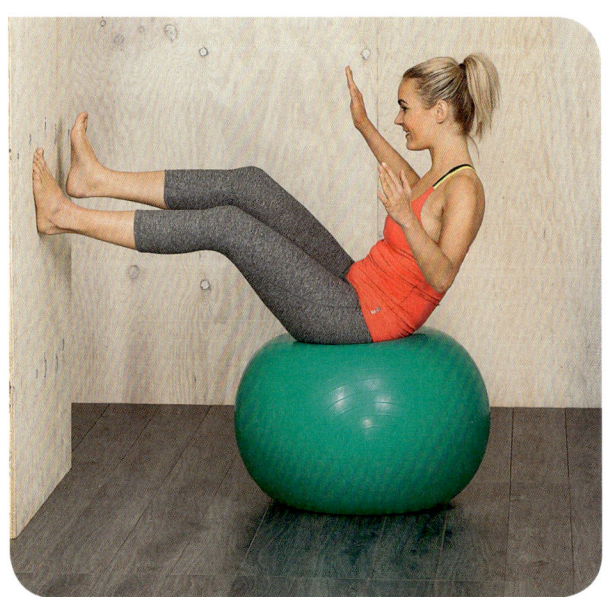

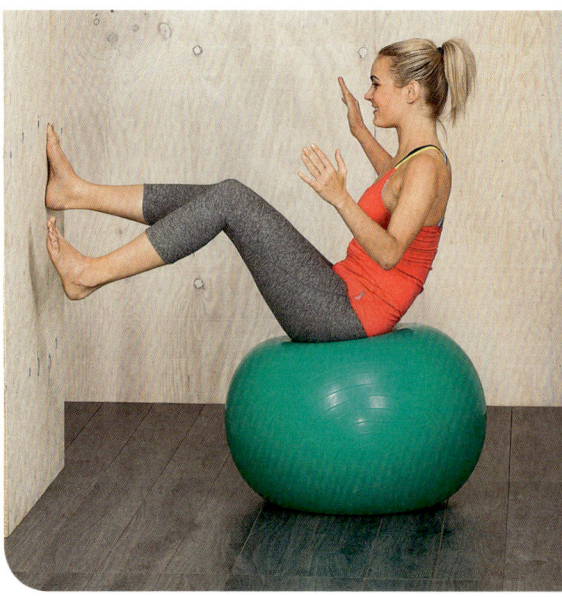

⬢ Stabilisieren Sie sich durch Ausgleichsbewegungen der Arme und der Bauchmuskeln.

⬢ Stoppen Sie, sobald Sie die Bewegung nicht mehr kontrollieren können, dann starten Sie neu.

Rodeo (FE + FR)

Ausgangsposition: Sie sitzen auf dem Pezziball vor einer freien Wand, an der Sie sich mit den Füßen abstützen können. Nun rollen Sie auf dem Ball so weit nach vorn, dass Sie mit der unteren Lendenwirbelsäule auf dem Ball liegen und Sie sich mit den Füßen (bei etwa 80–100 Grad Kniebeugung) an der Wand abstützen können.

Durchführung: Stabilisieren Sie Ihre Körpermitte durch Ausgleichsbewegungen der Arme und mithilfe einer dynamisch angelegten Bauchmuskelspannung, die Ihnen aber noch Aktivitätsmöglichkeiten lässt. Nun he-

ben Sie im Wechsel einen Fuß von der Wand ab, ohne das Gleichgewicht zu verlieren. Sie können diese Bewegung zu Beginn sehr klein halten (gerade so weit abheben, dass noch ein Blatt Papier zwischen Fußsohle und Wand passt) oder Sie beugen zusätzlich noch die Hüfte an und holen den Oberschenkel zum Oberkörper her.

Zu beachten: Sicherheit, in Form von Gleichgewichtskontrolle, hat immer Vorrang. Stoppen Sie die Bewegung, sobald Sie sie nicht mehr unter Kontrolle haben, und starten Sie die Übung von neuem.

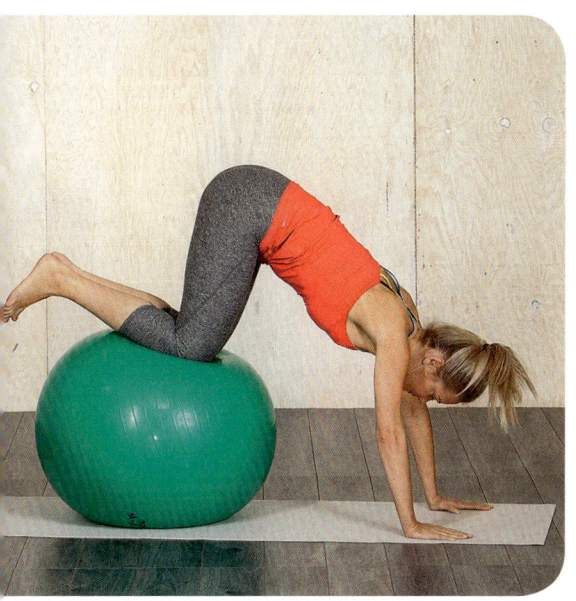

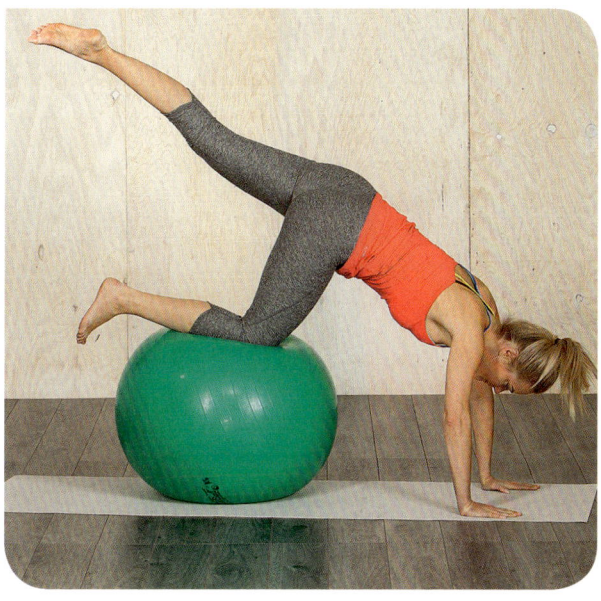

⬥ Sie können zusätzlich das nach hinten gestreckte Bein, das Knie oder das Fußgelenk bewegen.

⬥ Die Übung stellt einen hohen Anspruch an die Koordination von Rumpf-, Hüft- und Beinmuskulatur.

Rücktritt (FE + FR)

Ausgangsposition: Legen Sie sich mit dem Bauch auf den Pezziball und stützen Sie sich mit den Händen vor dem Ball auf dem Boden ab. Nun rollen Sie so weit nach vorn, dass Sie mit der Mitte Ihrer Oberschenkel auf dem Ball sind. Nun ziehen Sie beide Knie unter den Oberkörper und behalten diese Position bei.

Durchführung: Aus dem mit Armen abgestützten Kniestand auf dem Pezziball strecken Sie abwechselnd ein Bein nach hinten. Halten Sie dabei Ihre Körpermitte stabil und den Rücken lang und gerade. Als Variante können Sie das nach hinten gestreckte Bein nach rechts und links bewegen oder

das Knie anbeugen und wieder strecken. Auch Bewegungen mit den Fußgelenken sind möglich und hilfreich zur Elastizitätssteigerung.

Endposition: Kniestand auf dem Pezziball, beide Arme stützen vorn auf dem Boden und ein Bein ist vom Ball abgehoben und nach hinten gestreckt.

Zu beachten: Diese Übung stellt sehr hohe Ansprüche an ein koordiniertes Zusammenspiel zwischen Rumpf-, Hüft- und Beinmuskulatur. Beginnen Sie mit langsamen Bewegungsabläufen und steigern Sie das Tempo langsam.

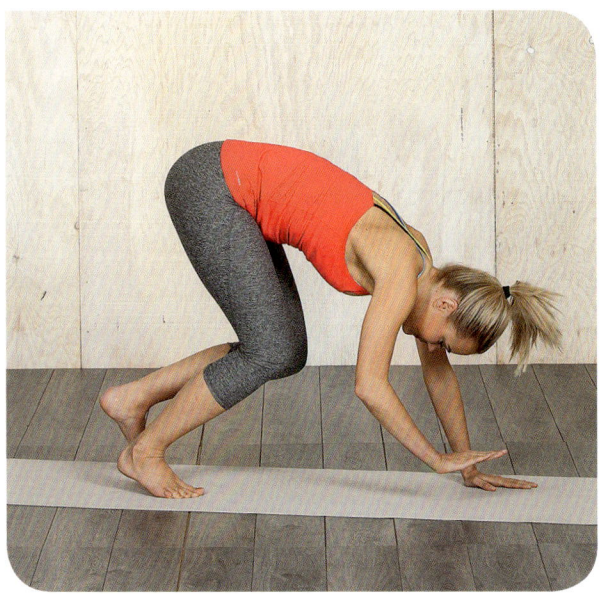

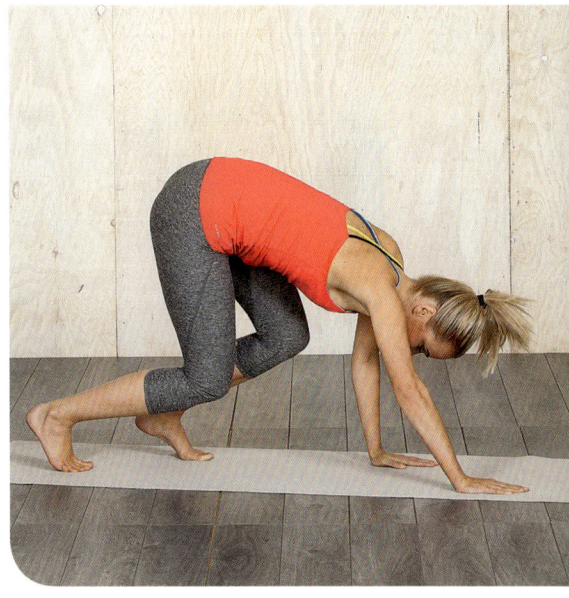

⬣ Arm und Bein heben sich immer diagonal vom Boden ab, z. B. rechter Arm mit linkem Bein.

⬣ Sind Sie aus dem Rhythmus gekommen, stoppen Sie kurz und beginnen Sie die Übung von vorn.

Bärengang (FE + FR)

Ausgangsposition: Sie stehen im Bärenstand mit etwa einer Beinlänge Abstand zwischen Ihren abstützenden Händen und den aufgestellten Füßen.

Durchführung: Sie gehen im Bärenstand auf dem Boden vorwärts und rückwärts. Dabei heben sich Arm und Bein immer diagonal vom Boden ab (also immer rechter Arm mit linkem Bein – und linker Arm immer mit rechtem Bein zusammen). So machen Sie zu Beginn vier kleine Schritte nach vorn und vier kleine Schritte wieder zurück nach hinten. Als Variante bietet sich dieser diagonale Bärengang auch nach rechts und nach links an.

Endposition: Das Ende der Bewegung ist erreicht, wenn Sie wieder in der Ausgangsposition sind.

Zu beachten: Bewegen Sie Arm und Bein immer in der Diagonale. Wenn Sie aus dem Rhythmus gekommen sind, sortieren Sie Arme und Beine neu und beginnen die Übung von vorn.

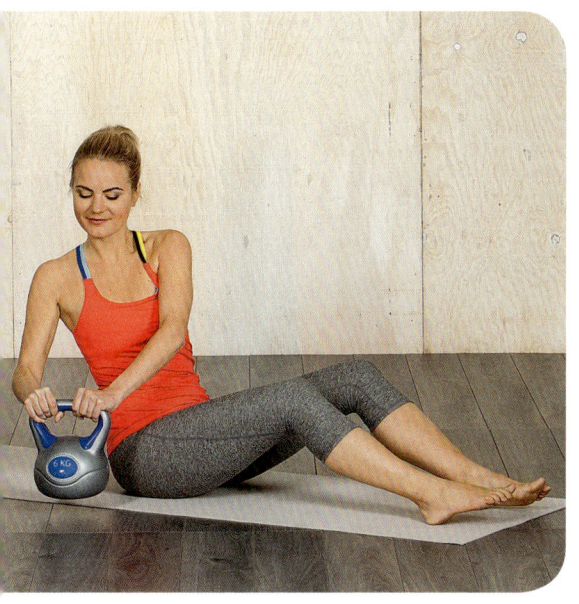

⌃ Zur Intensivierung können Sie während der Drehbewegung ein Bein vom Boden abheben.

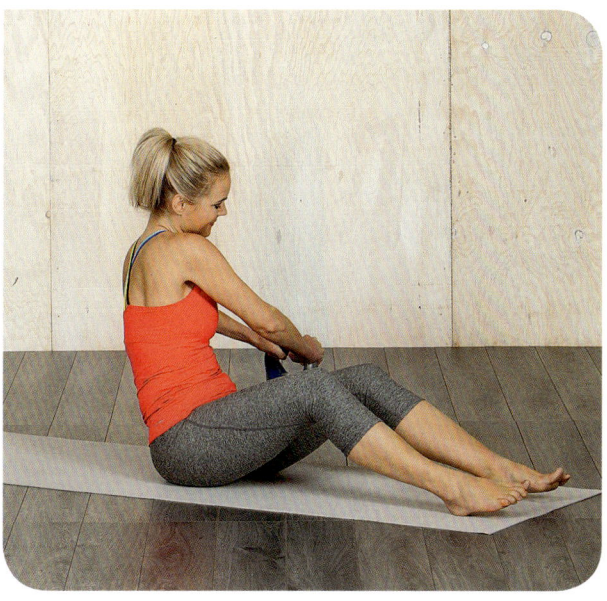

⌃ Halten Sie den Oberkörper aufrecht und kontrollieren Sie die Schwungbewegung des Gewichtes.

Gewichtig stabilisieren (FE)

Ausgangsposition: Diese dynamische Stabilisation der Körpermitte mit elastischer Beweglichkeit können Sie optimal in sitzender Position mit einem Gewicht (hier: Kettlebell) erreichen. Alternativ können Sie eine Kurzhantel nutzen. Halten Sie das Gewicht mit beiden Händen auf einer Körperseite.

Durchführung: Bringen Sie das Gewicht mit beiden Händen über die Körpermitte auf die andere Seite. Dabei stützen die Beine den Rumpf und eine dynamische Bauchmuskelspannung sichert zusätzlich die Wirbelsäule. Um die Übung zu intensivieren, können Sie während der Drehbewegung des Rumpfes auch ein Bein vom Boden abheben, oder Sie

erhöhen den Druck in die Unterlage mit einem Bein. Dadurch integrieren Sie die myofaszialen Linien der unteren Extremität verstärkt in die Übung.

Endposition: Das Ende der Bewegung ist erreicht, wenn das Trainingsgewicht wieder in der Ausgangsposition ist.

Zu beachten: Halten Sie den Oberkörper während der Drehbewegung aufrecht und kontrollieren Sie die Schwungbewegung des Gewichtes. Mit zunehmender Bewegungskontrolle können Sie die Geschwindigkeit erhöhen.

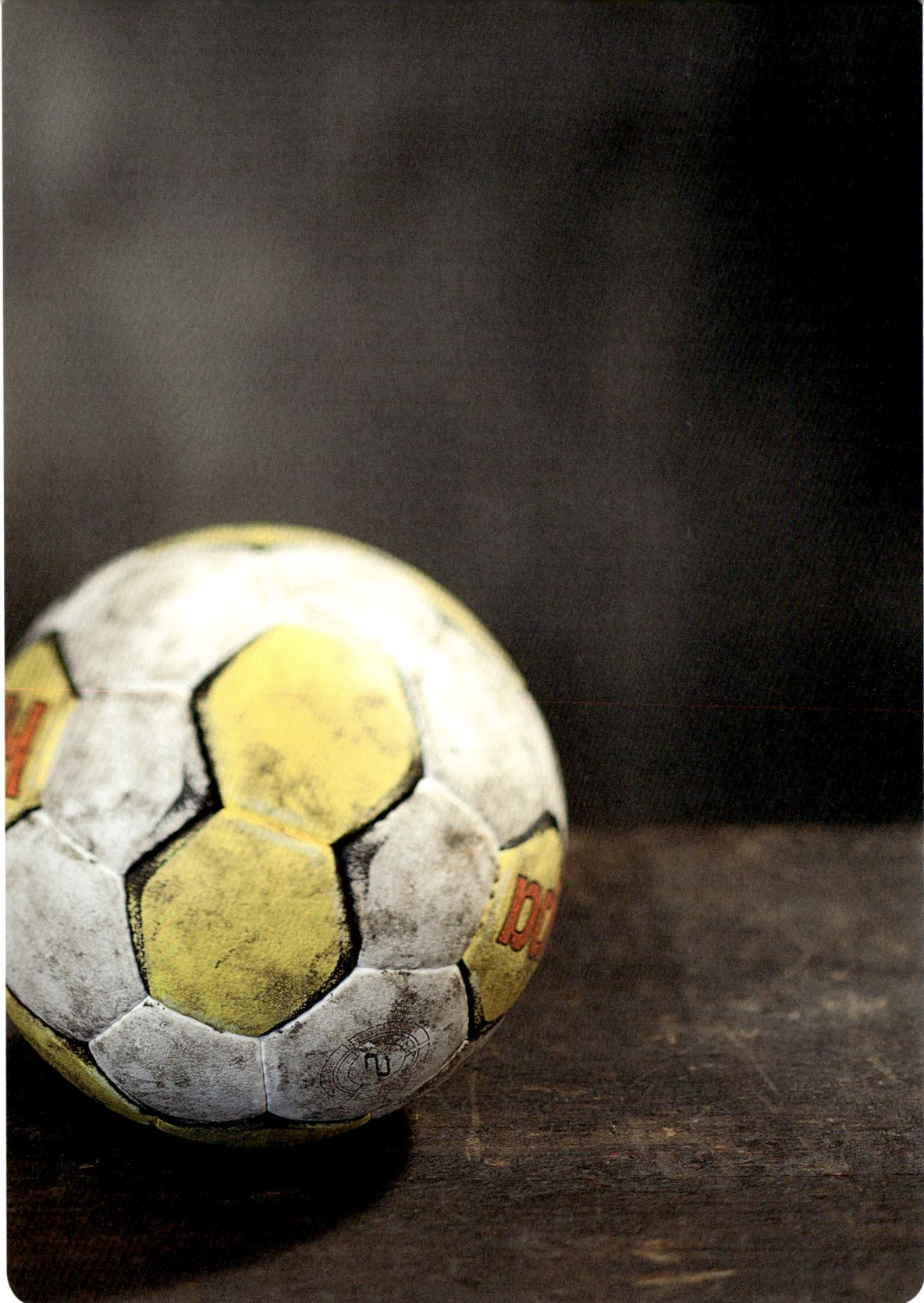

Faszienworkout für Handballspieler

Handball ist ein sehr »engagierter« Sport. Die großen Beingelenke, Schulter und Arme sind besonders gefordert. Machen Sie mit Faszienübungen diese Strukturen stark.

Der Handballsport gehört, wie der Fußball, zu den Kontaktsportarten. Die Verletzungen der unteren Extremität stehen denen beim Fußballsport in nichts nach. Zusätzlich sind die Gelenke der oberen Extremität (Armgelenke) erhöhter Belastung und Verletzungsgefahr ausgesetzt – v. a. durch Gegnerkontakt und Wurfbeschleunigung. Der übliche Verletzungsmix im Handball besteht aus Prellung, Platzwunden, Distorsion, Zerrung, Ruptur bis hin zur Fraktur.

Häufige Verletzungen bei Handballern

Umknicken und Verdrehen in Knie- und Fußgelenken sind ein häufiges Problem beim Handball – mit unterschiedlichen Folgen.

Kniegelenke
Im Kniegelenk kommt es immer wieder zu Distorsionsverletzungen (Verdrehen inklusive Abknicken). Vor allem durch schnelle Richtungswechsel oder den Einfluss des Gegenspielers erfährt das Kniegelenk enorme Kräfte, die der Kapsel-Band-Apparat und die umgebenden Faszien absorbieren müssen. Die ernsteren Verletzungen des Kniekomplexes betreffen häufig die Kreuzbänder, die seitlich angeordneten Führungsbänder des Kniegelenkes (Ligamentum kollaterale fibulare/ Außenband – Ligamentum kollaterale tibiale/Innenband) und die Menisken. Am Kniegelenk kommt es häufig zu Veränderungen oder zu Verletzungen der Knorpelzonen mit arthrotischer Degeneration der Gelenkflächen.

Sprunggelenke
Distorsionsverletzungen der Sprunggelenke (Umknicken mit Verdrehung von Unterschenkel und Fußgelenken) sind beim Handball häufig. Zwei Richtungen des Umknickens finden sich oft: Bei einem Supinationstrauma knickt der Fuß über die Fußaußenkante um. Die Fußinnenseite dreht nach oben und die äußeren Bänder werden stark

belastet (bis hin zu einer Ruptur/Teilruptur). Bei einem Pronationstrauma knickt der Fuß über die Fußinnenkante um und die Fußaußenkante dreht nach oben. Dieser Mechanismus kann die Innenbänder stark verlängern und birgt für den Außenknöchel einen erhöhten Druck mit der Gefahr für einen Knochenbruch (Fraktur).

Muskelverletzungen

Muskelverletzungen sind oft »Spätfolgen« von hohen Trainingsbelastungen (Muskelkater). Sind die Verletzungen größer, kommt es zu einer Kontinuitätsunterbrechung des Muskels und seiner Bestandteile (z. B. Fasern, Faszien) wie Faserrissen, Bündeln- oder Komplettrissen der Muskulatur. Ist die Kontinuität des Muskels unterbrochen, ist meist eine deutliche Lücke im Gewebe tastbar (in manchen Fällen ist sie sogar sichtbar). Bei Muskelverletzungen kommt die sogenannte »PECH«-Regel im Akutfall zum Einsatz: Pause, Eis, Compression, Hochlagern.

Hand/Finger

Das Fangen des Balles verletzt schnell Gelenkkapseln oder Sehnen, wenn etwa Hand oder einzelne Finger durch die Wucht des Balles beim Fangversuch umbiegen. Manchmal übernimmt auch der Gegenspieler diese Rolle und biegt im Abwehrverhalten Hand oder Finger um. Das führt zu nachhaltigen Störungen der Faszienkontinuität und -elastizität.

Schulterkomplex

Zu den klassischen Überlastungssyndromen gehört die Reizung oder Traumatisierung der Rotatorenmanschette. Ebenso betroffen sein können Bizeps- oder Trizepssehne. Dort zeigen sich dann Symptome wie Schmerz und Bewegungssteifigkeit. Eine chronische Reizung der Supraspinatussehne oder der Bursa subacromialis (Schleimbeutel) kann ein Impingement (Einklemmungsproblematik) bedingen.

Wer macht was beim Handball?

Hauptsächlich beanspruchte Muskulatur	Belastete Faszienkette	Vorschläge für ein optimales Faszientraining
Primäre Bewegungsmuskulatur	Vordere Faszienkette (v. a. im Bereich der Beine und Rumpf)	Rollout von Beinen und Schulter-Nacken-Arm Region
• Oberschenkelmuskeln		
• Schienbeinmuskulatur		
• Wadenmuskulatur		
Sekundäre Muskulatur	Hintere Faszienkette (v. a. im Bereich der Beine und Rumpf)	Triggeranwendung an den Beinen/Armen/Schulter
• Schulter-Arm-Muskeln		
Stabilisation		
• Bauchmuskulatur	Innere + Äußere Faszienkette der Schulter-Arm-Region	
• Beckenmuskulatur	Spirallinie	

Auch im Handball sind fasziale Gewebe und Strukturen sehr oft in Verletzungen eingebunden. Meist hat das Fasziensystem sogar einen größeren Anteil an der Verletzung, als es scheint. Deshalb ist das Faszientraining bei dieser Sportart im rehabilitativen und präventiven Bereich sinnvoll.

Wiederholungszahl

- Einsteiger: 3 × 8–12 Wiederholungen
- Fortgeschrittene: 5 × 15–18 Wiederholungen
- Top Fit: 5 × 25–50 Wiederholungen

Die Folgen verletzter Sehnen

Sehnen sind von Form und Aufbau her am ehesten als fest und rund, manchmal auch als flach, zu bezeichnen. Sehnen finden sich am Übergang vom Knochen zu einem Muskel. Es gibt verschiedene Anteile:

- Übergang vom Knochen zur Sehne (Knochen-Sehnen-Übergang)
- die eigentliche Sehne
- der Übergang von Sehne zum Muskel (Sehnen-Muskel-Übergang)

Diese Stellen besitzen eine unterschiedliche Zug- und Reißfestigkeit.

Bei einer Traumatisierung der Sehne mit Gewebezerstörung (Riss) kommt es in der Folge zu einer entzündlichen Situation: der sogenannten Tendinitis. Wird dieser Zustand nicht ausreichend behandelt, oder kommt es zu erneuten hohen Belastungen und Verletzungen, kann sich der Zustand chronifizieren. Chronische Sehnenbeschwerden bedeuten meist auch nachhaltige Veränderungen der Faserverlaufsrichtung und das führt zu sogenannten chaotischen und pathologischen Cross Links. Sie sorgen dafür, dass das Sehnengewebe in der Folge deutlich an Elastizität und Belastbarkeit verliert. Daraus entsteht oft eine sogenannte Tendinose – das ist ein anormaler Zustand der Sehne, der meist sehr schmerzhaft (unter Belastung) verläuft und spezielle therapeutische und medizinische Maßnahmen erfordert.

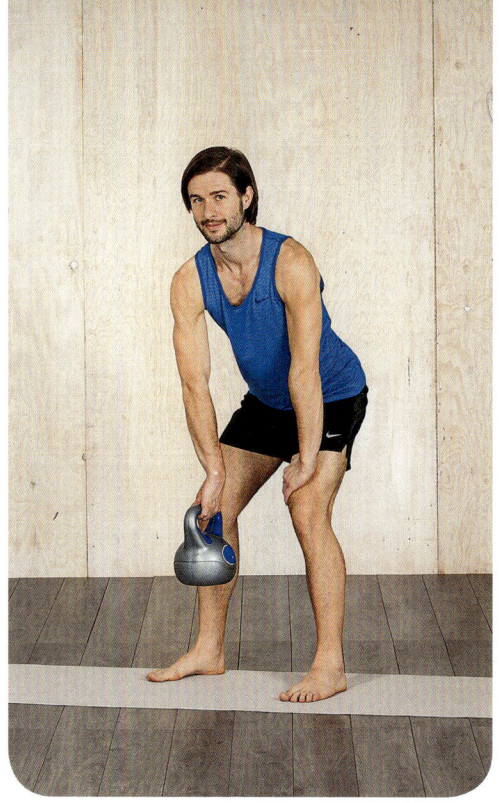

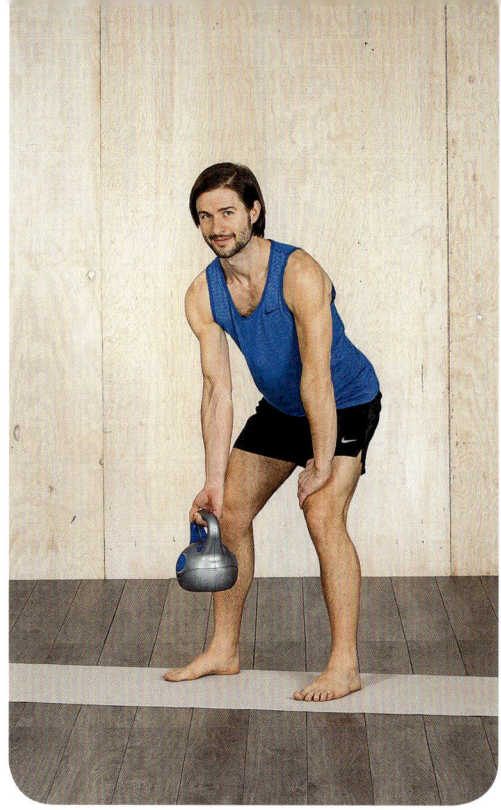

⬥ An dem Punkt, an dem sich die Gelenkkapsel strafft und leichte Spannung auftritt, arbeiten Sie weiter.

⬥ Vermeiden Sie zu Beginn schnelle und ruckartige Bewegungen.

Schulter rotieren (FE + FR)

Ausgangsposition: Halten Sie den Oberkörper im Stehen leicht nach vorn, sodass der Arm mit dem Gewicht (hier eine Kettlebell – alternativ können Sie diese Übung auch mit einer Kurzhantel oder einer Wasserflasche durchführen) frei hängen kann. Der zweite Arm stützt den Oberkörper in der Leiste oder am Beckenkamm ab. Die Beine stehen in einer Schrittposition.

Durchführung: Beginnen Sie mit kleinen, langsamen Drehbewegungen des gestreckten Armes nach innen und außen. Spüren Sie dabei den Endbereich der Drehbewegung im Schultergelenk. Sie spüren, wie sich die Gelenkkapsel strafft und sich eine leichte Spannung am Ende der Drehung aufbaut.

Daran arbeiten Sie nun. Wenn das Spannungsgefühl nachgelassen hat, können Sie die Drehung in der Progression größer und schneller durchführen.

Endposition: Das Ende der Schulterrotation ist mit einer deutlichen Spannungszunahme direkt fühlbar. Dieses Endgefühl tritt sowohl bei der Drehung nach innen als auch nach außen auf.

Zu beachten: Vermeiden Sie zu Beginn schnelle und ruckartige Bewegungen. Zunächst sollten Sie die Elastizität der Gelenkkapsel, der vorderen und hinteren Armlinie und der Muskel-Sehnen-Übergänge kontrolliert fordern.

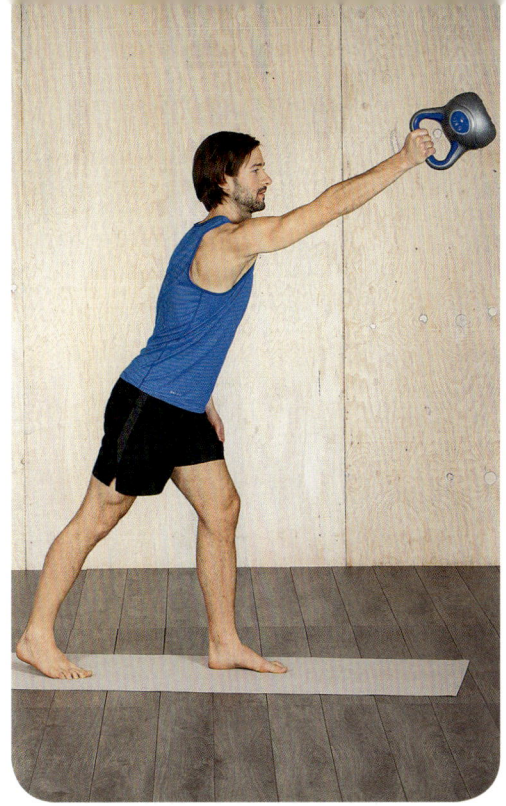

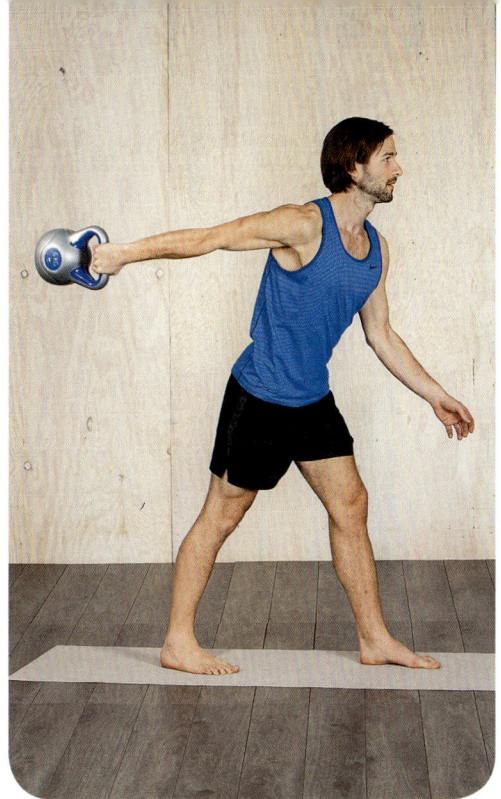

⬥ Die Hauptbeschleunigung liegt auf dem nach vorwärts gerichteten Bewegungsweg.

⬥ Beim Vorwärtsschwung dreht der Oberkörper mit nach vorn, beim Rückwärtsschwung mit zurück.

Schulter schwingen (FE + FR)

Ausgangsposition: Schrittstellung. Halten Sie die Kettlebell in einer Hand und stabilisieren Sie Ihre Körpermitte.

Durchführung: Bei dieser Übung können Sie Vorwärts- und Rückwärtsschwung mit der Kettlebell forcieren.
- Vorwärtsschwung: Schwingen Sie das Gewicht mit einem Arm nach hinten durch (vorbereitende Gegenbewegung). Nutzen Sie am Ende des Rückschwungs die Kräfte und beschleunigen Sie das Gewicht in einer nahtlosen und dynamischen Bewegung wieder nach vorn. Die Hauptbeschleunigung liegt nach vorn.
- Forcierter Rückschwung: Nun schwingen Sie das Gewicht nach vorn (vorbereitende

Gegenbewegung) und nehmen die Elastizitätskräfte in die Beschleunigung nach rückwärts auf.

Endposition: Zu Beginn sollten Sie als Bewegungsende nach vorn die Schulterhöhe anvisieren – also wenn das Gewicht vorn auf Schulterhöhe angekommen ist, stoppt die Bewegung. Nach hinten stoppt die Bewegung bereits bei etwa 40–60 Grad.

Zu beachten: Mit dem Oberkörper können Sie eine leichte Drehbewegung mitmachen: Beim Vorwärtsschwung dreht er mit nach vorn, beim Rückwärtsschwung dreht er mit zurück. Mit dem gleichseitigen Bein können Sie einen Schritt mitmachen.

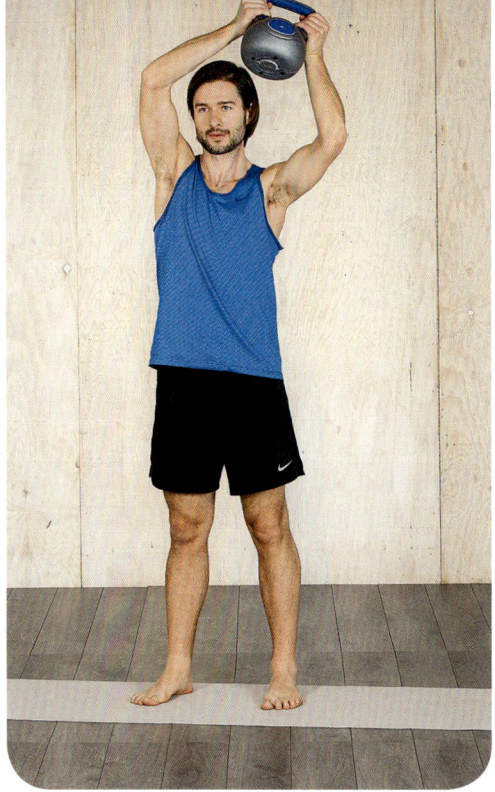

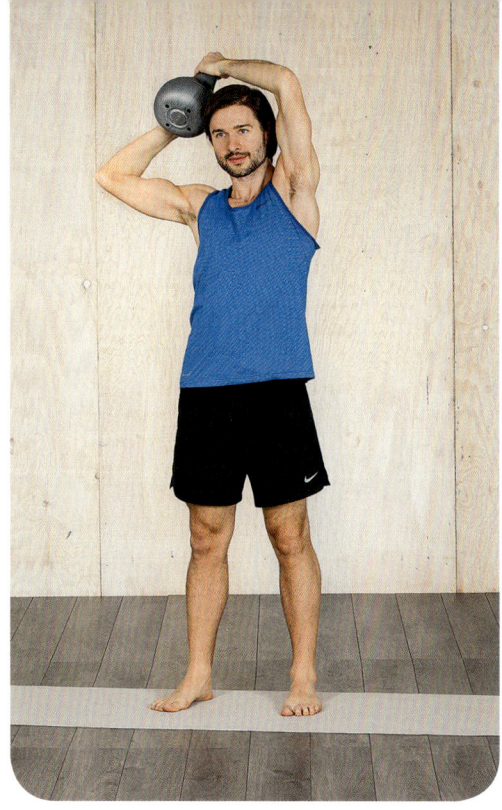

⬢ Während der Bewegung sollten beide Hände an der Kettlebell bleiben.

⬢ Mit der Zeit sollten Sie die Mitbewegung von Kopf und Rumpf reduzieren.

Armlinien aktivieren (FE)

Ausgangsposition: Im Stehen nehmen Sie die Kettlebell mit beiden Händen.

Durchführung: Sie bewegen die Kettlebell mit beiden Armen um Ihren Kopf. Während der Bewegung sollten beide Hände an der Kettlebell bleiben. Mit dieser Übung fordern Sie eine intensive Rotationsfähigkeit Ihrer Schulterkomplexe und eine gesteigerte Elastizität der myofaszialen Armlinien. Zudem findet eine intensive Stabilisationsarbeit im Bereich der Hals- und Brustwirbelsäule statt. Ändern Sie zwischendurch die Bewegungsrichtung des Gewichtes. Die kritischen Bereiche sind, wie so oft, die Übergangsbe-reiche: hier: Arm-Rumpf, wo Sie sehr hohe Bewegungskräfte kontrollieren müssen. Hier dynamisieren Sie und verbessern damit die elastischen Belastungsfähigkeiten deutlich.

Endposition: Die Bewegung geht einmal um den Kopf herum und endet, wenn das Gewicht wieder vor dem Körper ist.

Zu beachten: Versuchen Sie, mit der Zeit die Mitbewegung von Kopf und Rumpf zu reduzieren, sodass die Bewegung alleine von den Armen gemeistert wird und Sie Kopf und Rumpf stabil halten.

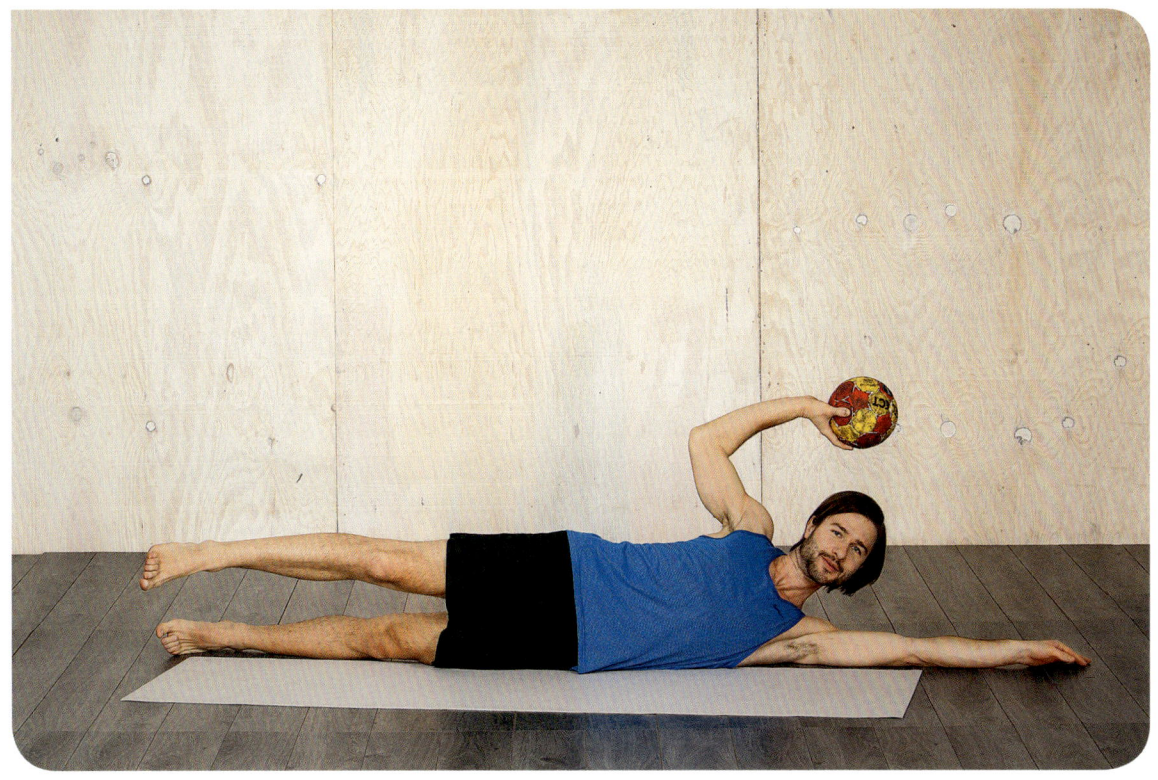

Anfangs können Sie den Ball mit beiden Händen fangen, Ziel ist aber der einarmige Wurf.

Seitwurf (FE)

Ausgangsposition: Für diese rotatorische Stabilisationsübung beginnen Sie in Bauchlage. Halten Sie einen Ball in der Hand.

Durchführung: Sie drehen sich auf die Seite – dabei bleiben die Beine gestreckt und in der direkten Verlängerung zu Ihrem Oberkörper. Sie stabilisieren die Seitlage durch eine Rumpfspannung. Nun werfen Sie den Ball gegen die Wand und fangen ihn wieder auf, bevor Sie sich wieder auf den Bauch drehen. Am Anfang können Sie den Ball auch mit beiden Händen fangen, bis die Bewegungskoordination besser geworden ist. Das Ziel ist jedoch ein einarmiger Wurf und einarmiges Fangen des Balls.

Endposition: Das Ende der Bewegung ist die Bauchlage.

Zu beachten: Halten Sie den Oberkörper während der gesamten Übung (Drehbewegung und Ballwurf) stabil. Mit der Zeit können Sie bei dieser Übung die Bewegungsgeschwindigkeit steigern und sich schneller drehen.

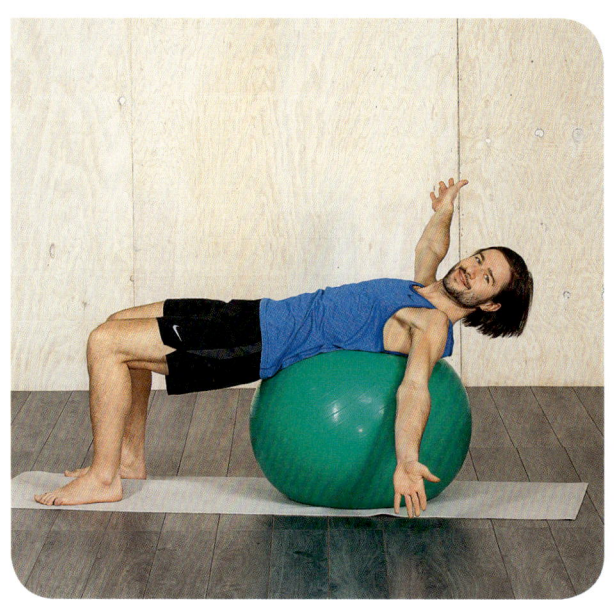

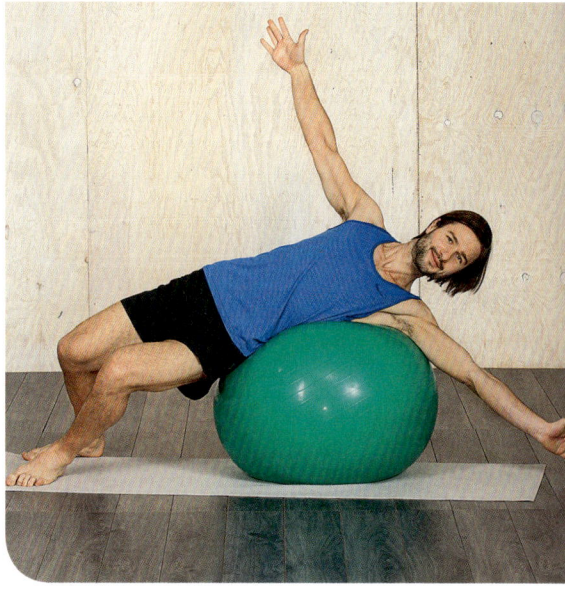

⬦ Kontrollieren Sie die Bewegung gut, starten Sie mit einer vorbereitenden Gegenbewegung.

⬦ Arbeiten Sie anfangs ohne Schwung, bis Sie in Seitlage koordiniert abbremsen können.

Ballengel (FE)

Ausgangsposition: Rückenlage auf dem großen Pezziball. Aus dem Sitzen auf dem Ball laufen Sie so weit nach vorn, bis Ihr Rücken möglichst flächig auf dem Ball liegt (der Ball liegt dann zwischen unterem Rippenbogen und Schultern). Eine dynamische Rumpfspannung ist hilfreich.

Durchführung: Aus der Rückenlage auf dem Pezziball drehen Sie sich auf eine Körperseite. Dabei gehen die Beine in eine Schrittposition, um die labile Unterlage des Pezziballs besser zu stabilisieren. Der ausgestreckte Arm sichert das Gleichgewicht. Zudem können Sie den Ball zwischen Arm und Achsel ein wenig einklemmen und kontrol-

lieren. Führen Sie diese Bewegung auch zur anderen Seite durch. Sind die Bewegungsabläufe für Sie gut kontrollierbar, starten Sie die Drehbewegung mit einer vorbereitenden Gegenbewegung. Dazu drehen Sie den Oberkörper vor der eigentlichen Drehung zuerst in die Gegenrichtung.

Endposition: Die kontrollierte und stabile Seitlage des Oberkörpers auf dem Pezziball ist das Bewegungsende.

Zu beachten: Führen Sie diese Bewegung zu Beginn ohne Schwung durch, bis Sie die die Bewegung unter Kontrolle haben. Danach darf es auch schneller werden.

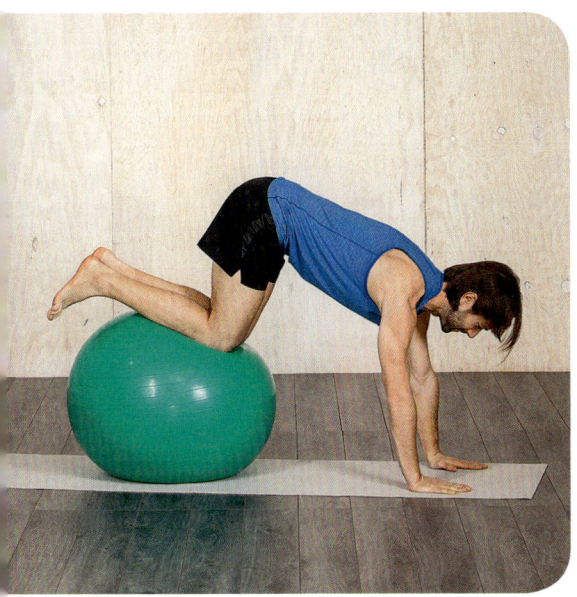

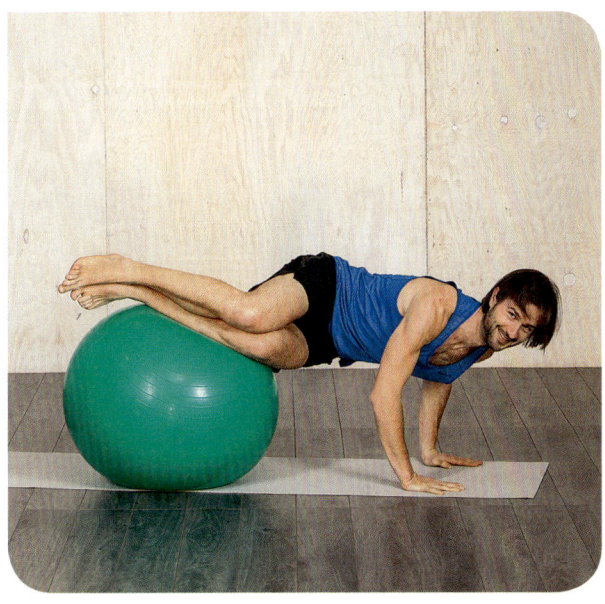

⬥ Die Knie bleiben in ca. 90-Grad-Beugung. In Seitlage können Sie federnde Bewegungen einbauen.

⬥ Kontrollieren Sie die Bewegung bereits gut, nutzen Sie die federnde Hüpfbewegung zum Aufrichten.

Rumpf rotieren (FE)

Ausgangsposition: Die dynamische Rotationselastizität des unteren Rumpfes verbessern Sie aus dem Kniestand auf dem Pezziball. Rollen Sie sich frontal über den Ball, bis Sie mit den Oberschenkeln auf dem Ball sind. Nun ziehen Sie die Knie unter die Hüfte und halten diese Position.

Durchführung: Aus dem Kniestand lassen Sie sich seitlich auf den Ball ab, bis Sie mit der Hüfte auf dem Ball sind. Die Knie bleiben in etwa 90 Grad Beugung. In dieser seitlichen Position können Sie kleine, elastisch federnde Bewegungen in den Ball bringen (leichtes »Hüpfen«), bevor Sie sich wieder in die Mitte aufrichten. Dann lassen Sie sich

auf die andere Seite absinken und wiederholen die Bewegungen auf der anderen Körperseite.

Endposition: Sobald die Hüfte (Trochanter major) auf dem Ball liegt, ist das Bewegungsende erreicht. Zusätzliche Bewegungen (Kniestreckung des oberen Knies, Fuß beugen und strecken oder federndes Hüpfen) erweitern die Übung.

Zu beachten: Sind Sie geübt, können Sie die federnde Hüpfbewegung am Bewegungsende für das Aufrichten nutzen. Das steigert zudem die elastischen Fähigkeiten Ihrer myofaszialen Linien.

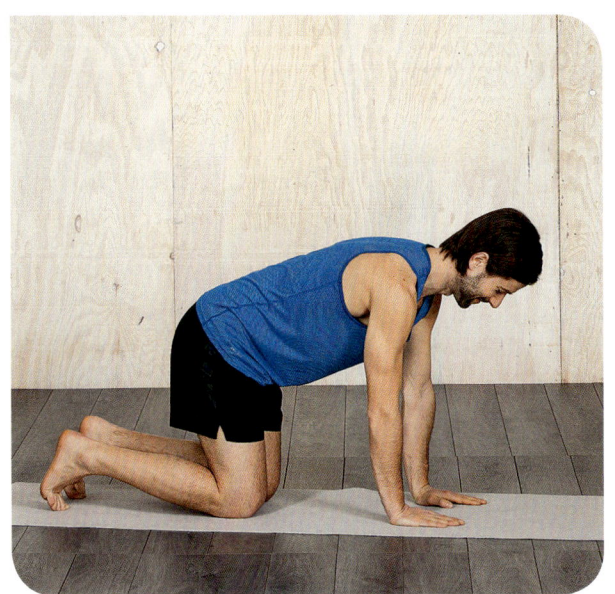

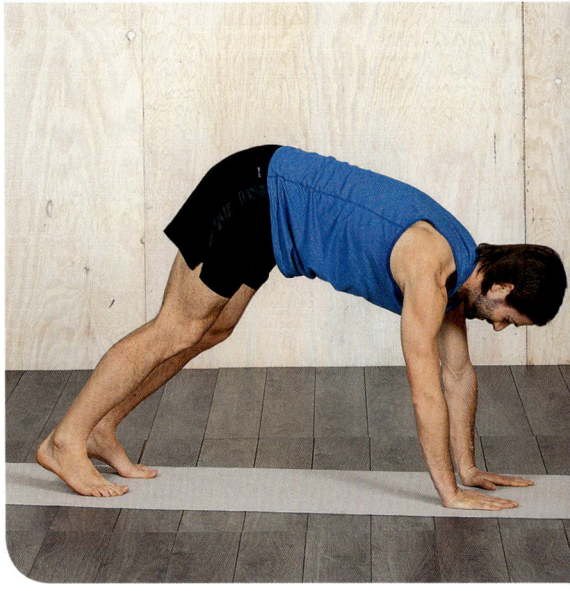

⬥ Sie können auf beiden Beinen landen oder Sie springen in einen einbeinigen Bärenstand.

⬥ Bitte springen Sie nicht auf die gebeugten Knie.

Jump up (FE + FR)

Ausgangsposition: Die Vierfüßlerposition ist der Ausgangspunkt für diese Übung. Dazu stehen die Hände wieder vor der Schulter und die Knie sind unter den Hüftgelenken, faustbreit auseinander.

Durchführung: Nach einer vorbereitenden Gegenbewegung mit dem Oberkörper und dem Becken (leicht absinken lassen) nehmen Sie diese Bewegungsenergie aus der Gegenbewegung mit und springen mit beiden Beinen vom Boden ab. Dabei landen Sie in der Bärenstandposition mit beiden Füßen

auf dem Boden. Sie können entweder mit beiden Füßen gleichzeitig landen, oder Sie springen in einen einbeinigen Bärenstand und hebenden anderen Fuß gleichzeitig vom Boden ab. Das Zurückkehren in die Ausgangsstellung findet langsam und kontrolliert statt.

Endposition: Der Bärenstand ist das Ende der Bewegung.

Zu beachten: Bitte springen Sie nicht auf die gebeugten Knie.

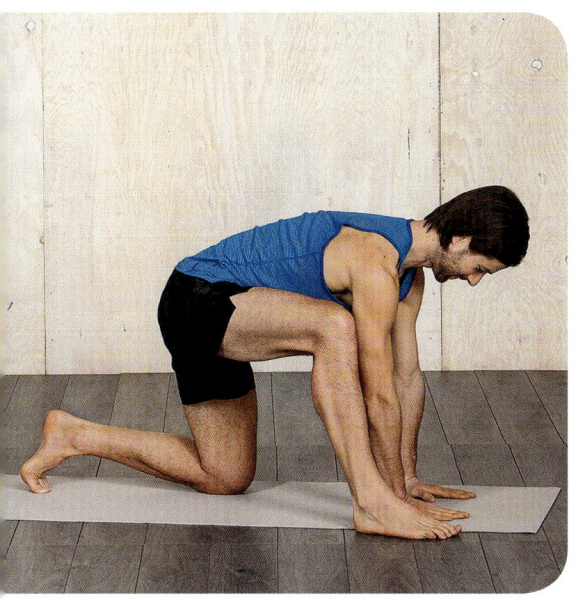 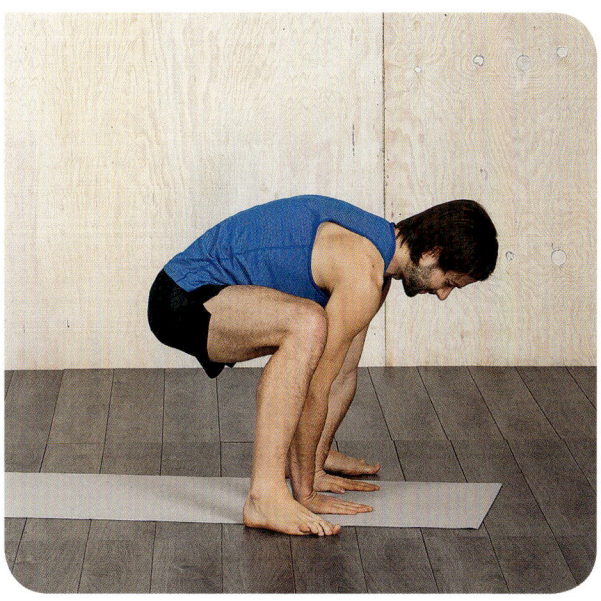

⬗ Variante: Beidhändig stehend können Sie federnde Bewegungen in Knien und Hüften machen.

⬗ Kombinieren Sie Bewegungen verschieden schnell, das mögen die Faszien.

Auf die Plätze (FE)

Ausgangsposition: Beginnen Sie diese Übung im Vierfüßlerstand. Positionieren Sie die Hände so weit von den Knien entfernt, dass Sie bequem Ihre Füße neben den Händen aufstellen können. Testen Sie diese Abstände kurz aus, bevor Sie die Übung beginnen.

Durchführung: Stellen Sie im Wechsel einen Fuß neben Ihren Händen auf. Dabei können Sie Ihren linken Fuß nach vorn und sofort wieder zurückstellen, bevor Sie mit Ihrem rechten Fuß nach vorn kommen (links vor, links zurück – rechts vor, rechts zurück). Oder Sie stellen beide Beine nacheinander nach vorn (links vor + rechts vor) und dann nacheinander wieder zurück (links zu-rück + rechts zurück) in die Ausgangsposition.

Variante: Wenn Sie mit beiden Beinen neben den Händen stehen, können Sie federnde Bewegungen in den Knien und Hüften durchführen oder auch ein Bein nach hinten oder nach außen strecken.

Endposition: Wenn beide Beine neben den Händen stehen.

Zu beachten: Kombinieren Sie zusätzliche Bewegungen in der Endposition (Fuß, Knie, Hüfte, Wirbelsäule) in verschiedenen Geschwindigkeiten für optimierte elastische Fähigkeiten.

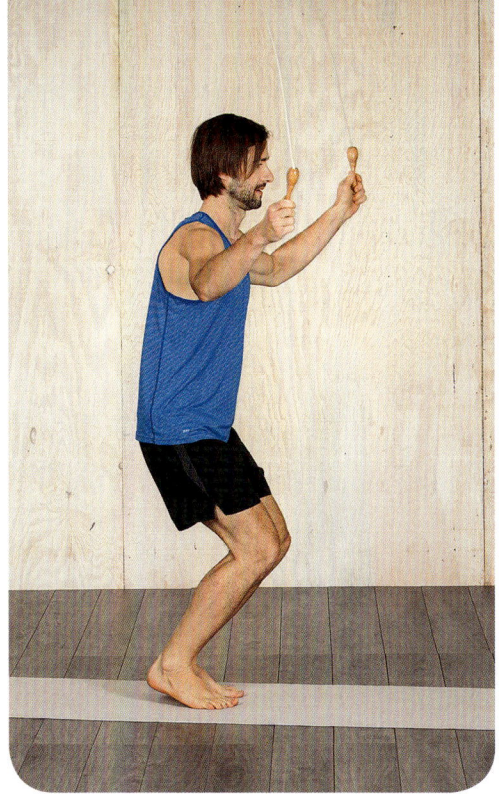

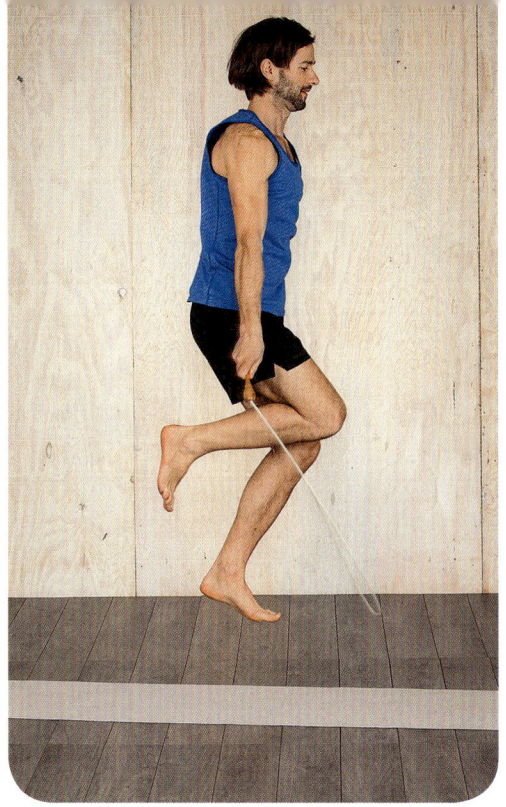

⬢ Probieren Sie Varianten wie Knieheben, Sidesteps, Hampelmannsprung, Cross-Country-Sprünge, Toetaps.

⬢ Seilspringen kombiniert Koordination mit Ausdauertraining.

Seilspringen (FE)

Ausgangsposition: Im Stehen stellen Sie Ihre individuelle Seillänge am Springseil ein. Bewährt haben sich etwas schwerere Springseile (Speed Ropes), sie haben einen besseren Umlauf und brauchen weniger Schwung über die Arme. Gerade das Seilspringen (Rope skipping) fördert die dynamische Elastizität der Sprungmuskulatur und stabilisiert die Sprung- und Kniegelenke.

Durchführung: Beginnen Sie mit beidbeinigem Springen, das später in einbeiniges Springen übergeht. Weitere Bewegungsvarianten: Knieheben, Sidesteps, Jumping Jacks (Hampelmannsprung), Cross-Country-Sprünge oder Toetaps (mit Zehenspitzen den Boden antippen).

Zu beachten: Seilspringen ist ein abwechslungsreiches, koordinativ anspruchsvolles Training und eine Möglichkeit, Ausdauertraining in begrenztem Raum durchzuführen.

Abweichende Wiederholungsanzahl

Einsteiger: 3 × 8–20 Wiederholungen
Fortgeschrittene: 5 × 20–50 Wiederholungen
Top Fit: 5 × 50–200
Alternativ: 15–30 Minuten moderates Tempo oder mehrmals 1–3 Minuten High Speed Ropeskipping

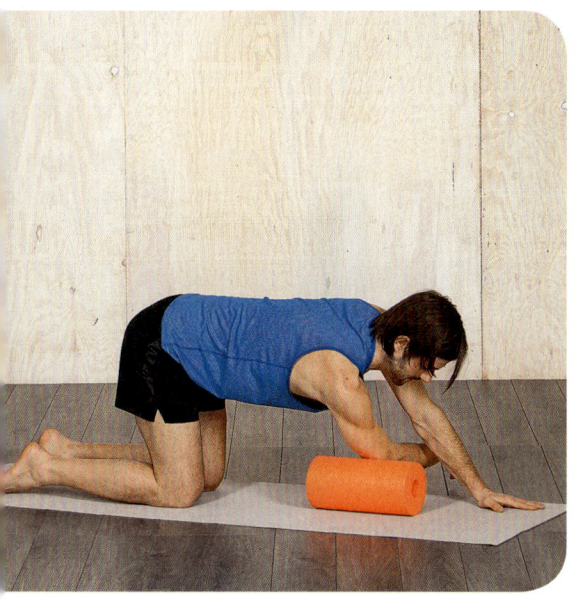

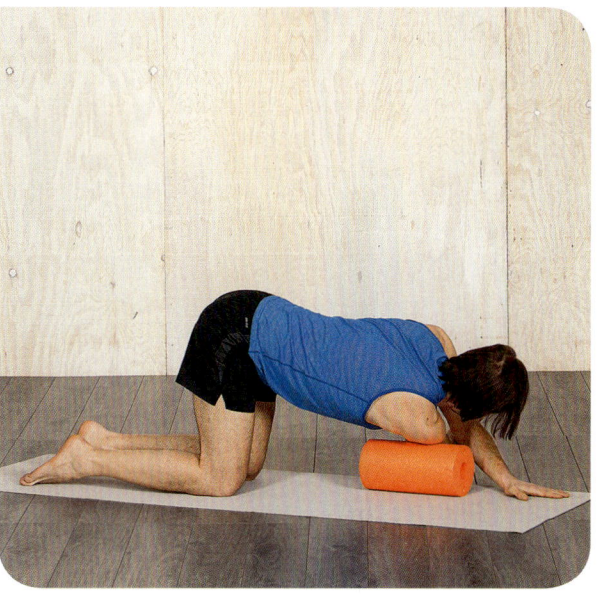

⬣ Der aufgestellte Arm stützt den Oberkörper und kontrolliert die Intensität des Drucks für das Rollout.

⬣ Variieren Sie das Tempo – starten Sie langsam, kontrollieren Sie die Drehbewegung und den Druck.

Rollout Schulter (R)

Ausgangsposition: Im Vierfüßler legen Sie die Schulter auf der Faszienrolle ab. Dabei schieben Sie Ihren Arm auf der Rolle unter dem anderen Arm hindurch zur Körpergegenseite. Der zweite, auf dem Boden aufgestellte Arm stützt den Oberkörper und kontrolliert die Intensität des Drucks für das bevorstehende Rollout.

Durchführung: Das Rollout beginnt in der Mitte des Oberarms. Schieben Sie Ihren Arm, mit einer zunehmenden Drehbewegung Ihres Oberkörpers, über die Rolle weiter nach außen. Dabei übt Ihr gesamter Oberkörper einen dosierten Druck auf die Rolle aus. Während dieses Rollouts bewegt sich die Rolle am Arm entlang nach oben auf die

Schulter zu. Ziehen Sie Ihren Arm zurück in die Ausgangsposition, indem Sie Ihren Oberkörper wieder »entdrehen«. Natürlich sollten Sie diese Übung für ein symmetrisches Ergebnis abwechselnd an beiden Schultergelenken durchführen.

Endposition: Das Ende der Bewegung ist erreicht, wenn die Rolle an der Schulterhöhe (M. deltoideus) angekommen ist.

Zu beachten: Variieren Sie das Bewegungstempo – beginnen Sie langsam und kontrollieren Sie die Drehbewegung des Oberkörpers und den Druck der Rolle in die Schulter.

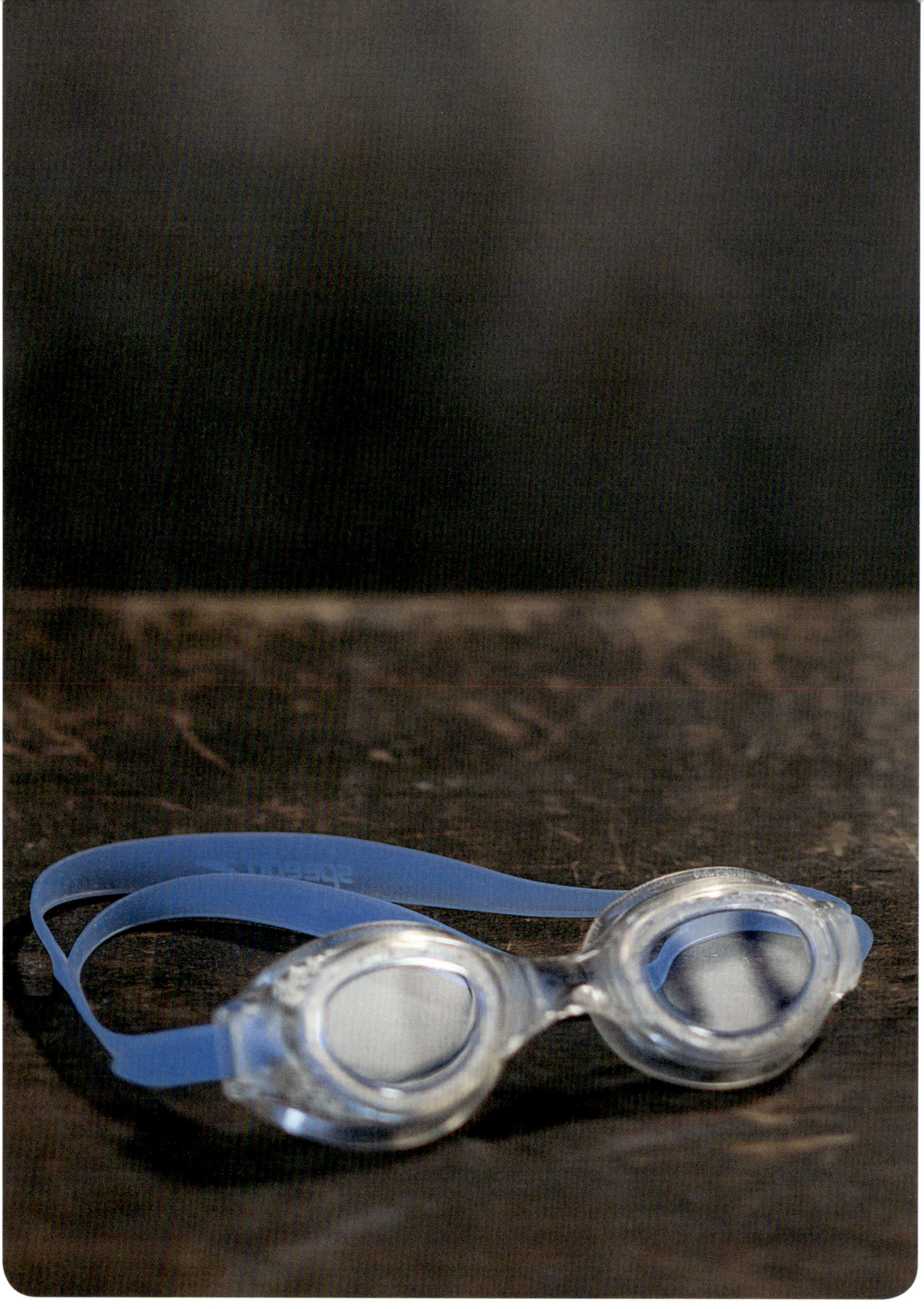

Faszienworkout für Schwimmer

Frei wie ein Fisch im Wasser? – Stimmt nicht immer. Das tragende Element Wasser schützt zwar einige Körperstrukturen, fordert andere aber besonders heraus.

Kraftvolle Schulter-Arm-Bewegungen kennzeichnen die Belastungsspitzen des Schwimmsports. Er stellt an diese Region die stärksten Ansprüche bei Kraft und Flexibilität. Der Schulter-Arm-Komplex mit der Anbindung an den Rumpf zeigt daher die deutlichsten Ermüdungs- und Überlastungsstörungen. Aber auch die Beine sind für den Antrieb relevant. Stärker in der Ermüdung (und veränderten faszialen Spannungen) ist jedoch sicherlich die Schulter-Arm-Region. Gleichwohl: Von kleineren Unfällen beim Ins-Wasser-Springen oder bei der Wende abgesehen, sind akute Verletzungen im Schwimmsport relativ selten.

Häufig vorkommende Verletzungen beim Schwimmen

Neben der Belastung an den Schulterkomplex treten zudem bei einzelnen Schwimmstilen – z. B. Brustschwimmen – etwas ungünstige Bewegungsabläufe für die Kniegelenke auf. Je nach Schwimmstilist auch die Wirbelsäule belastet. Vor allem die Lendenwirbelsäule hat bei vielen Schwimmern ein Problem mit der Haltung: Dann kommen die Sportler in ihrem individuellen Bewegungsablauf in eine verstärkte Lordose (Hohlkreuz). Zudem zeigt die Halswirbelsäule – oft durch einseitige Bewegungsbelastungen geprägt (z. B. bei den zur Atmung erforderlichen Bewegungen) – im Laufe der Zeit die Tendenz, immer wieder die gleichen Funktionsstörungen auszubilden.

Schwimmerschulter

Die typische Bezeichnung »Schwimmerschulter« fasst eine ganze Reihe von Veränderungen zusammen, die von Schleimbeutelreizungen (Bursitis) über Sehneneinklemmung (Impingementsyndrom) bis hin zu Muskelrissen (Ruptur der Rotatorenmanschette) oder dem Entstehen einer arthrotischen Schulter reichen. Im Wesentlichen beschreibt das Probleme in den Muskeln, Gelenken, Nerven und Faszien. Zu empfehlen ist dann eine meist genauere Untersuchung und Diagnostik durch den Arzt oder den Physiotherapeuten. Vor allem die repetitiven »Über-Kopf-Bewegungen« verursachen, häufig kombiniert mit einer fehlerhaften Schwimmtechnik, nachhaltige und schmerzhafte Funktionsstörungen.

Wiederholungszahl

- Einsteiger: 3 × 8–12 Wiederholungen
- Fortgeschrittene: 5 × 15–18 Wiederholungen
- Top Fit: 5 × 25–50 Wiederholungen

Schwimmerknie (Brustschwimmen)

Das Brustschwimmen fordert einen besonderen Beinschlag, der zur Beugung und Streckung zusätzlich die Drehbewegung benötigt. Gerade diese Drehbewegung kann sich negativ auf die Kniebinnenstrukturen (Menisken und den Gelenkknorpel) auswirken. Auch die permanente Beugung und Streckung kann Bereiche der Kniescheibe (Patella) reizen und dort den Sehnenapparat oder die hinter der Kniescheibe befindliche Knorpelzone betreffen.

Wirbelsäulenstörungen

Abnutzungserscheinungen treten im Bereich der Wirbelsäule an den Wirbelkörpern, den Wirbelgelenken und den Bandscheiben auf. Bevorzugt sind diese Veränderungen im Bereich der Lendenwirbelsäule zu finden, da Brust- und Delfinschwimmstil eine besondere Beweglichkeit der Lendenwirbelsäule (in Richtung Hohlkreuzbildung) erfordern. Oft kommt es zu muskulären Anpassungen: z. B. einer funktionellen Verkürzung von muskulären und bindegewebigen Strukturen in der unteren Rückenmuskulatur (durch die Anstrengung beim Schwimmen begünstigt), was neben den dadurch verursachten und

Wer macht was beim Schwimmsport

Hauptsächlich beanspruchte Muskulatur	Hauptsächlich belastete Faszienkette	Vorschläge für ein optimales Faszientraining
Primäre Bewegungsmuskulatur	Innere + äußere Faszienkette der Schulter-Arm-Region	Rollout Schulter-Nacken-Arm-Region
• Schulter-Arm-Muskeln		
Sekundäre Bewegungsmuskulatur		
• Oberschenkelmuskeln	Hintere Faszienkette (v. a. im Bereich der Beine und Rumpf)	Triggeranwendung im Schulterbereich
• Schienbeinmuskulatur		
• Wadenmuskulatur		
Stabilisation		
• Bauchmuskulatur	Vordere Faszienkette (v. a. im Bereich der Beine und Rumpf)	
• Beckenmuskulatur		

auftretenden Überlastungen auch eine Hohlkreuzbildung fördern kann.

Motorisches Profil Schwimmer

Abhängig von Ihrer Schwimmdisziplin (mit den unterschiedlichen Verteilungen der Komponenten Schwimmstil und Schwimmstrecke) dominieren unterschiedliche Stoffwechselbedingungen und -anforderungen. Überwiegend dominante Ausdaueranteile finden Sie in den längeren Lagen – bis hin zu kurzzeitigen Anforderungen an die Schnellkraft in den Kurzstrecken. Beim Schwimmen ist alles vertreten.

Enorme Anforderungen an die Beweglichkeit finden sich hauptsächlich in den Schultergelenken, wohingegen beim Schwimmen Körperkontrolle und Koordinationsfähigkeit eine Anforderung ist, die den ganzen Organismus betrifft. Im Bereich der Koordination sind wiederum eine ausgeprägte Reaktions- und eine Differenzierungsfähigkeit relevant. Auch die Abstimmung der Schwimmbewegungen mit dem individuellen Atemrhythmus ist eine koordinative Leistung. Die einzelnen Schwimmstile sind technikdominant und somit abhängig von Ihrer individuellen Beweglichkeit und Kraftentwicklung in den hauptsächlich eingesetzten Muskelgruppen.

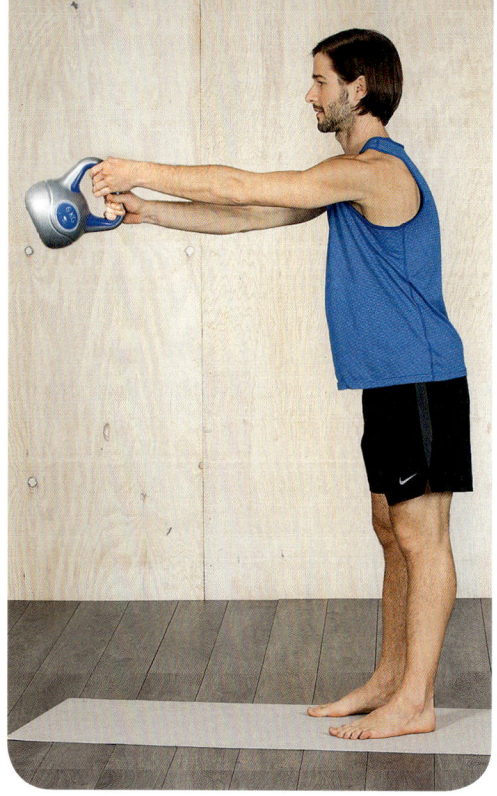

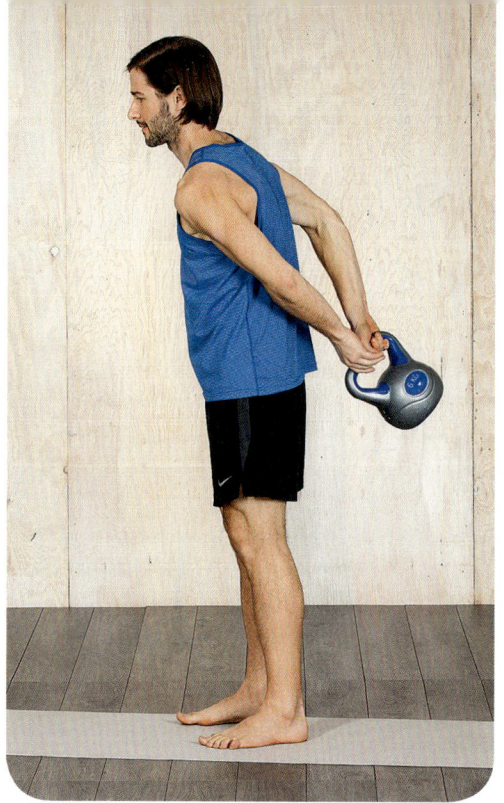

⬥ Halten Sie Ihre Körpermitte stabil, strecken Sie den Rücken aktiv nach oben.

⬥ Bewegen Sie Ihren Oberkörper nicht stark mit, lockern Sie die Schultern immer wieder auf.

Gewicht übergeben (FE)

Ausgangsposition: Stehend – Sie können die Beine nebeneinander oder auch in Schrittstellung positionieren. In einer Hand halten Sie die Kettlebell.

Durchführung: Strecken Sie den Arm mit der Kettlebell nach hinten und geben Sie das Gewicht hinter Ihrem Oberkörper von einer Hand in die andere. Halten Sie dabei Ihre Körpermitte stabil und Sie strecken Ihren

Rücken während der Übergabe aktiv nach oben. Zudem können Sie Ihre Schultern bei der Gewichtsübergabe ein wenig rotieren. Das erleichtert die Bewegung der Arme nach hinten.

Zu beachten: Vermeiden Sie zu große Mitbewegungen Ihres Oberkörpers und lockern Sie die Schultern zwischendurch immer wieder auf.

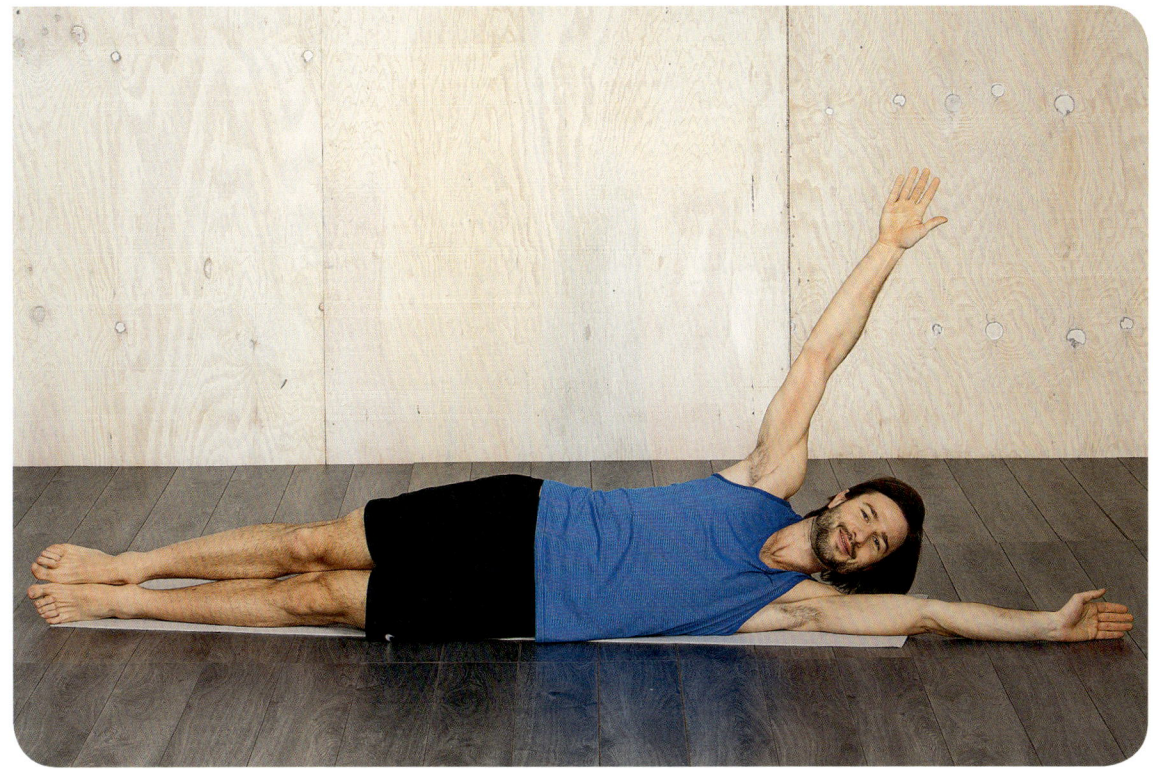

⬙ Stabilisieren Sie sich kurz in der Seitlage, bevor Sie in die Rückenlage zurückkehren.

Hände hoch (FE + FR)

Ausgangsposition: Sie können diese Übung entweder in Rückenlage, in Bauchlage oder bereits in Seitlage beginnen. Aus der jeweiligen Ausgangsposition heraus beginnt die Drehbewegung.

Durchführung: In der Rückenlage drehen Sie Ihren gesamten Körper auf eine Seite und halten Ihre Körpermitte während der gesamten Drehbewegung dynamisch stabil. Stabilisieren Sie sich kurz in der Seitlage (z. B. durch kleine Bewegungen mit dem obenliegenden Bein oder dem Becken), bevor Sie wieder in die Rückenlage zurückkehren. Nun drehen Sie sich auf die andere Seite.

Mit der Zeit können Sie diese Bewegung schneller durchführen und vor der eigentlichen Bewegung wieder das Prinzip der vorbereitenden Gegenbewegung einsetzen. Dazu macht Ihr Körper vor der eigentlichen Drehung eine kleine Bewegung in die entgegengesetzte Richtung und Sie nehmen den generierten Schwung mit in Ihre Drehung.

Endposition: Bewegungsende ist eine stabilisierte Seitlage.

Zu beachten: Halten Sie dabei das Becken und den Oberkörper (Rumpf) möglichst in einer geraden Linie. Vermeiden Sie zu starke Verdrehungen des Beckens gegen den Oberkörper oder umgekehrt.

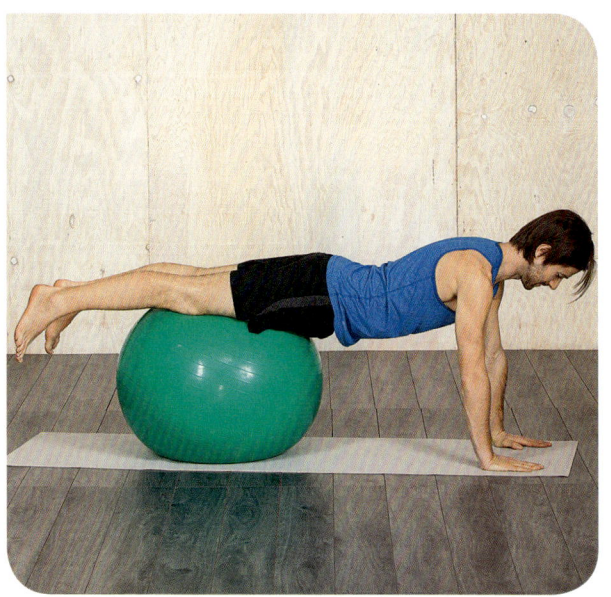

⬥ Ziehen Sie die Beine unter den Oberkörper, bis sie genau unter den Hüftgelenken stehen.

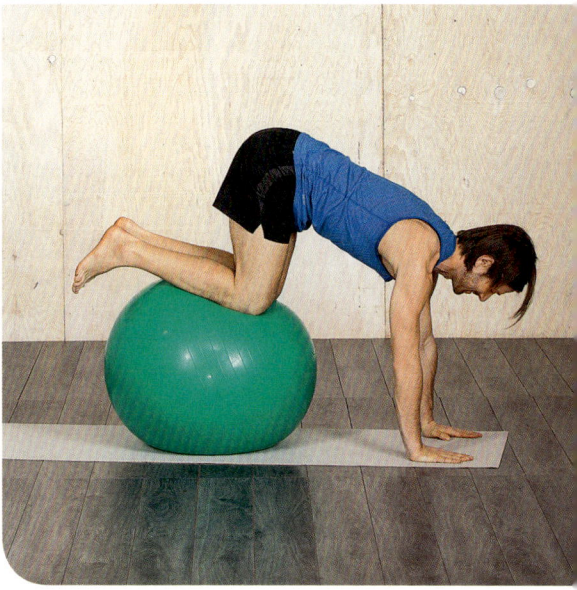

⬥ Beginnen Sie langsam, steigern Sie das Tempo moderat und kontrolliert.

Schwebende Kniebeuge (FE + FR)

Ausgangsposition: Legen Sie sich frontal auf den Pezziball und stützen Sie sich vor dem Ball mit den Händen auf dem Boden ab. Nun rollen Sie sich auf dem Ball so weit nach vorn, dass Sie mit dem unteren Drittel Ihrer Oberschenkel auf dem Ball sind (die Kniescheiben sind noch nicht auf dem Ball). Stabilisieren Sie diese Position, z. B. durch kleine Bewegungen beider gestreckten Beine nach rechts und links.

Durchführung: Ziehen Sie Ihre Beine unter den Oberkörper, bis die Knie auf dem Ball sind. Dabei stehen die Knie genau unter den Hüftgelenken. Um wieder in die Ausgangs-position zurückzukommen, strecken Sie die Beine wieder langsam und kontrolliert aus. Sie können diese Bewegungen (Anbeugen und Strecken) auch in unterschiedlichem Tempo durchführen (z. B. schnell anbeugen und langsam wieder strecken – oder umgekehrt).

Endposition: Das Ende der Bewegung ist der Kniestand auf dem Ball mit vorn abgestützten Armen.

Zu beachten: Beginnen Sie diese Übung mit eher langsamer Bewegungsgeschwindigkeit und beschleunigen Sie kontrolliert.

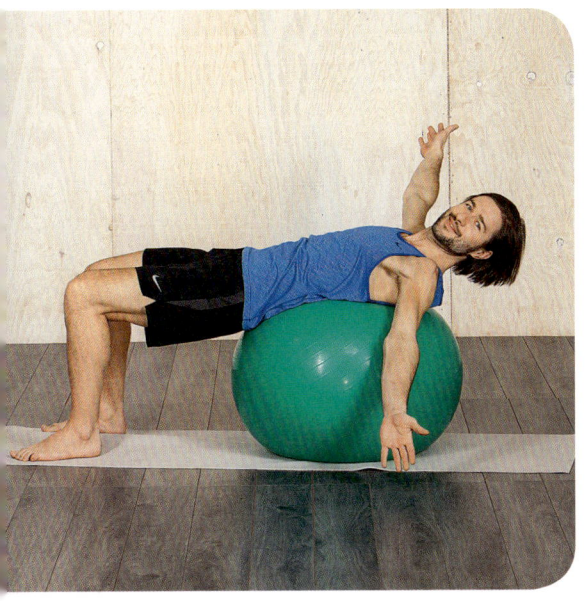

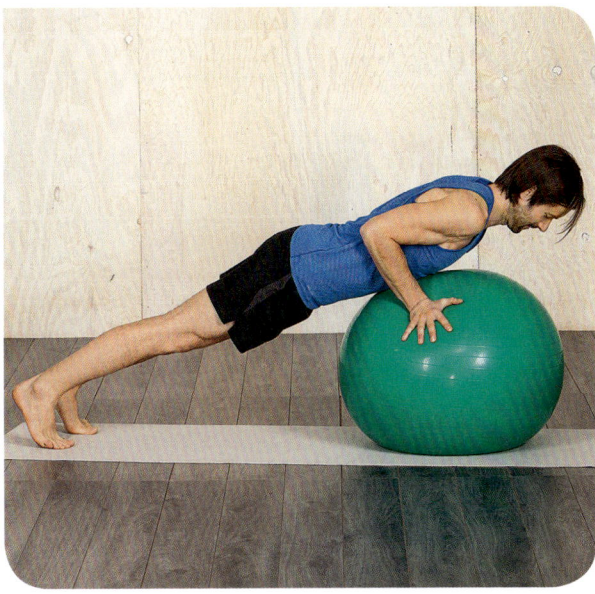

⬙ Sie können die Stützposition kurz halten oder direkt in die Ausgangsposition zurückkehren.

⬙ Sind Sie geübt, können Sie sich aus der gestützten Position auf den Ball »fallen lassen« und zurückkommen.

Ballstütz (FE)

Ausgangsposition: Der große Gymnastikball bietet mit seiner Mobilität und der deformierbaren Oberfläche herrliche Bedingungen dafür, die Anpassungsfähigkeiten des Fasziensystems zu trainieren. Legen Sie sich mit dem Oberkörper auf den Ball, und stützen Sie sich mit den Händen ebenfalls im Ball ab. Ihre Füße sind auf dem Boden und die Beine sind gestreckt. Halten Sie Ihre Beine in Verlängerung zu Ihrem Oberkörper.

Durchführung: Sie drücken sich mit den Armen in die Liegestützposition auf dem Ball. Kontrollieren Sie dabei den Ball und Ihre Körpermitte über eine angemessene, dynamische Rumpfspannung. Sie können diese Stützposition einige Zeit (5–15 Sekunden)

halten oder direkt wieder in die Ausgangsposition zurückkehren.

Endposition: Das Ende der Bewegung ist die in den Ball gestützte Halteposition Ihres gestreckten Körpers.

Zu beachten: Variieren Sie die Bewegungsgeschwindigkeit. Beginnen Sie mit langsamen und einfach zu kontrollierenden Bewegungen. Danach können Sie sich auch aus der gestützten Position wieder auf den Ball »fallen lassen«, um sofort wieder in die Stützposition zu kommen. Nutzen Sie die Elastizität des Balls und Ihrer Faszien für diese Steigerung. Arbeiten Sie mit jeglicher Energie, die Sie verfügbar haben.

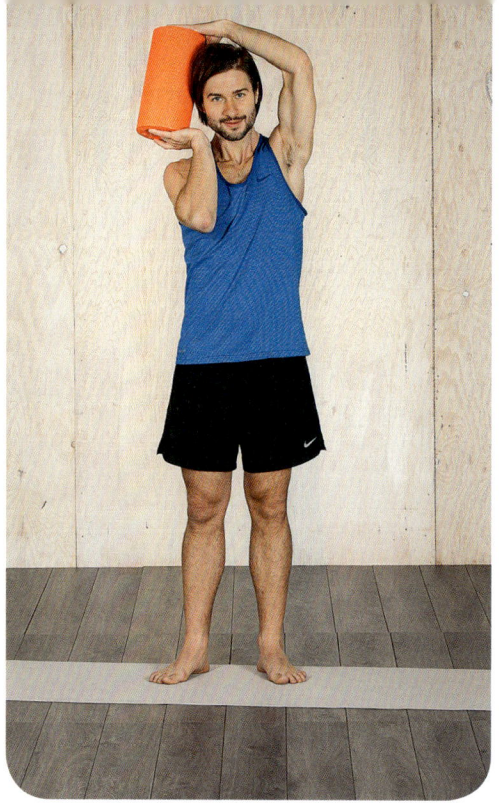

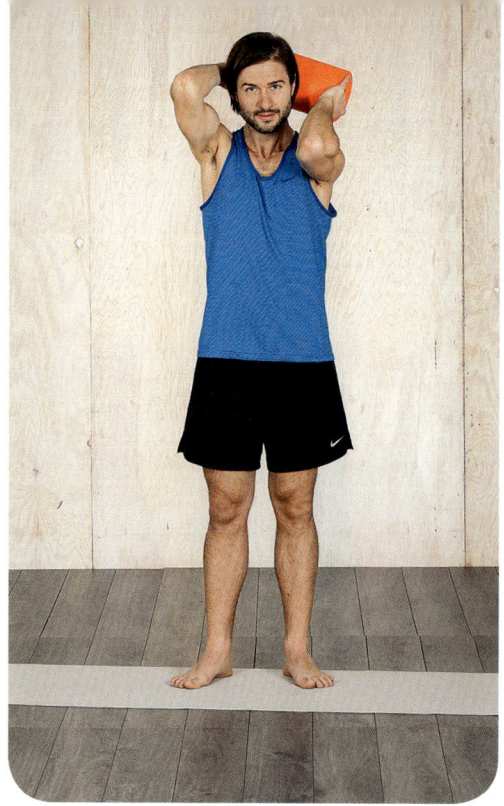

⬥ Variieren Sie die Bewegungsgeschwindigkeit, die Armposition und zwischendurch die Bewegungsrichtung.

⬥ Stabilisieren Sie Ihre Körperlängsachse vom Becken hinauf bis in den Nacken.

Blackroll kreisen (FE + FR)

Ausgangsposition: Im Stehen halten Sie die Blackroll mit beiden Händen. Grundsätzlich können Sie diese Übung auch im Sitzen durchführen. Alternativ zur Blackroll eignen sich für diese Übung ein Handtuch oder ein Holzstab.

Durchführung: Lassen Sie nun die Blackroll um Ihren Kopf kreisen. Führen Sie dazu beide Arme mit der Rolle seitlich am Kopf vorbei, bewegen Sie die Rolle am Hinterkopf vorbei auf die Gegenseite und bringen Sie sie hier wieder nach vorn. Halten Sie dabei den Kopf in der neutralen aufgerichteten Position. Variieren Sie auch die Bewegungsgeschwindigkeit und die Armposition (z.B.

können Sie Ihre Ellbogen weiter nach hinten drücken oder einfach weiter vorn halten). Ändern Sie zwischendurch die Bewegungsrichtung mit der Rolle (von links nach rechts – von rechts nach links um den Kopf herum geben).

Endposition: Das Ende der Bewegung ist erreicht, wenn Sie wieder in der Ausgangsposition sind.

Zu beachten: Stabilisieren Sie Ihre Körperlängsachse vom Becken hinauf bis in den Nacken durch eine angemessene Rumpfspannung, die Ihnen aber noch genügend Freiraum für Bewegungen lässt.

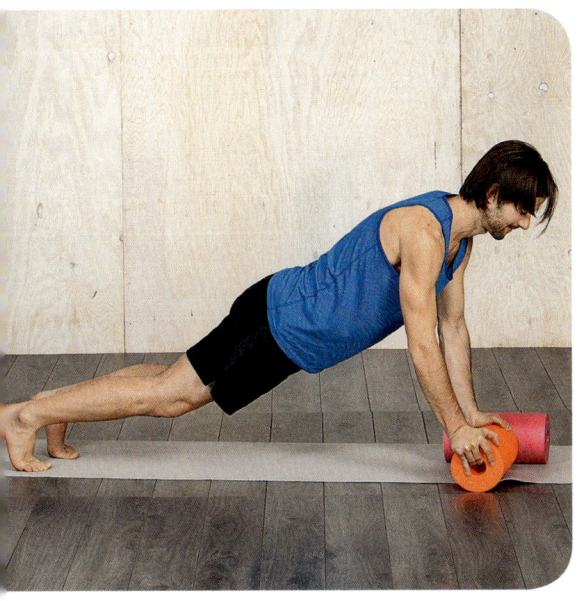

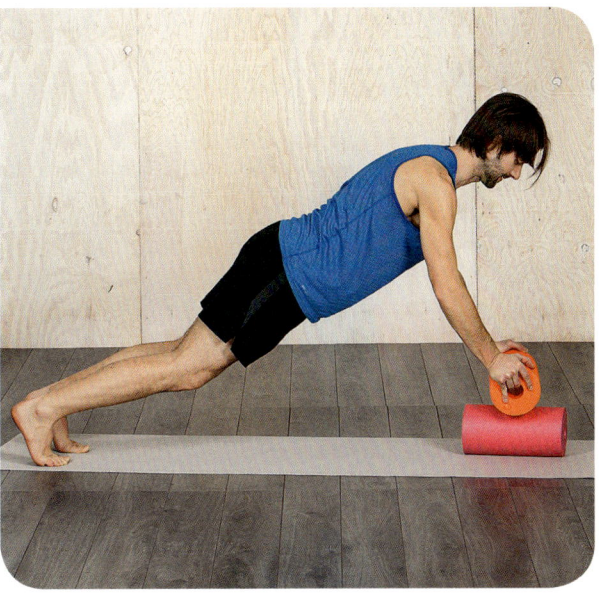

⬥ Gehen Sie zunächst in die vorbereitende Gegenbewegung – lassen Sie den Oberkörper etwas absinken.

⬥ Wichtig: Rumpfspannung halten und weiteratmen.

Rollout Jump (FE)

Ausgangsposition: Legen Sie die Faszienrolle längs vor Ihrem Oberkörper ab. Stützen Sie sich mit beiden Händen auf einer weiteren Blackroll ab, die danebenliegt. So sind Sie in einer Liegestützposition.

Durchführung: Lassen Sie Ihren Oberkörper ein klein wenig nach unten sinken (vorbereitende Gegenbewegung), um Schwung für das Abdrücken zu holen. Drücken Sie sich dann mitsamt der Rolle vom Boden ab und landen Sie mit der Rolle in den Händen auf der zweiten Rolle. Führen Sie diese Bewegung im Wechsel von der rechten Seite und von der linken Seite aus.

Endposition: Sie ist erreicht, wenn Sie in einer stabilen Stützposition mit der Rolle auf der Rolle sind.

Zu beachten: Eine dynamische Beweglichkeit zu halten, ist sehr anspruchsvoll. Kontrollieren Sie Ihre Körpermitte (Rumpfspannung) und koordinieren Sie eine fließende Atmung dazu. Bitte halten Sie nicht die Luft an. Wenn Sie sich am Anfang noch etwas unsicher sind, starten Sie mit aufgestellten Knien und vergrößern Sie langsam den Winkel zwischen Oberschenkel und Becken (nehmen Sie die Knie immer weiter nach unten vom Becken weg). Steigern Sie langsam und kontrollieren sie die Landung auf der beweglichen zweiten Rolle.

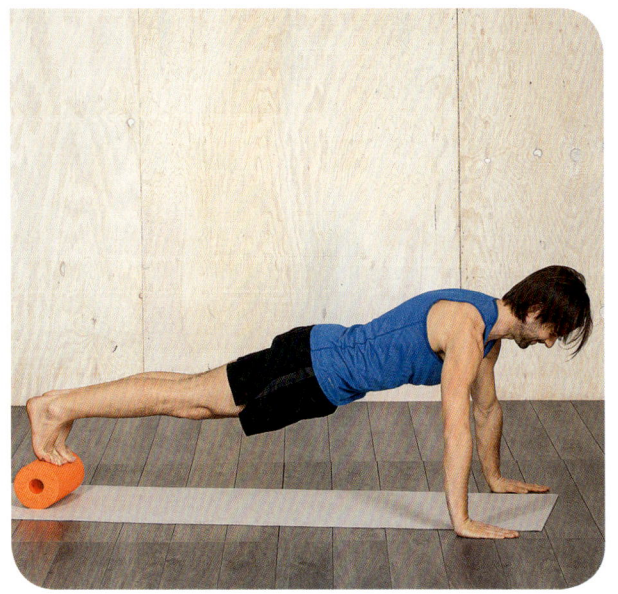

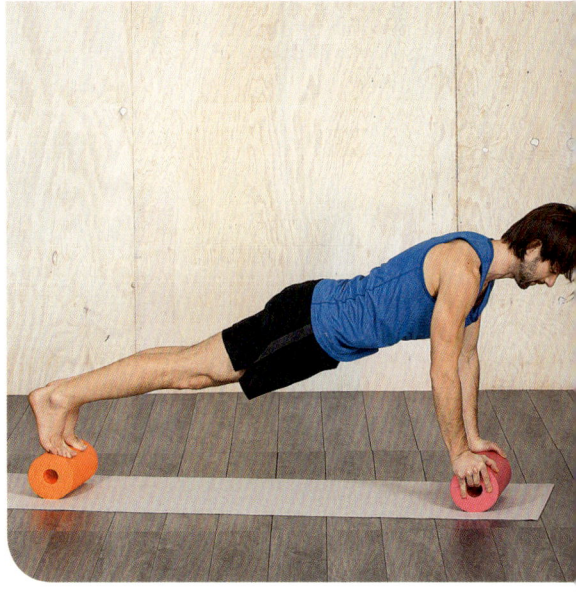

⬥ Bewegen Sie Arm und Bein diagonal gleichzeitig, ist die Ausgangsposition enger – sonst kippt die Rolle.

⬥ Sie können die Intensität steigern mit schnelleren Bewegungen und einer zweiten Rolle.

Rauf und runter (FE)

Ausgangsposition: Liegestützposition auf der Blackroll. Sie stützen sich mit Armen und Beinen auf den Faszienrollen ab. Sie können diese Übung auch mit einer Rolle durchführen: Dann stützen Sie sich entweder mit den Armen oder den Beinen auf der Rolle ab. Stabilisieren Sie die Ausgangsposition und halten Sie eine dynamische Rumpfspannung zum Schutz Ihrer Wirbelsäule.

Durchführung: Aus der stabilen Ausgangsposition heraus nehmen Sie immer im Wechsel einen Arm oder ein Bein von der Faszienrolle herunter, tippen damit kurz den Boden an und setzen Arm oder Bein wieder auf der Rolle auf. Sind Ihre Bewegungsabläufe während der Übung gut koordiniert, können Sie

Arm und Bein gleichzeitig (immer diagonal: rechter Arm mit linkem Bein) von der Rolle auf den Boden und zurückbewegen. Bewegen Sie Arm und Bein diagonal gleichzeitig, starten Sie in einer engeren Ausgangsposition (Arme und Füße sollten auf der Rolle enger zusammenstellen – sonst kippt die Rolle).

Endposition: Das Ende der Bewegung ist erreicht, wenn Sie wieder in der Ausgangsstellung sind.

Zu beachten: Beginnen Sie mit einer Rolle und trainieren Sie die Koordination. Steigern Sie sich mit schnelleren Bewegungen und mit einer zweiten Rolle.

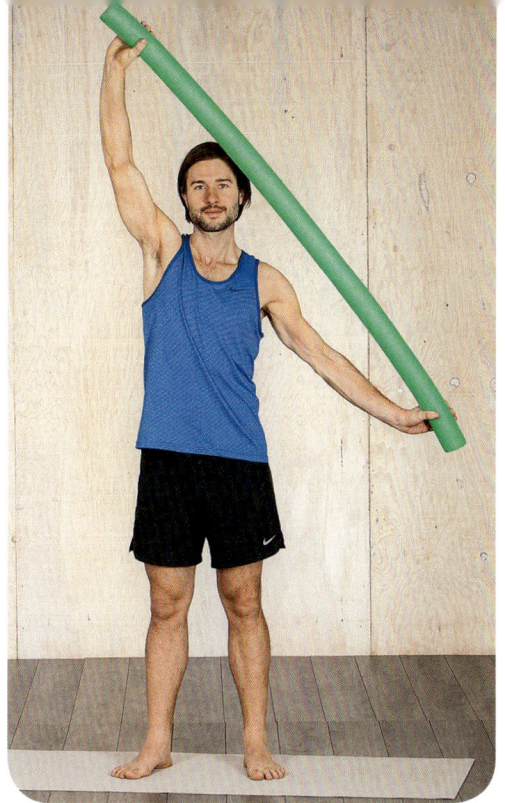

⬆ Mit diesem Bewegungsablauf bewegen Sie die Arme immer im Wechsel: Beugen und Strecken.

⬆ Sie steigern die Intensität, indem Sie die Griffbreite verkürzen, beginnen Sie aber vorsichtig.

Schwimmnudel biegen (FE + FR)

Ausgangsposition: Mit einer Schwimmnudel mobilisieren Sie die Schultergelenke und aktivieren die myofaszialen Armlinien sowie die Rückenlinien (Übergang zwischen Hals- und Brustwirbelsäule). Alternativ können Sie diese Übung mit einem Holzstab oder einem Handtuch durchführen. Im Stehen oder Sitzen greifen Sie die Schwimmnudel mit beiden Händen.

Durchführung: So positioniert, bewegen Sie die Schwimmnudel über eine Seite hinter den Kopf, strecken beide Arme nach unten durch und holen das Paket aus Schwimmnudel und Armen über die andere Körperseite wieder nach vorn. Mit diesem Bewegungsablauf werden die Arme immer im Wechsel gebeugt und wieder gestreckt.

Endposition: Das Ende der Übung ist erreicht, wenn sich beide Arme gestreckt hinter dem Rücken befinden.

Zu beachten: Beginnen Sie die Übung mit einer Griffbreite, die Ihnen eine angenehm leichte Bewegung erlaubt, und verkürzen Sie Ihren Greifabstand an der Schwimmnudel im Laufe Ihres Trainings. So verhindern Sie zu intensive Bewegungsanforderungen am Anfang. Mit zunehmendem Trainingszustand und Übungsfertigkeit im Bewegungsablauf, können Sie diese Bewegung auch schneller durchführen.

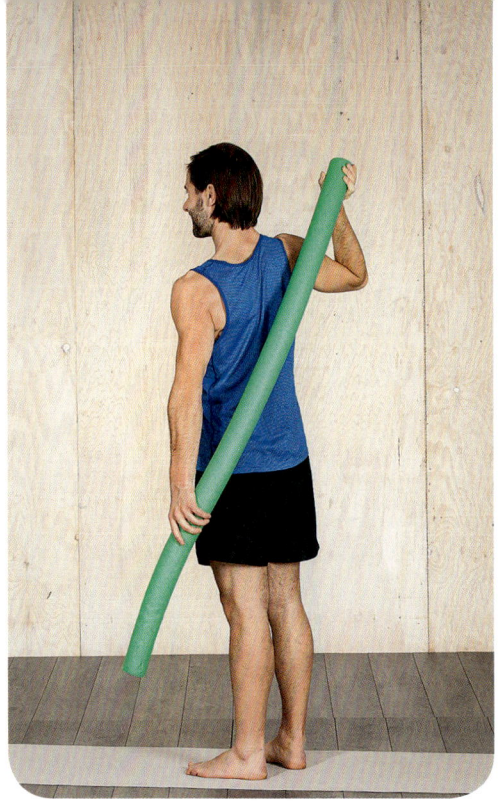

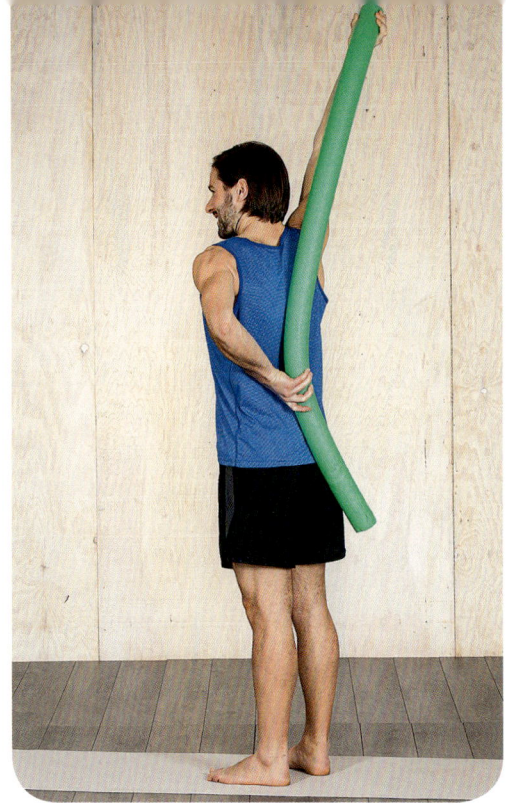

⬙ Tauschen Sie die Arme regelmäßig, um Außen- und Innenrotation abzuwechseln.

⬙ Verkürzen Sie den Griffabstand erst, wenn Sie mit der Übung vertraut sind und sich bequem fühlen.

Rücken trocknen (FE + FR)

Ausgangsposition: Im Stehen greifen Sie die Schwimmnudel mit beiden Händen hinter dem Rücken. Führen Sie die Hände so eng zusammen, dass Sie die Bewegung noch gut durchführen können. Dabei wird vom oberen Arm viel Außenrotation in der Schulter gefordert, wohingegen die Anforderung an den unteren Arm in der Innenrotation liegt. Deshalb: Tauschen Sie die Arme zwischendurch. Der Greifabstand Ihrer Hände an der Schwimmnudel bleibt während der Übung konstant. Zu Beginn ist ein Arm gebeugt, während der andere gestreckt gehalten wird.

Durchführung: Bewegen Sie die Schwimmnudel über Ihren Rücken nach oben und unten, als würden Sie sich den Rücken mit einem Handtuch abtrocknen (alternativ können Sie auch ein Handtuch, einen Holzstab oder einen Seit nehmen). Dazu beugen Sie den gestreckten Arm im Ellbogen und streckenden anderen Arm durch. Später können Sie den Greifabstand verkürzen und die Bewegung schneller durchführen.

Endposition: Wenn der anfangs im Ellbogen gestreckte Arm gebeugt und der anfangs gebeugte Arm gestreckt ist.

Zu beachten: Halten Sie den Greifabstand zu Beginn angenehm. Verkürzen Sie ihn erst, wenn Sie mit der Bewegung vertraut sind und sich die Faszienketten schon etwas angepasst haben.

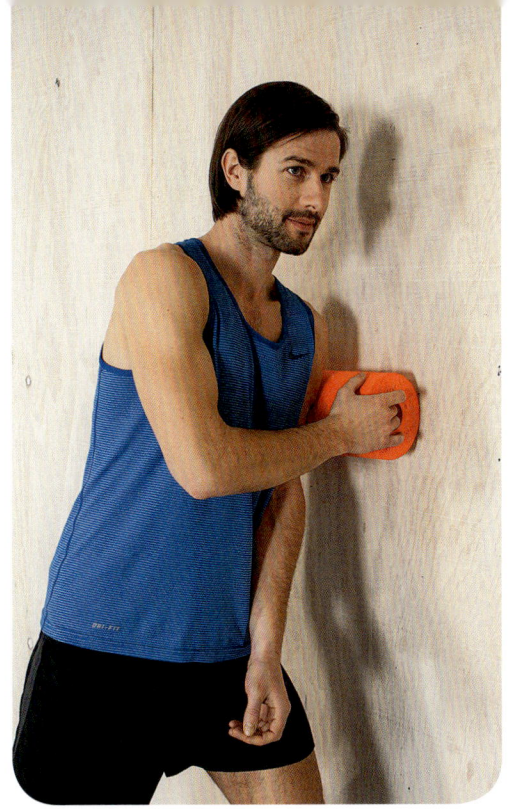

⬙ Sie können Ihren Arm auch nach außen oder innen drehen, um die Kontaktflächen zu ändern.

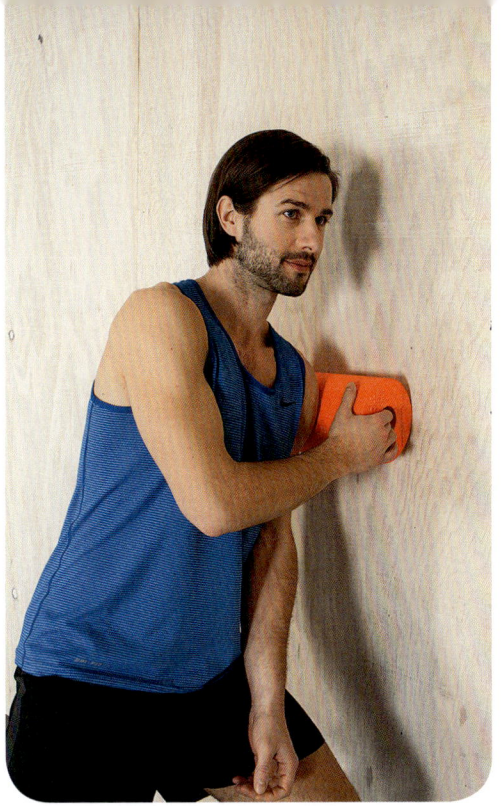

⬙ Empfindliche Stellen bearbeiten Sie intensiv, z. B. indem Sie an dieser Stelle die Rolle rotieren.

Intensives Rollout Schulter (R)

Ausgangsposition: Sie halten die Rolle im Stehen mit der Schulter gegen eine Wand oder in einen Türrahmen. Die Intensität des Rollouts dosieren Sie mit Ihrem Körpergewicht.

Durchführung: Üben Sie einen moderaten Druck gegen die Rolle aus und rollen Sie Ihren Arm nach unten. Beim Rollout im Türrahmen ist es hilfreich, wenn Sie mit der zweiten Hand die Rolle festhalten und sie während der Bewegung mitführen. Rollen Sie so weit an Wand oder Türrahmen nach unten, dass Ihre oberste Schulterkontur auf der Rolle ist. Dann setzt die Gegenbewegung ein und Sie rollen nach oben. Dabei können

Sie die Schulter zum Ohr ziehen. Um die Kontaktflächen zu ändern, drehen Sie den Arm nach außen oder innen.

Endposition: Beginnt das Rollout mit nach unten gestrecktem Arm und hoch liegender Rolle, endet die Bewegung mit hochgezogener Schulter und der Rolle im oberen Drittel des Oberarms.

Zu beachten: Suchen Sie druckempfindliche Stellen mit der Rolle auf und arbeiten Sie dort intensiv: Rotieren Sie dort den Arm (nach innen und außen drehen). Das führt zu einer Bewegung quer zum Faserverlauf der Armfaszien und höherer Intensität.

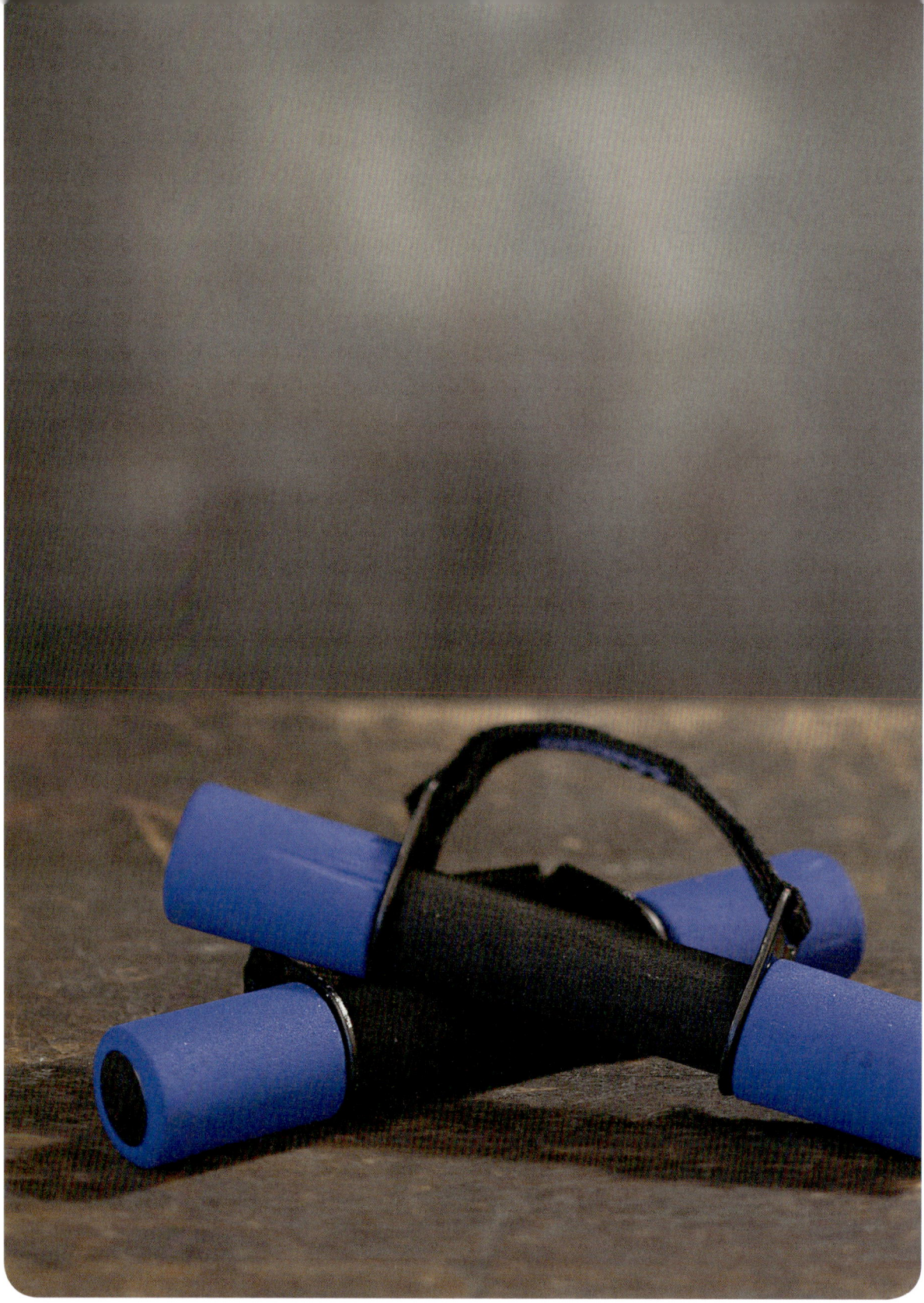

Faszienworkout für Kraftsportler

Kaum ein strukturiertes Training kann darauf verzichten, die Kraft zu verbessern. Gleichzeitig ist die hohe Intensität der Workouts eine echte Aufgabe für die Faszien.

Ein ausgewogenes Krafttraining trainiert den ganzen Körper. Ein Faszientraining kann, um den Kraftsport effektiver zu machen, das Programm begleiten und sinnvoll ergänzen. Da Sie beim Krafttraining mit hohen Intensitäten trainieren, müssen Sie damit rechnen, dass sich die Faszienstrukturen verändern – z.B. durch einen Muskelkater. Vor allem die sehnigen, kapsulären und ligamentären Strukturen setzen Sie beim Krafttraining intensiven Belastungen aus und überfordern Sie darüber häufig.

Aus diesem Missverhältnis können Verletzungen des Kapsel-Band-Apparats entstehen. Auch neigt die Muskulatur dazu, ihren Tonus zu verändern und zu dysregulieren – so entstehen muskuläre Dysbalancen. Sie wiederum begünstigen die chronische Überlastung der gelenkumgebenden Strukturen, z.B. der Gelenkkapseln, Muskelansätze oder Faszien und sie sind oft hartnäckig.

Muskulatur ist ein gut durchblutetes Gewebe. Also verfügt die Muskulatur über eine sehr gute Versorgung mit Nährstoffen – so kann sie sich Trainingsreizen schnell anpassen. Das heißt, Muskeln reagieren auf ein Training mit einem schnellen Kraftzuwachs und das führt zu einer schnellen Leistungssteigerung. So weit, so gut. Das Problem dabei sind eher die Kapsel-Band-Strukturen: Sie benötigen etwa vier- bis sechsmal so viel Zeit wie Muskeln, um genauso belastbar zu werden. Genau so entstehen häufig Überlastungsschäden. Dem können Sie vorbeugen, indem Sie sich speziell durch ein Faszientraining vorbereiten und trainieren.

Häufige Verletzungen im Kraftsport

Schäden durch Überlastung können an jedem belasteten und trainierten Gelenk, Faszienabschnitt oder Muskel entstehen. Häufig zeigen sich die Kniegelenke und die Hand- oder Schultergelenke besonders anfällig. Hand- und Schultergelenke haben eine zentrale Rolle (Halten und Bewegen von Gewich-

Wer macht was beim Kraftsport?

Hauptsächlich beanspruchte Muskulatur	Hauptsächlich belastete Faszienkette	Vorschläge für ein optimales Faszientraining
Bei einem optimal geplanten Training werden alle Muskeln des Bewegungsapparates gleichermaßen trainiert	Alle Faszienketten werden, je nach Trainingsinhalten und – planung, belastet und beansprucht.	Rollout aller Hauptfaszienketten Triggeranwendung in besonders belasteten Regionen und an auffallend schmerzhaften und verhärteten muskulären Stellen

ten, Hanteln und Geräten) und zeigen oft als erste Beschwerden.

Sehnenreizungen, Schleimbeutelreizungen oder Muskelfaserverletzungen (also Verletzungen und Reizzustände des faszialen Systems) gehören ebenfalls dazu. Auch hier kann ein Faszientraining das Übungsprogramm sehr gut ergänzen.

Faszien und Hypertrophie

Das ist ein Ausflug in die fröhliche Welt der Hypertrophie (also das Dickenwachstum der Muskulatur). Wenn der Muskel durch gezieltes Training »dicker« wird, stellen diese Anpassungsreaktionen und Veränderungen des Grundzustands immer besondere Anforderungen an das umgebende Fasziensystem. Denn: Wenn der Inhalt dicker wird, muss sich die Hülle anpassen.

Glücklicherweise tritt eine Hypertrophie aufgrund eines Trainings nicht von heute auf morgen auf, sondern benötigt etwas Zeit. Diese Zeit hilft auch dem Fasziensystem, sich auf die neuen Bedingungen einzustellen. Im Durchschnitt dauert es vom gezielten, und vor allem regelmäßigen, Training bis zur ersten objektiv erkennbaren Verdickung des Muskels in etwa sechs Wochen (das ist auch abhängig vom Trainingszustand

und der individuellen Veranlagung – der genetisch vorgegebenen Muskelfaserverteilung).

Wachstum als Schutz

Eine Verdickung (Hypertrophie) eines Muskels ist primär als Schutzmechanismus des Körpers vor intensivem Training, und damit vor sehr intensiven Trainingsreizen, zu verstehen. Der effektivste Trainingsbereich für eine Hypertrophie liegt zwischen 75 und 85 Prozent der maximalen Kraftleistung. Bei solchen Kraftanstrengungen kommt es – aufgrund der hohen mechanischen Kräfte – zu einer durchaus gewollten Zerreißung kleinster Muskelbausteine. Im Zuge der Wundheilung und der Reparation lagert der Körper zusätzliche Zellen in der Verletzung ein – und der Muskel wird dicker. Durch diese Querschnittsvergrößerung verteilen sich die einwirkenden Kräfte durch das Training auf eine größere Fläche. Das Resultat ist eine geringere Flächenbelastung (weil die Fläche ja größer wird) und damit ein größerer Schutz für weitere trainingsbedingte Verletzungen. Das ist auch ein Grund dafür, warum die Trainingsintensität stets ansteigen muss, um weitere Anpassungsreaktionen in die Richtung »Hypertrophie« auszulösen. Sind diese Anpassungen durchgeführt, steht dem ambitionierten Sportler mehr Muskelmasse für die sportliche Aktivität zur Verfügung. Dabei gilt es zu bedenken, dass diese neue Muskelmasse erst noch integriert werden muss. D.h., dass sich aufgrund der veränderten Muskelmasse auch die Körperbewegungen anpassen und vor allem auch die Versorgung der neuen Muskelmasse gewährleistet werden muss. Dabei spielen auch die mit zahlreichen Rezeptoren ausgestatteten Faszien eine große Rolle. Durch die hohe Rezeptorendichte ist das fasziale Gewebe maßgeblich für die Bewegungskontrolle verantwortlich. Somit kann ein ausgetüfteltes und individuell angepasstes Faszientraining auch im Zuge eines Hypertrophietrainings hilfreich und zielführend sein.

Die besten Kraftsportworkouts

Sie als Kraftsportler können sich nun Ihr individuelles Übungsprogramm zusammenstellen. Ein Beispiel sehen Sie hier ... Und für Individualisten gilt: Lassen Sie sich von allen Übungen inspirieren.

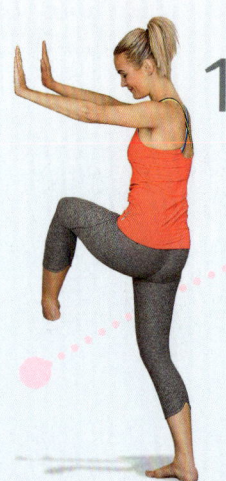

1 Sidekick (FE + FR + FS)
(Seite 13)

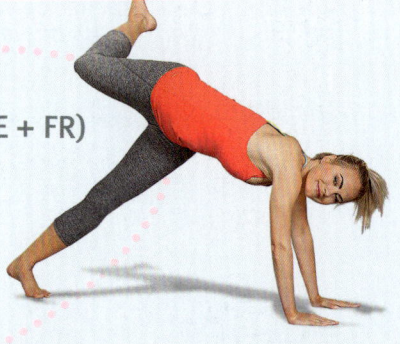

2 Backkick (FE + FR)
(Seite 16)

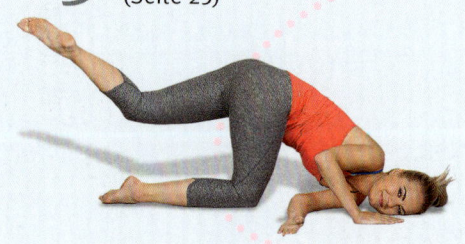

3 Körperquirl (FE + FR + FS)
(Seite 25)

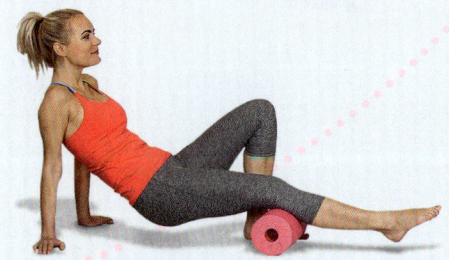

4 Rollout Kniekehle (R)
(Seite 32)

5 Rollout Oberschenkel (R)
(Seite 33)

6 Triggern zwischen den
Schulterblättern (Tr)
(Seite 70)

8 Rumpffaszie,
Frontline und
Armlinie
dehnen (FS)
(Seite 88)

7 Backline lösen (FR + FS)
(Seite 84)

9 Kettlebell durch
die Beine (FE)
(Seite 100)

10 Beckenkreisel (FE + FR)
(Seite 130)

11 Fliegen lernen (FE)
(Seite 132)

13 Schulter rotieren
(FE + FR)
(Seite 156)

12 Bogen
spannen (FE)
(Seite 136)

Die fünf Trainings-prinzipien

Was für das Training von Muskeln gilt, ist auch für die Faszien bedeutsam. Auch für sie gelten die Regeln, die Sie sowieso im Training anwenden.

Jedes Training schwächt den Körper zuerst, bevor die Leistungssteigerung durch die Erholung einsetzen kann. Denn: Jeder Trainingsreiz ermüdet den Körper zunächst, z.B. weil er energiereiche Substanzen verliert (primär Energieträger wie Fette, Eiweiße und Kohlenhydrate). Aber: Dieser Verlust löst seinerseits einen Reiz für den Neuaufbau dieser energiereichen Substanzen aus. Deshalb gleichen Sie Belastung und Erholung in Ihrer Trainingsplanung entsprechend aus.

Bei untrainierten Menschen sollte die Erholung in der Einsteigerphase mindestens 48–56 Stunden betragen. Das entspricht dann etwa zwei bis drei Trainingseinheiten pro Woche mit mindestens ein bis zwei Tagen Pause. Im Leistungsbereich und bei unterschiedlichen Trainingsbelastungen können Sie die Erholungszeit auf zwölf bis 16 Stunden reduzieren.

Hintergrund: Unser Organismus speichert Energieträger z.B. in den Muskeln und den inneren Organen als Glykogen. Diese Glyko-genspeicher benötigen nach einem Training, also wenn sie leer sind, zwischen 36 und 46 Stunden, bis sie ihr Ausgangsniveau wieder erreicht haben. Für eine Erholung über das Ausgangsniveau hinaus braucht der Körper noch etwas mehr Zeit. Gleichzeitig ist der höchste Erholungszeitpunkt der beste Zeitpunkt für einen weiteren Trainingsreiz.

Um die Trainingsprozess zu verbessern, hat die Wissenschaft allgemein gültige Trainingsgrundsätze formuliert. Da Faszien auch zu den trainierbaren Strukturen des Körpers zählen, müssen die Trainingsprinzipien demnach auch für sie gelten.

1. Prinzip: Belastung und Erholung

In Zeiten der Superlative wartet auch die Trainingswissenschaft mit einem auf: der Superkompensation. Das ist die Phase, in der sich der Körper nach einem Training über das Ausgangsniveau hinaus erholt – also den

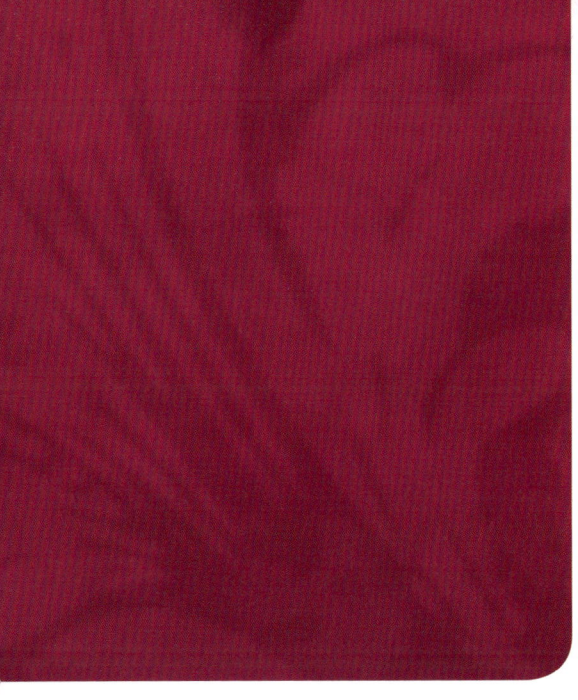

Ermüdungszeichen:
- Verlust energiereicher Verbindungen in der Muskulatur
- Ansteigen des Milchsäurespiegels
- Temperaturerhöhung
- Kaliumverlust der Zelle
- Glykogenverarmung
- Reduzierung des Blutzuckerspiegels
- Anstieg von Herzfrequenz und Blutdruck

Wie ermüdet der Körper?

Der Körper ermüdet in drei Schritten: Im ersten Schritt zeigen sich Hemmimpulse im Nervensystem, die das Zentralnervensystem steuert. Sie sollen vor zu intensiver Belastung und vor Verletzung schützen. Sie bringen koordinative Störungen in der Feinabstimmung der Muskelkontrolle und in der Steuerung von Bewegungen. Diese Phase betrifft also die Nervenimpulsleitung.

Der zweite Schritt betrifft vor allem die Übertragung der Nervenimpulse auf die Muskulatur. Erste Impulse werden blockiert und kommen nicht mehr am Muskel an. Der Sportler verliert Kraft und seine Bewegungsqualität verschlechtert sich.

Ausgangswert der Kraft oder Ausdauer oder Beweglichkeit. Unser Körper ist bestrebt, sich über den Ausgangswert hinaus zu erholen, denn so steigern wir die Leistung und der Körper fühlt sich für kommende Anforderungen gerüstet.

❥ Superkompensation – was ist der beste Zeitpunkt für ein erneutes Training?

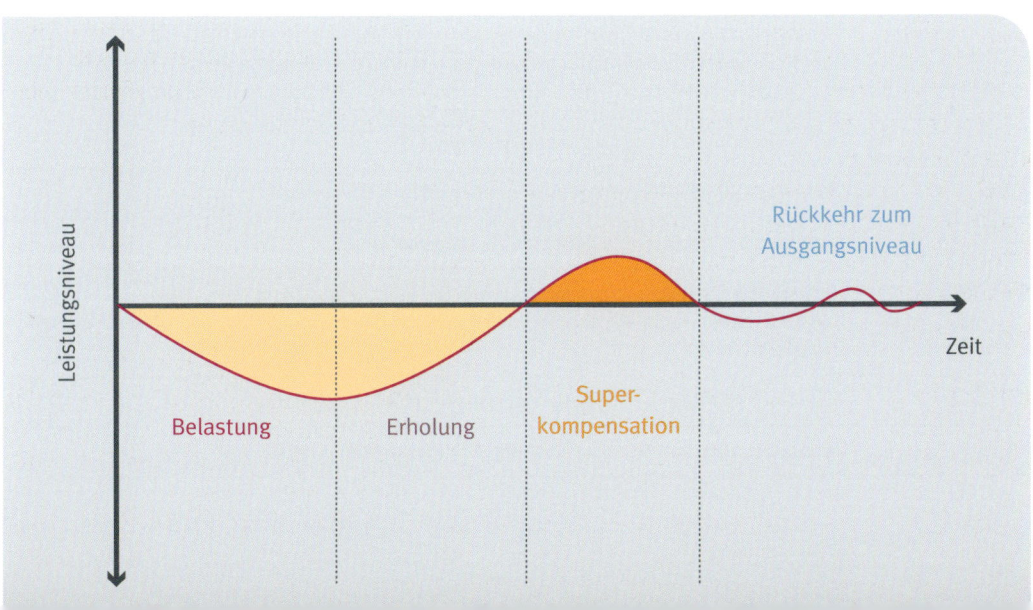

Der letzte Schritt begrenzt Anzahl und Funktion der Transmitter (Überträgersubstanzen) direkt in der Muskulatur. Der Muskel hat keine Kraft mehr und verweigert den Dienst. Spätestens zu diesem Zeitpunkt muss der Sportler die sportliche Aktivität aufgeben, will er sich nicht verletzen.

Wie reguliert sich der Körper?

Die Relation von Belastung zu Regeneration ist für die Superkompensation entscheidend. Vor allem, um bereits erreichte Leistungssteigerungen zu stabilisieren. Nur wenn sich der Sportler vollständig und über den Ausgangswert hinaus erholt, kann er seine Leistung weiter steigern.

Prinzipiell strebt der Körper eine Art »Fließgleichgewicht« (Homöostase) an. Das heißt, die abbauenden (katabolen) und aufbauenden (anabolen) Stoffwechselprozesse im Körper halten sich die Waage. Dieses Gleichgewicht bezieht sich vor allem auf Zellstruktur, Hormone, Enzyme, energieliefernde Substanzen z. B. Glykogen oder

Wie Sie sich nach intensiver sportlicher Belastung erholen.

Zeit nach Trainingsende	Regenerationsvorgänge nach sehr intensiven Belastungen
Bis 3 Minuten	Vollständige Auffüllung der muskulären KP-Speicher
Bis 6 Minuten	Herzfrequenz und Blutdruck beim Ausgangswert
Bis 20 Minuten	Ausgleich der Unterzuckerung; vorübergehender Blutzuckeranstieg
Bis 30 Minuten	Homöostase im Säuren-Basen-Haushalt; Abnahme der Laktatkonzentration unter 3 mmol/l
Bis 60 Minuten	Nachlassen der Proteinsynthesehemmung in beanspruchter Muskulatur
Bis 90 Minuten	Wechsel von kataboler in anabole Stoffwechsellage; verstärkter Eiweißumsatz zur Regeneration und Adaptation
Bis 120 Minuten	Überwiegende Wiederherstellung der ermüdeten Funktionen der Muskulatur (Wiederherstellung für leichte Beanspruchungen der motorischen Belastbarkeit)
Bis 10 Stunden	Flüssigkeitsausgleich; Normalisierung des Verhältnisses flüssiger und fester Bestandteile; Wiederauffüllung des Leberglykogens
1. Tag	Auffüllen des Muskelglykogens in beanspruchter Muskulatur
Bis 7 Tage	Auffüllen der muskulären Fettspeicher (Triglyceride)
Bis 10 Tage	Regeneration der zerstörten Muskeleiweiße; Aufbau der strukturgestörten Mitochondrien = allmählicher Wiedergewinn der vollen muskulären aeroben Leistungsfähigkeit
Bis 14 Tage	Psychische Erholung vom gesamtorganischen Belastungsstress
Bis zu 21 Tage	Wiederabrufbarkeit der sportspezifischen Komplexleistungen

Kreatinphosphat (KP) und die Regeneration. Training, also Leistungsreize, stört dieses Gleichgewicht und zwingen den Körper zu Anpassung. Diese sogenannte »Homöostasestörung« ist aber ein sperriges Wort – deshalb bleiben wir bei der althergebrachten Bezeichnung »Training«.

Das Fasziensystem regeneriert in allen Bereichen immer mit. Besonders hervorzuheben dabei sind: die Wiederherstellungsvorgänge im Einbau von Energieträgern, die des Flüssigkeitshaushaltes und der Abbau von Laktat oder Brenztraubensäure im Gewebe.

In den ersten zehn Tagen der gesamten Erholungszeit verläuft die Regeneration sehr intensiv, während sie in der zweiten Hälfte wesentlich langsamer verläuft. Die erste Hälfte heißt auch »lohnende Pause« und wird auch als unvollständige Erholung bezeichnet. Alle Ausdauertrainingsmethoden setzen diese Pause bevorzugt ein.

Als vollständige Erholung hingegen bezeichnet man den Verlauf bis über die zweite Hälfte des gesamten Regenerationsvorgangs hinaus. Sie nutzen Sie beim Technik- und Koordinationstraining, beim Training der Maximalkraft und bei allen maximalen Schnelligkeits- und Reaktionstrainingsformen.

2. Prinzip: Belastungen steigern

Eine Belastung wird für uns dann trainingswirksam, wenn sie etwa 30 Prozent der maximalen Leistungsfähigkeit übersteigt (Prinzip des trainingswirksamen Reizes). Das heißt, ein zu leichtes oder sanftes Training bringt kaum Veränderungen und Anpassungen für den Körper.

Beispiel: Krafttraining und Faszien

Zu Beginn eines Trainings erfahren Sportler recht schnell Steigerungen in der Leistung. Beispiel: Vor allem im Krafttraining sind gerade in den ersten vier bis acht Wochen enorme Erfolge möglich. Das liegt an der hohen Anpassungsfähigkeit unseres Muskel- und Fasziensystems.

Der muskuläre Kraftzuwachs findet sich anfangs hauptsächlich auf neurogener Ebene – die Synergismen werden besser. Das bedeutet, immer mehr Nerven stimulieren immer mehr Muskelzellen bei der Aktivität und die Muskeln arbeiten besser zusammen. Die Faszien werden elastischer und können dadurch die Kräfte effektiver übertragen.

Auch Ausdauer, Beweglichkeit, Stabilität oder Koordination reagieren sehr gut in den ersten Trainingseinheiten. Später die Leistung zu steigern, fällt wesentlich schwerer, vor allem wenn der Leistungsstand bereits deutlich erhöht ist. Je höher der individuelle Leistungsstand in den einzelnen motorischen Belastungsbereichen ist, desto intensiver müssen die Trainingsreize werden.

Beispiel: Untrainierte verfügen über maximal 70 Prozent der absoluten Leistungsreserve für sportliche Belastung. Der Rest, die sogenannte autonome Reserve, mobilisieren sie nur in Notsituationen. Bei ihnen genügen Trainingsreize von 30–40 Prozent. Im Spitzensport sieht das anders aus: Diese Sportler können ihre Leistung manchmal nur noch mit Belastungen von 90–95 Prozent der maximalen Kapazität steigern. Tatsächlich ist es auch so, dass es im Leistungsbereich manchmal leichter ist, eine Leistungssteigerung auszulösen, als das Niveau über lange Zeit konstant zu halten. Der Grund: Mit zunehmendem Training verschiebt sich die Reizschwelle (der trainingswirksame Reiz) nach oben. Passen Sie die Belastung nicht ausreichend an oder gestalten Sie das Training variabel, gewöhnt sich der Organismus an die Trainingsbelastungen.

Die Leistung stagniert, was nun?

Als allgemeine Regel gilt: Steigern Sie den Trainingsumfang. Das Vorgehen legt sichere Grundlagen (bei Ausdauer, Kraft, Beweglichkeit, optimale Belastbarkeit aller Strukturen) und schützt damit auch vor Verletzungen und Überlastung.

Die Muskulatur z. B. ist sehr gut durchblutetes Gewebe, das sehr gut auf Trainingsreize anspricht. In relativ kurzer Zeit sind hinsichtlich der muskulären Belastung durchaus höhere Intensitäten im Training möglich. Bindegewebe und Bänder (auch Gelenkkapseln) sind dagegen vergleichsweise schlecht durchblutet. Sie benötigen für die gleiche Entwicklung wie die Muskeln fünfmal mehr Zeit. Wenn Sie also die Intensität des Muskeltrainings intensiv steigern, könnte das Sehnen und Gelenkkapseln überlasten. Halten Sie deshalb eine strikte Reihenfolge ein. Wenn Sie langsam und allmählich steigern, schonen Sie den Organismus.

Belastung sinnvoll steigern

1. Belastungs- und Trainingsumfang erhöhen: Erhöhen Sie die zeitliche Dauer einer Trainingseinheit, die Anzahl der Wiederholungen oder die Anzahl der Durchgänge (Sätze).
2. Trainingshäufigkeit steigern: Steigern Sie vornehmlich Anzahl der Trainingseinheiten pro Monat, Woche oder Tag.
3. Intensität steigern: Die Intensität können Sie grundsätzlich über zwei Wege steigern:

einmal über die Erhöhung der Intensität und dann, indem Sie die Pausendauer reduzieren. Im Krafttraining steigt die Intensität durch höhere Gewichte, im Laufsport durch schnellere Läufe. Beim Training der Faszien führen Sie die Bewegungen mit mehr Kraft und mit einer größeren Amplitude (Bewegungsausschlag) durch.

Koordinative Anforderung steigern

Um die Koordination zu verbessern, müssen alle sportlichen Leistungsfaktoren optimal zusammenspielen. Das braucht ein sehr reagibles und variables Nervensystem, das Sie durch koordinativ anspruchsvolle Übungen steigern können. Da das Fasziensystem bei allen sportmotorischen Anforderungen in den Bereichen Kraft, Ausdauer, Beweglichkeit oder Schnelligkeit dabei ist, kann auch ein ausgeklügeltes Faszientraining die Koordination steigern.

Steigerung durch mehr Wettkämpfe

Wettkämpfe sind die spezifischste Form einer Belastungssteigerung. Wettkämpfe schöpfen den Stoffwechsel tief aus, auch in den koordinativen Systemen, und das bietet die Chance auf eine erhöhte Regeneration.

3. Prinzip: optimale Belastungsreihenfolge

Wenn Sie in einer Trainingseinheit mehrere Leistungsfaktoren, z. B. Kraft, Ausdauer, Beweglichkeit, Koordination trainieren, ist die Reihenfolge sehr bedeutsam. Das liegt an den Energieträgern im Organismus.

Stellen Sie an den Anfang des Trainings Übungen, die einen erholten Organismus mit vollen Leistungs- und Energiereserven benötigen. Dazu gehören vor allem Koordinationstraining, Schnellkraftinhalte oder Krafttraining. Dann folgen koordinative Aufgaben. Die erste Regel der Belastungsreihenfolge heißt: Koordination vor Kraft. Kraft und Koordination kann der Körper am besten leisten, wenn die Energiespeicher voll und die Nerven »wach« sind. Meist brauchen diese Trainingsinhalte eine längere, weil vollständige Erholungsphase.

Es folgen Übungen, die durch eine unvollständige Pause effektiv werden, wie Übungen die Steigerung der Kraftausdauer. Den guten Schluss bilden Übungen, die Sie mit etwas geleerten und erschöpften Energiedepots noch ohne größere Risiken trainieren können: Inhalte zur Ausdauersteigerung. Ein extensives (zeitlich ausgedehntes) Ausdauertraining und auch ein Grundlagenausdauertraining können Sie noch gut mit 50–60 Prozent der maximalen Leistungskapazität durchführen. Daraus folgt die zweite Regel der Belastungsreihenfolge: Kraft vor Ausdauer – und Ausdauer immer am Ende.

4. Prinzip: Belastung variieren

Bleibt ein Training über längere Zeit (im Anfangsstadium etwa zwei bis drei Monate; bei bereits gestiegenem Leistungsniveau etwa vier bis sechs Wochen) unverändert, gewöhnt sich der Körper. Er kennt dann die Trainingsreize, hat sich angepasst und sieht von nun an keine Notwendigkeit mehr, auf diese »alten« Reize zu reagieren. Ein sehr guter Indikator für die Gewöhnung an ein Training ist das subjektive Empfinden: Wird das Training als zu leicht oder einfach empfunden, wird die Anpassung gering ausfallen.

Verstehen Sie Training als dynamischen Prozess, der Veränderung braucht: Das können neuen Übungen, veränderter Bewegungsgeschwindigkeit, veränderte Pausengefüge oder neue Trainingsmethoden sein. Wechseln Sie die Reihenfolge der Übungen oder tauschen Sie die Inhalte zweier Trainingstage in einer Woche. Faszien reagieren besonders gut auf variable Trainingsreize.

5. Prinzip: Training langfristig aufbauen

Kontinuität, Nachhaltigkeit und Durchhaltevermögen – das sind wichtige Bausteine, um sportliche Leistungsfähigkeit zu entwickeln. Dabei gilt: Schnell erworbenes Leistungsniveau ist störanfällig (gerade für Verletzungen) und vor allem ist es nicht so haltbar wie ein sportliches Niveau, das Sie über einen längeren Trainingszeitraum aufgebaut haben. Qualität benötigt ihre Zeit.

Zum Beispiel können Höchstleistungen nur erreicht werden, wenn in Kindes- und Jugendalter kontinuierlich an den Grundlagen gearbeitet wird. Spitzenleistungen sind etwa nach zehn bis zwölf Jahren möglich – und auch nach dieser Zeit erst sinnvoll, um Verletzungen vorzubeugen. Es braucht Zeit, um den gesamten Organismus auf solche Belastungen vorzubereiten. Gerade im Faszientraining spielt die Zeit eine entscheidende Rolle. Während Muskeln meist in kürzeren Zeiträumen (vier bis sechs Wochen) kräftiger werden, benötigt das Fasziensystem etwas mehr Zeit für bleibende Anpassungsreaktionen (sechs bis acht Monate).

Faszientraining – für alle Sportler sinnvoll

Was auch immer Sie trainieren: Das Fasziensystem unterstützt alle Sportler gleichermaßen in ihrer Paradedisziplin, vorausgesetzt, das Bindegewebe funktioniert optimal. Wie sieht das im Training aus?

Ein funktionelles Faszientraining ist keine eigenständige Sportart oder Disziplin im Training. Es ist Ihre Chance, in der eigenen sportlichen Disziplin über ein geschmeidigeres und elastischeres Fasziensystem erfolgreicher und leistungsfähiger zu werden.

Einsteiger: Körper wieder gewöhnen

Der Einstieg in das Faszientraining erfordert, vor allem nach längerer körperlicher Inaktivität, eine sorgfältige Vorbereitung. Dabei steht besonders im Fokus: der Stütz- und Bewegungsapparat. Die Faszien müssen sich erst wieder an die spezielle Benutzung und Belastung gewöhnen. Nur so lassen können Sie Überlastungen und daraus resultierende Verletzungen verhindern.

Wählen Sie die Übungen sorgfältig aus, von leicht bis schwer, damit sich der Organismus gut anpassen kann. Zu Beginn dosieren Sie das Faszientraining gut: Den Einsteiger bereiten Sie am besten über höhere Wiederholungszahlen und geringere Intensität schonend auf die weiteren Belastungen

vor. Oberste Priorität hat, den Einsteiger an den Umgang mit den Trainingsgeräten, das Erlernen der korrekten Durchführung der Übungen sowie die ersten Anpassungsreaktionen des Organismus sanft zu gewöhnen. Primär aktiviert und verbessert dieses Vorgehen das fasziale Netzwerk. Der Stoffwechsel der Faszien, Muskeln und Gelenke verbessert sich, die Muskulatur arbeitet besser zusammen mit dem Faszienverbund und dem Nervensystem. Gleichzeitig rekrutieren Sie weitere Muskeln und Faszien. Zudem erhöht das Training die Deformationstoleranz des Fasziengewebes. Es werden also vor allem die elastischen Fähigkeiten des Gewebes trainiert und verbessert. Das Resultat unter anderem ist: eine bessere und schnellere Wasserspeicherung, besseres Gleitverhalten der Faszienstrukturen untereinander und gegen das umliegende Kontaktgewebe und eine bessere Reformationsfähigkeit nach Belastung, wie es das Deformationsschaubild (Seite 199) zeigt – ob Sie die Beweglichkeit verbessern oder die Beschleunigung optimieren möchten, ob Sie Ihre Kraft zu steigern oder einfach nur Ihre Elastizität zu verbessern wünschen.

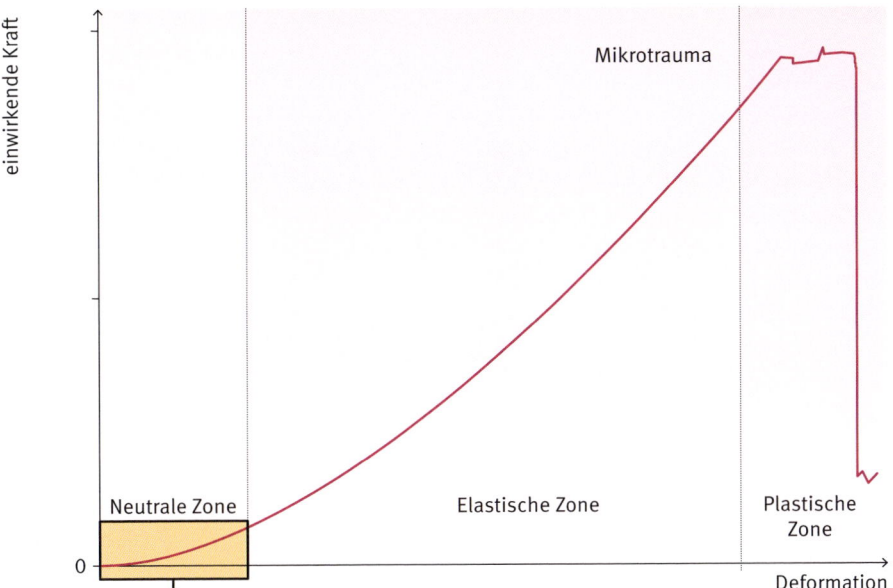

einwirkende Kraft

Mikrotrauma

Neutrale Zone

Elastische Zone

Plastische Zone

0

Deformation

⬧ Die Belastungsgrenze »Elastische Zone« sollte nicht überschritten werden, um körperliche Schäden zu vermeiden.

Aufbau des Fasziensystems bei aktiven Sportlern

In der Aufbauphase steigern Sie Umfang und Intensität des Faszientrainings. Durch diese kontinuierliche Beanspruchung kann sich der Organismus langsam an die steigenden Anforderungen anpassen, ohne Bausteine des faszialen Netzwerks zu überfordern. An der Stelle finden dann auch gezielte Anpassungsreaktionen bei der Leistungssteigerung einzelner Bereiche (z. B. Kraft, Elastizität, Beweglichkeit, Ausdauer, Koordination) statt, die die Erfolge in der jeder Sportart unterstützen. Das bedeutet, ab hier wirkt sich ein Faszientraining auch auf die Bereiche der Ausdauer, Kraft oder Koordination aus und unterstützt die weitere Leistungsfähigkeit.

Fasziale Leistungsfähigkeit stabilisieren

Hat das Training ein höheres Kraft- oder allgemein ein höheres sportartspezifisches Leistungsniveau gilt es natürlich, dieses Potenzial längerfristig für den Sport zu konservieren. Um der Gewöhnung vorzubeugen, sollten Sie das Faszientraining etwas variabler gestalten. Experimentieren Sie ruhig mit den Trainingsparametern, um die bestmöglich funktionierende Kombination im Training zu finden. Bauen Sie in das Training neue Übungen und komplexere Bewegungsabläufe ein und probieren Sie sie aus. Dazu bietet sich vor allem ein variables Faszientraining an, das über die sportartspezifischen Übungen hinausschaut. Weitere Erfolge können Sie durch ein abwechslungsreiches Gymnastik- oder Beweglichkeits-Training erreichen.

Prinzipiell gilt: Der Einstieg in ein Faszientraining orientiert sich an den individuellen Voraussetzungen und Vorlieben, die weitere Gestaltung des Trainingsprogramms maßgeblich an den individuellen Trainingszielen und den Anforderungen der primären Sportart.

Belastungsnormative: Feintuning des Trainings

Aber wie viel Druck geben Sie auf die Rolle, wie viele Wiederholungen sind effektiv? Auch dabei können Sie sich an üblichen Parametern im Training orientieren.

Über Fragen zu den Trainingsparametern Intensität, Dauer, Häufigkeit, Dichte und Umfang von Trainingsreizen zerbrechen wir uns häufig den Kopf. Gleichzeitig sind sie das Tüpfelchen auf dem i. Wer diese Belastungsnormative richtig anwendet, erlangt die entscheidenden Unterschiede.

Wie viel Reiz soll es sein?

Die Reizintensität betrifft die »Stärke« eines einzelnen Reizes oder einer Reizserie. Eine hohe Intensität sind z. B. hohe Gewichte im Krafttraining oder Übungen mit langem Hebel im Training mit dem eigenen Körpergewicht. Die Reizintensität ist messbar in Sekunden, Minuten usw. Beispiel: Laufstrecke pro Zeiteinheit – also Geschwindigkeit oder als Gewicht.

Zwei Regeln für die Trainingseffektivität der Reizintensität sind ja:

1. Ein geringer Reiz, knapp oberhalb der Reizschwelle, löst die Anpassung lang-

samer aus, ist aber schonend für alle Strukturen. Der Trainingsgewinn ist zwar langsam, aber nachhaltig. So kann sich der Sportler ein stabiles und störunanfälliges sportliches Leistungsniveau erarbeiten.

2. Ein intensiver Reiz, der schnell angehoben wird, bringt zwar schnellen Leistungszuwachs, gleichzeitig steigt aber die Verletzungsgefahr. Der Leistungszuwachs ist wesentlich labiler.

Wie intensiv soll ein Reiz sein?

Was beim Krafttraining die Maximalkraft ist, ist beim Ausdauertraining die Herzfrequenz. Für die optimale Intensität der Trainingsreize benötigen Sie eine Bezugsgröße. Also ein Maximum, auf das die Intensitätswerte bezogen werden können.

Krafttraining: Die Maximalkraft zu ermitteln, ist relativ schwierig und auch nicht ganz ungefährlich. Denn die Maximalkraft sind ja 100 Prozent der maximalen Leistungsfähigkeit – die dann die maximale

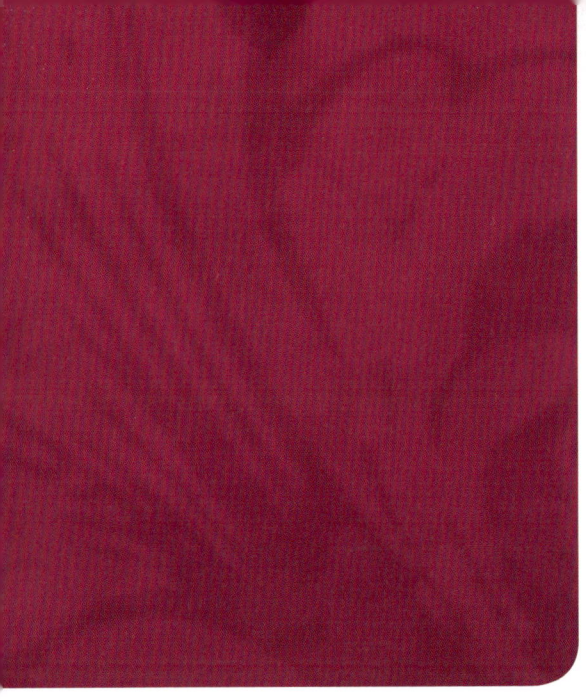

der Ausbelastung sein. So können Sie die Intensität ausreichend exakt berechnen (oder einfach an der Tabelle ablesen) und darüber Ihr Training sinnvoll steigern. Vor allem bei den Übungen in einem Faszientraining ist diese Belastungsmessung sinnvoll und sehr einfach vorzunehmen.

Tabelle der Intensitäten.

Anzahl der geschafften Wiederholungen	Intensität in % der Maximalkraft
1	100
2	95
3–4	90
5–6	85
7–8	80
9–10	75
12	70
15	65
20	60
22	55
28	50
34	45
40	40
50	35
60	30
70	25
95	20

Belastung der Körperstrukturen mit sich bringt. Solche Belastungen sollten Sie ausschließlich im Wettkampf zulassen (wenn überhaupt).

Es geht aber auch umgekehrt. Wenn Sie Ihre prozentuale Belastungsintensität bei Übungen ermitteln möchten, können Sie über die Wiederholungszahl gehen und die maximal möglichen Wiederholungen abzählen – und danach die Intensität ausrechnen oder ablesen.

Die Tabelle erleichtert die Rechnung. Schaffen Sie bei einer Übung genau eine Wiederholung (und danach sind Sie total erschöpft), ist die Belastung bei 100 Prozent. Können Sie 18–20 Wiederholungen durchführen, bevor Sie ermüden, dann arbeiten Sie mit einer Trainingsintensität von 60 Prozent Ihrer Maximalkraft. Schaffen Sie 95 Wiederholungen, entspricht das einer Belastung von etwa 20 Prozent Ihrer Maximalkraft. In diesem System sollten die letzten drei Wiederholungen ermüdend oder zumindest dicht an

Diese Information über Trainingsintensität und Wiederholungszahl der Übungen geben Ihnen auch wichtige Hinweise auf die ablaufenden Prozesse der Energiegewinnung und damit über ihren Trainingskontext. Diese Informationen zeigen Ihnen klar, ob Sie sich mit der Anzahl der Wiederholungen im Bereich der Kraftausdauer (z. B. 25 Wiederholungen), des Muskelmasseaufbaus (z. B. zehn Wiederholungen) oder im Bereich der Ausdauersteigerung (z. B. 50 Wiederholungen) befinden. So können Sie auch bestimmen, welche Effekte Ihr Training haben soll. Auch dabei hilft Ihnen eine kleine Tabelle.

Was ist mit der Reizdauer?

Wie lange soll ein Reiz auf den Körper einwirken? Reizdauer definiert die Zeiteinheit, in der mehrere Reize (z. B. in Serien oder Durchgängen) gesetzt werden, oder die Zeiteinheit bei einer Dauerbelastung, z. B. Joggen, Radfahren, Nordic Walking oder Schwimmen. Das heißt: Bei einer Serie von zehn Wiederholungen beträgt die Reizdauer die gesamte Zeit der zehn Wiederholungen. Das wiederum heißt z. B.: Bei einem Dauerlauf oder einem Intervalllauf errechnet sich die Reizdauer aus der Summe der einzelnen Reize und dabei die Gesamtbelastung (in diesem Fall mit dem Reizumfang identisch). Die Reizdauer ist abhängig vom gewählten Trainingsinhalt und dem gesteckten Trainingsziel.

Bei einem leistungssteigernden Ausdauertraining ist eine Reizdauer von mindestens 30 Minuten erforderlich, um (bei Trainierten) eine Anpassung auszulösen. Im Gegensatz dazu reicht eine Reizdauer von 25 Prozent der maximalen Haltezeit bei Trainingseinsteigern aus, um im statischen Muskeltraining weitere Trainingsgewinne zu erzielen.

Im Training – auch im Faszientraining – kann es mitunter sinnvoll sein, mit der Reizdauer zu spielen und das Gefüge zu verändern, also die Trainingsreize zu variieren. Machen Sie Übungen langsamer oder einmal schneller, verändert sich dadurch automatisch die Reizdauer.

Wie ist die Reizdichte?

Die Reizdichte kennzeichnet den zeitlichen Ablauf der Reize und reguliert damit den Wechsel von Belastung und Erholung. Folgen die Trainingsreize in einer schnellen Abfolge, ohne längere Pause, so ist die Reizdichte sehr hoch (z. B. im Ausdauertraining). Finden sich zwischen den einzelnen Reizen oder den Reizserien längere belastungsfreie Pausenzeiten, so ist die Reizdichte eher ge-

Intensität der Trainingsbereiche.

Trainingsbereich	Optimale Anzahl der Wiederholungen	Prozent der Maximalkraft
Lokale Muskelausdauer	› 40 Wiederholungen	40–30 %
Kraftausdauer	20–40 Wiederholungen	60–40 %
Muskelmasseaufbau (Hypertrophie)	8–15 Wiederholungen	80–65 %
IK-Training (intra- und intermuskuläre Koordination)	2–5 Wiederholungen	95–85 %

ring (z. B. im Krafttraining). In den Pausenzeiten, zwischen den Trainingsreizen, findet sogleich die Erholung statt. Wie gut sie stattfindet, hängt wesentlich von der Pausendauer ab:

1. Vollständige Pause: Die Ermüdung wird in der Pause vollständig abgebaut (die Phasen 1–4 der körperlichen Erholung werden alle durchlaufen.
2. Lohnende Pause: Anpassungsvorgänge werden in den Pausen vollzogen (die Phasen 1–2 der körperlichen Erholung nach Belastung werden ausgeschöpft.

Die Häufigkeit der Reize

Reizhäufigkeit beschreibt: Anzahl der aufeinander folgenden Reize. Bei einem Intervalltraining ist die Reizhäufigkeit entweder durch die Anzahl der Wiederholungen und/oder der Serien (Sätze) gekennzeichnet. Für das Faszientraining heißt das etwa: Fünf Durchgänge einer Übung mit jeweils 15 Wiederholungen ergeben eine Reizhäufigkeit von 75 Wiederholungen.

Die Reizhäufigkeit ist stets abhängig von der Reizintensität, der Reizdauer und der Gestaltung der Pausenzeiten zwischen den Trainingsreizen oder der Reizdichte. Je höher die Intensität, desto weniger Wiederholungen sind bei den einzelnen Übungen möglich. Je länger die Dauer der Trainingsreize angelegt ist, desto geringer ist die Reizhäufigkeit. Je schneller die Reize aufeinander folgen und je kürzer die dazwischen liegende Pause geplant wird, desto schneller wird die Ermüdung eintreten.

Halten Sie im Faszientraining die Reizhäufigkeit zu Beginn eher gering oder moderat, bis die Übungen etwas »eingeschliffen« sind.

Neue Bewegungsabläufe erfordern eine motorische Lernphase, in der der Körper die Bewegungsabläufe koordinieren und perfektionieren kann.

Umfang der Reize

Der Reizumfang gibt Dauer und die Anzahl der Reize in einer Trainingseinheit an. Daraus können Sie sehr einfach die Gesamtbelastung ablesen.

Im Ausdauersport kann z. B. der Reizumfang als zurückgelegte Wegstrecke (in Kilometern oder Metern) oder in der gelaufenen Zeit angegeben werden. Bei einem Intervalltraining ergibt sich der Reizumfang als Produkt aus Reizhäufigkeit und Reizdauer und wird als Strecke oder als benötigte Zeit angegeben. Im Bereich des Krafttrainings entspricht der Reizumfang dem Produkt aus Reizintensität und Reizhäufigkeit. Daraus ergibt sich die Angabe der Gesamtbelastung einer Trainingseinheit in Kilogramm (kg) oder in einer Zeiteinheit (Stunden).

Wer den Reizumfang berechnet, kann in einem Trainingsgefüge Hinweise auf ein eventuelles Übertraining oder eine Überbelastung einzelner Strukturen erhalten. Die Gefahr des Übertrainings ist jedoch meist eher durch eine zu hohe Reizintensität gegeben. Um die Belastung optimal zu steigern, sollten Sie den Reizumfang stets vor der Reizintensität erhöhen. Denn: Umfangzunahme bedeutet immer auch, die Basis zu verbessern, und ist damit primär Grundlagentraining. Je fester die Grundlagen in den Bereichen Kraft, Ausdauer, Koordination usw. sind, desto stabiler und weniger störanfällig ist die sportliche Leistungsfähigkeit langfristig.

Häufigkeit des Trainings

Die Trainingshäufigkeit sagt aus, wie viele Trainingseinheiten pro Tag, pro Woche oder pro Monat anstehen. Ist der Abstand zwischen den einzelnen Trainingseinheiten zu groß, verliert sich die Trainingswirkung (die Trainingsreize sind zu gering, um einen Anpassungsprozess auszulösen).

Spielen Sie mit der Trainingshäufigkeit und steigern Sie damit die Effektivität Ihres Trainings. Variieren Sie die Anzahl der Trainingseinheiten pro Woche oder trainieren Sie zweimal pro Tag, wenn sich die Gelegenheit dazu bietet. In der Abwechslung liegt die Magie der Veränderung und der schnelleren Anpassung.

Wie Körpergewebe auf Belastung reagiert

Jeder Belastungsreiz führt an den Körpergeweben zu einer mehr oder weniger stark ausgeprägten Deformation. Wie stark diese Deformation am Gewebe auftritt, ist abhängig von der Intensität der einwirkenden Kraft (z. B. Zug oder Druck) und der Elastizität des Gewebes. Sie können aber Ihre Belastungstoleranz und damit die Deformationsfähigkeit, Ihres Gewebes verbessern und optimieren – auch durch Faszientraining.

Die »Belastungs-Deformations-Kurve« von körpereigenem Gewebe liefert wichtige Grundlagen für das Verständnis der mechanischen und physiologischen Effekte von auf den Körper einwirkenden Kräften.

Die Belastungs-Deformations-Kurve gibt Auskunft über den herrschenden Widerstand pro Flächeneinheit Körpergewebe bei einer Bewegung oder einer Aktivität. Auch können Sie daraus ableiten, wie intensiv die einwirkende Kraft, wie das elastische Verhalten des belasteten Gewebes und das mechanische Verhalten der Gewebe beim Übergang in die plastische Zone ist.

Die Kurve hat drei Zonen – die neutrale Zone, die elastische Zone und die plastische Zone:
1. Treten Belastungen niederer Intensität (einfache sportliche Belastungen, ohne

Vergleichen Sie sich mit einem Gummiband

Vergleichen Sie die Reaktion von Körpergewebe mit einem normalen Gummiband. Vielleicht haben Sie ja gerade eines zur Hand. Wenn Sie nur wenig daran ziehen, verändert das Gummiband kaum seine Form. Ziehen Sie kräftiger, spüren Sie einen elastischen Gegenzug (einen Widerstand, mit dem es sich der Deformation zu widersetzen versucht). Das Gummiband beginnt, sich deutlicher zu verformen: Es wird länger und dünner. Steigt die Zugkraft nun sehr stark an, spüren Sie die Verformung noch deutlicher: Das Gummi wird nicht nur länger und dünner, sondern noch heller und härter (fast schon spröde). Wird die Kraft zu stark und überschreitet die elastischen Kraftfähigkeiten des Gummigewebes, wird das Gummi »ausleiern«, kann nicht mehr funktionieren und im schlimmeren Fall wird es kaputtgehen. Diesen Gedankengang können Sie genau so auf reale Verletzungen übertragen.

Wettkampfgedanken) in der neutralen Zone auf, ist die reaktive Deformation des Körpergewebes gering. Das heißt, das Körpergewebe wird sich auch nur gering deformieren lassen. Diese Belastungen sind in der Regel völlig ungefährlich und führen weder zu Überlastungen noch zu Verletzungen der Körpergewebe.

2. Auch kontrollierte Belastungen in der elastischen Zone sind meist ungefährlich, da sich das Gewebe in der elastischen Zone nach der mechanischen Deformation wieder reformiert. Das Gewebe geht mit seiner Form in den Ausgangszustand zurück.

3. Gehen die Belastungen aber in die plastische Zone, ist die Deformation (weil sehr hohe Kräfte wirken) häufig irreversibel und die Gefahr der Verletzung steigt deutlich an. Nach diesen Belastungen bleibt bei eintretenden Verletzungen ein Deformationsrückstand (oft durch eine Zerrung, eine Prellung, einen Faser- oder Komplettriss ausgelöst) übrig. Solche hohen Kräfte hinein in den plastischen Bereich, sind potenziell gefährlich und führen oft zu einer Verletzung.

Die Herausforderung im Training ist deshalb, den Körper und die Körpergewebe so zu trainieren, dass Belastungsspitzen im plastischen Bereich (die bevorzugt im Wettkampf auftreten) keinen zu großen Schaden anrichten können. Das bedeutet: Im Training soll die elastische Zone sukzessive vergrößert werden. Und genau an dieser Stelle tritt das Faszientraining auf den Plan. Faszientraining kann die elastische Zone der Körpergewebe optimieren und die Fähigkeit zur Reforma-

tion nachhaltig verbessern. Der Körper kann dann höhere Kräfte tolerieren, worüber ein Sportler die Leistung steigern kann.

Wie sich die Faszien anpassen

Immer, wenn wir auf die Faszien einen moderaten, aber noch verträglichen, mechanischen Druck oder Zugkraft einwirken lassen, fördern diese mechanischen Kräfte die strukturelle Organisation und funktionelle Belastbarkeit des Bindegewebes. Und genau das ist das Grundprinzip jedes Faszientrainings: Druck- und Zugreize auf die Faszien während des Training lösen Anpassungsreaktionen, gesteigerte Elastizität und Beweglichkeit, mehr Kraft (plus ihre Übertragung) und eine bessere Flüssigkeitsaufnahme aus.

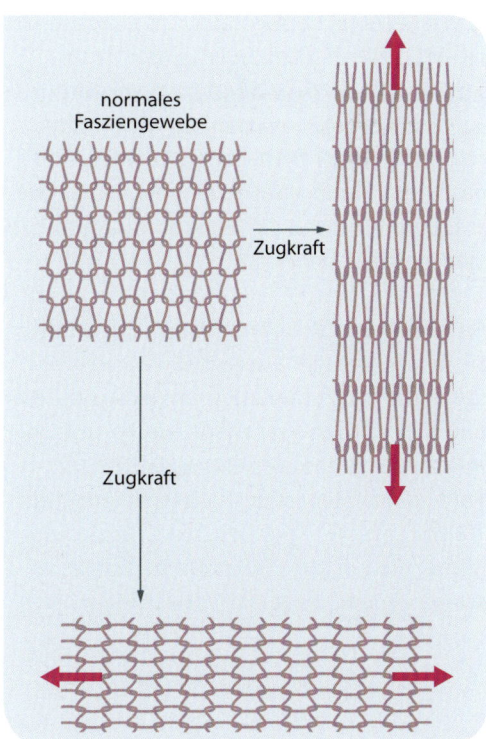

normales Fasziengewebe

Zugkraft

Zugkraft

❯ Wie sich Ihre Faszien unter Kraft deformieren.

Denn: Faszien haben eine spezielle Scheren-gitteranordnung, die ihnen enorme Stabilität bei maximaler Elastizität gibt. Durch diese Struktur lässt sich das Bindegewebe in alle Richtungen verformen.

Faszien und Freizeit

Aber das Fasziensystem reagiert nicht nur auf sportliche Reize, sondern auch auf Faktoren aus dem alltäglichen Umfeld. Beispiele sind Gewohnheiten wie bestimmte Körperhaltungen und individuelle Arbeitsbelastungen. Hinzu kommen verletzungsbedingte Veränderungen wie längere Ruhigstellung (Immobilisation), Schonhaltung oder spezielle Ausweichmechanismen. Wenn Sie Faszien und andere Körpergewebe (z. B. Muskeln) über längere Zeit nicht in gewohntem Umfang benutzen, reichen die mechanischen Reize nicht mehr aus, um Elastizität und Belastbarkeit zu erhalten. Da unser Körper sehr ökonomisch organisiert ist, reduziert sich mit der Zeit die Funktionsfähigkeit der betroffenen Gewebe. Frei nach dem Motto »Was nicht gebraucht wird schrumpft!« rostet der Bewegungsapparat langsam aber sicher ein.

Auch die Faszien verändern sich nachteilig. Sie lagern weniger Flüssigkeit ein und verlieren dadurch unter anderem elastische Anteile. Sie werden eher rigide, steifer und damit brüchiger und verletzungsanfälliger. Vorsicht geboten ist deshalb nach längerer Trainingspause – aus welchen Gründen auch immer sie erfolgte: Steigt die Belastung zu schnell, entstehen leicht Verletzungen. Stei-

gern Sie die Belastung langsam, passen sich die Faszien mechanischen Reizen aus Druck- und Zugkräften wieder an.

Wichtig ist dabei auch, die Fasern der Faszien in ihrer Funktionsrichtung einzusortieren – also die Fasziensysteme in der normalen Funktion zu belasten. Verlaufen die Fasern durcheinander und auch noch quer zur Funktionsrichtung (was sich schnell nach Verletzungen ergibt), stellen sich mechanische Reibezonen ein, die zulasten einer optimalen Funktion gehen: Reibung erzeugt zunächst einmal Wärme im Gewebe und über eben diese Wärme verliert der Bewegungsapparat viel Energie bei Bewegungen.

Unser Leben, unsere Faszien

Lebensfaktoren sind direkte Einflussgrößen, die sich aus der individuellen Lebensführung ergeben: Gewohnheiten, Neigungen, Vorlieben und auch die Persönlichkeitsstruktur. Selbst scheinbar irrelevante Faktoren wie soziale Kontakte, Hobbys oder Vorerkrankungen können die Leistungsfähigkeit der Faszienstruktur beeinflussen.

Denn die Summe unseres aktuellen Lebens liefert unserem Organismus häufig einen Zustand, den wir als »entspannt« oder »gestresst« beschreiben. Also haben unsere Lebensbedingungen auch einen Einfluss auf den inneren »Spannungszustand« unseres Körpers. Jede Veränderung, sei es mehr oder eine andere Bewegung oder mehr psychische Entspannung, kann das Fasziensystem nachhaltig verändern.

Stichwortverzeichnis

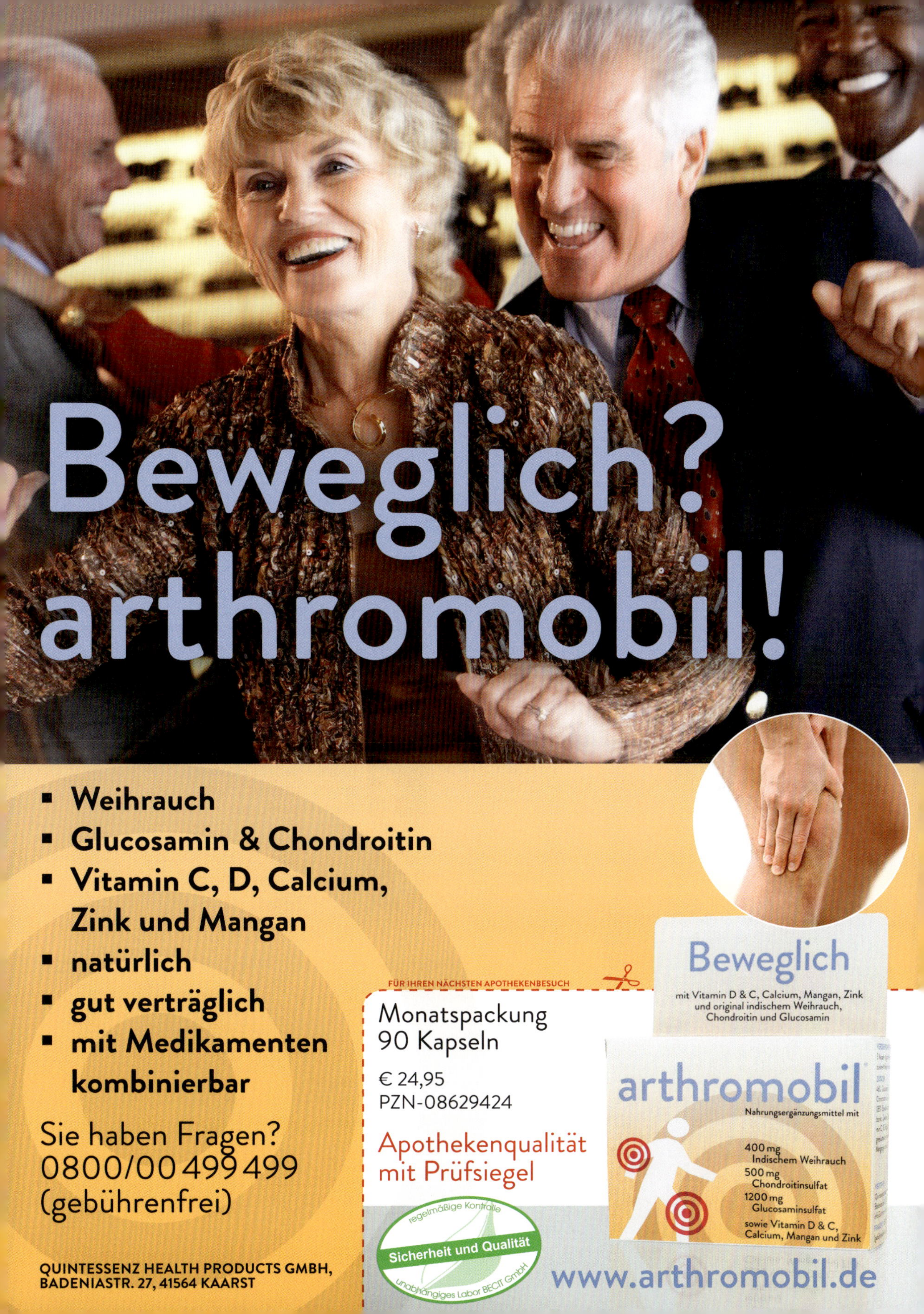

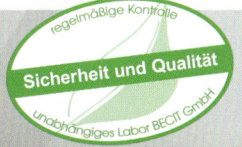
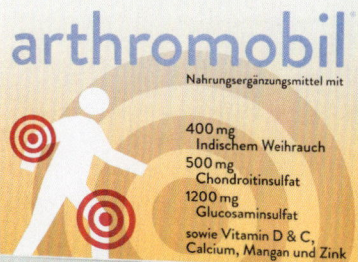

Bibliografische Information der Deutschen Nationalbibliothek
Die Deutsche Nationalbibliothek verzeichnet diese Publikation in der Deutschen Nationalbibliografie; detaillierte bibliografische Daten sind im Internet über http://dnb.d-nb.de abrufbar.

Programmplanung: Simone Claß
Redaktion: Sabine Josten
Bildredaktion: Nadja Giesbrecht

Umschlaggestaltung und Layout:
CYCLUS Visuelle Kommunikation, Stuttgart

Bildnachweis:
Umschlagfoto: Holger Münch, Stuttgart
Fotos im Innenteil: Holger Münch, Stuttgart
Zeichnungen: S. 19, 45, 67, 73: Susanne Tischweski, Marburg; S. 199: Ingrid Schobel, Hannover

Die abgebildeten Personen haben in keiner Weise etwas mit der Krankheit zu tun.

1. Auflage

© 2016 TRIAS Verlag in
Georg Thieme Verlag KG
Rüdigerstraße 14, 70469 Stuttgart

Printed in Germany

Satz und Repro: Fotosatz Buck, Kumhausen
Gesetzt in Adobe InDesign CS6
Druck: Grafisches Centrum Cuno, Calbe

Gedruckt auf chlorfrei gebleichtem Papier

ISBN 978-3-432-10230-6

Auch erhältlich als E-Book:
eISBN (PDF)   978-3-432-10231-3
eISBN (ePub) 978-3-432-10232-0

1 2 3 4 5 6

Wichtiger Hinweis: Wie jede Wissenschaft ist die Medizin ständigen Entwicklungen unterworfen. Forschung und klinische Erfahrung erweitern unsere Erkenntnisse. Ganz besonders gilt das für die Behandlung und die medikamentöse Therapie. Bei allen in diesem Werk erwähnten Dosierungen oder Applikationen, bei Rezepten und Übungsanleitungen, bei Empfehlungen und Tipps dürfen Sie darauf vertrauen: Autoren, Herausgeber und Verlag haben große Sorgfalt darauf verwandt, dass diese Angaben dem Wissensstand bei Fertigstellung des Werkes entsprechen. Rezepte werden gekocht und ausprobiert. Übungen und Übungsreihen haben sich in der Praxis erfolgreich bewährt.

Eine Garantie kann jedoch nicht übernommen werden. Eine Haftung des Autors, des Verlags oder seiner Beauftragten für Personen-, Sach- oder Vermögensschäden ist ausgeschlossen.

Geschützte Warennamen (Warenzeichen®) werden nicht besonders kenntlich gemacht. Aus dem Fehlen eines solchen Hinweises kann also nicht geschlossen werden, dass es sich um einen freien Warennamen handelt.

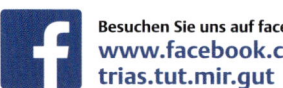

Besuchen Sie uns auf facebook!
**www.facebook.com/
trias.tut.mir.gut**

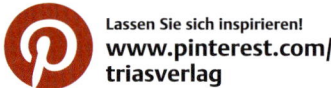

Lassen Sie sich inspirieren!
**www.pinterest.com/
triasverlag**

Liebe Leserin, lieber Leser,

hat Ihnen dieses Buch weitergeholfen? Für Anregungen, Kritik, aber auch für Lob sind wir offen. So können wir in Zukunft noch besser auf Ihre Wünsche eingehen. Schreiben Sie uns, denn Ihre Meinung zählt!

Ihr TRIAS Verlag

E-Mail-Leserservice
kundenservice@trias-verlag.de

Lektorat TRIAS Verlag
Postfach 30 05 04
70445 Stuttgart
Fax: 0711 89 31-748

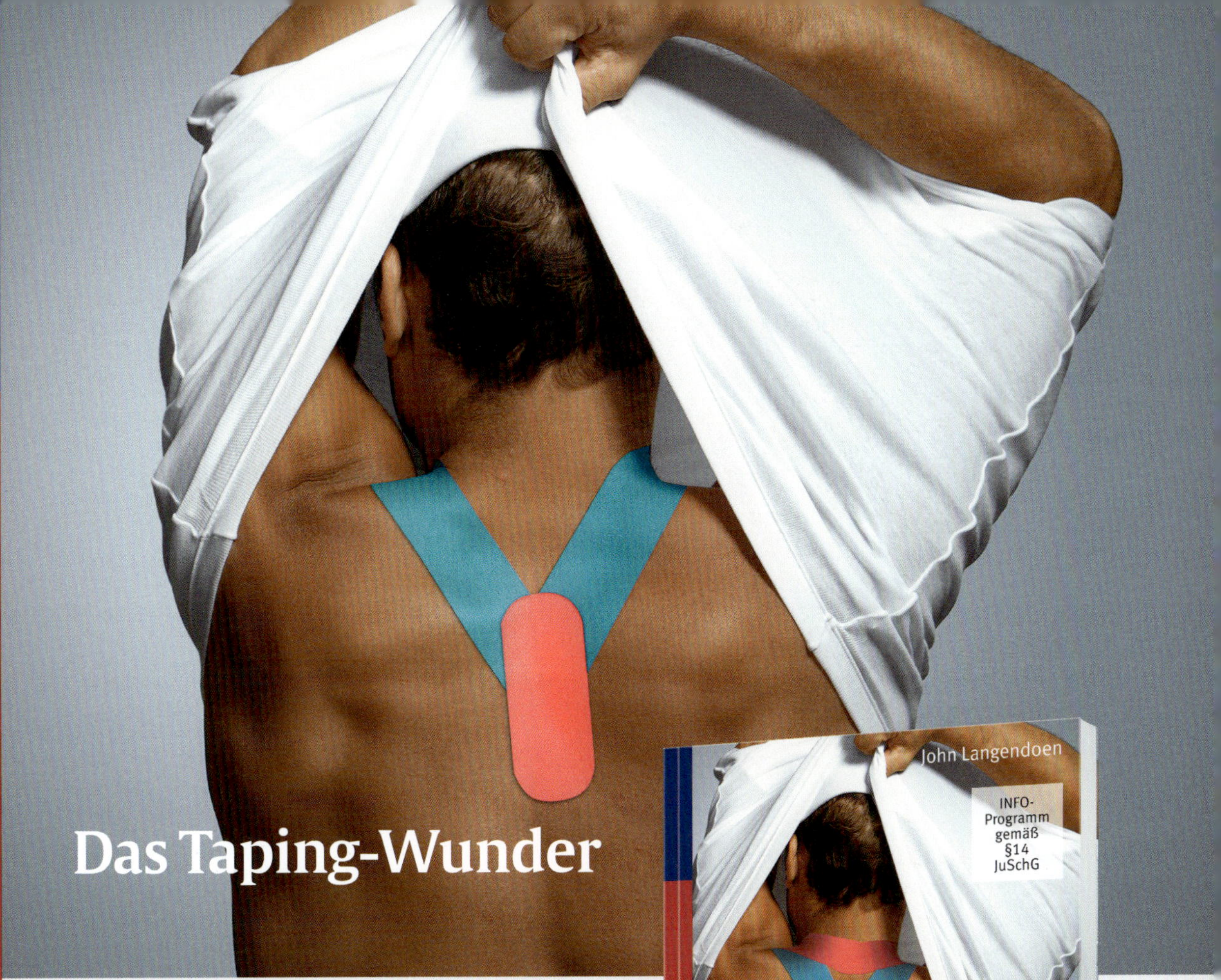

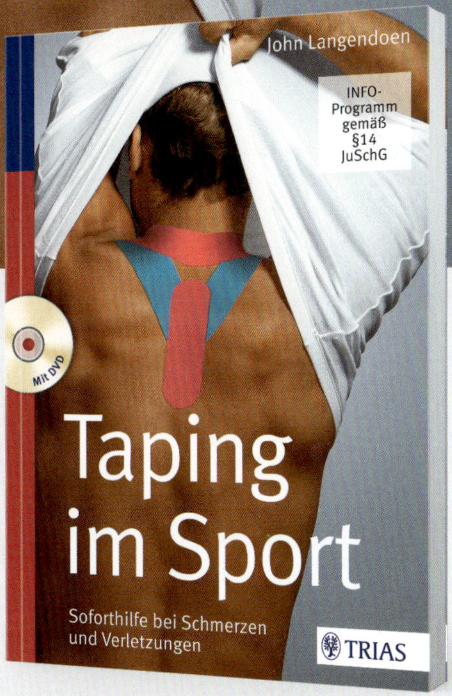

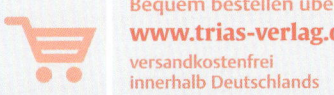
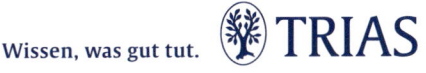

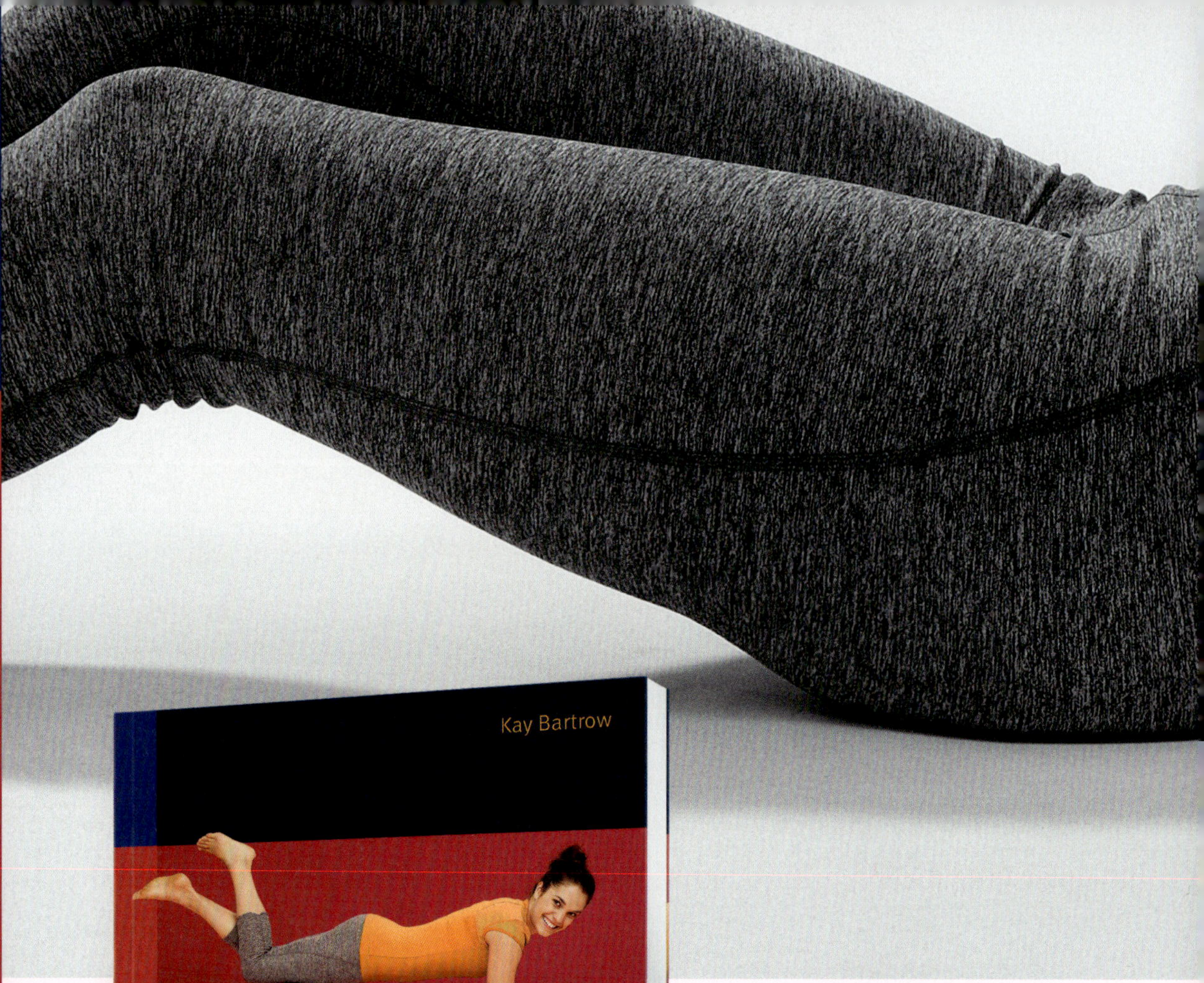

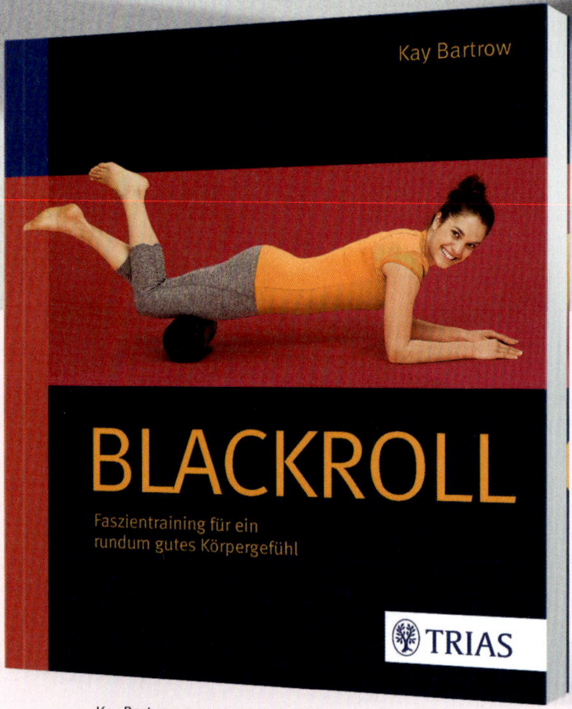

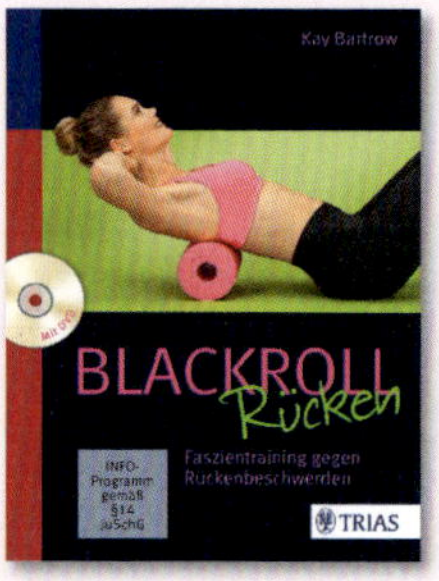

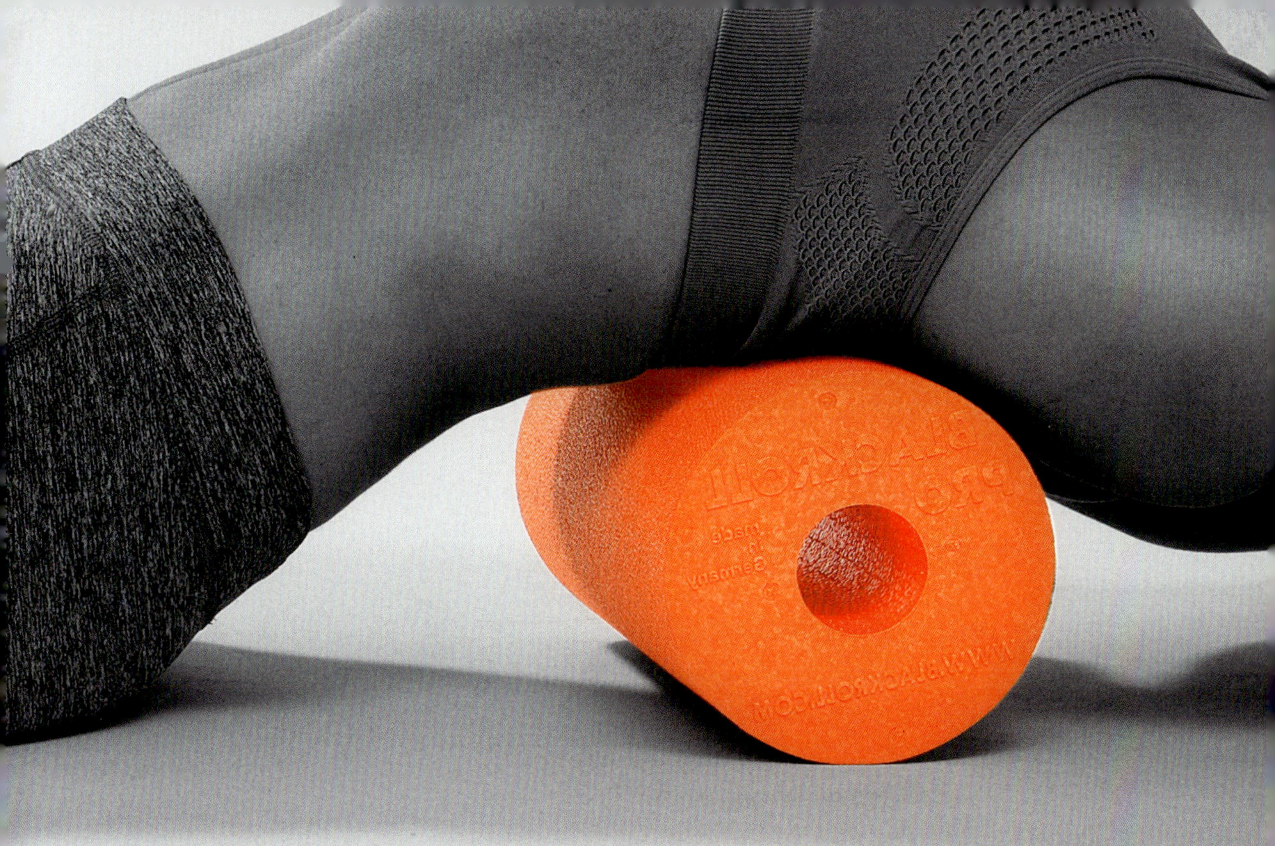

… mehr von Kay Bartrow

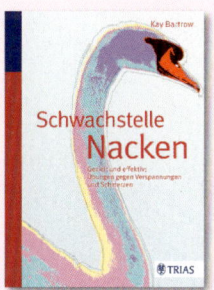
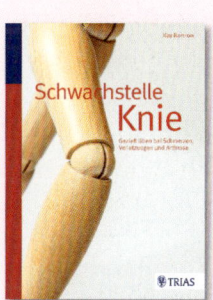
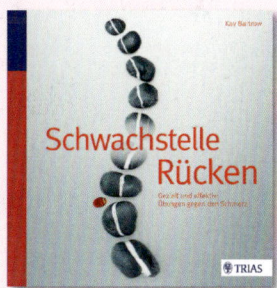